Bioquímica
DO CONCEITO BÁSICO
À CLÍNICA

Bioquímica
DO CONCEITO BÁSICO À CLÍNICA

WILSON ROBERTO NAVEGA LODI

Professor Associado do Departamento de Bioquímica e Imunologia da FMRP-USP. Graduação: Medicina – Faculdade de Medicina de Ribeirão Preto – USP (1965). Pós-Doutorado: University of Wisconsin – Madison, USA (1970-71).

VANDERLEI RODRIGUES

Professor Associado do Departamento de Bioquímica e Imunologia da FMRP-USP. Graduação: Medicina – Faculdade de Medicina de Ribeirão Preto – USP (1974). Pós-Doutorado: National Institute for Medical Research – England (1985-86).

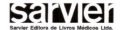

Sarvier Editora de Livros Médicos Ltda.

Bioquímica DO CONCEITO BÁSICO À CLÍNICA

WILSON ROBERTO NAVEGA LODI
VANDERLEI RODRIGUES

Sarvier, 1ª edição, 2011

Projeto Gráfico/Capa
CLR Balieiro Editores

Revisão
Maria Ofélia da Costa

Impressão e Acabamento
Parque Gráfico da Editora FTD

Direitos Reservados
Nenhuma parte pode ser duplicada ou
reproduzida sem expressa autorização do Editor.

sarvier

Sarvier Editora de Livros Médicos Ltda.
Rua dos Chanés 320 – Indianópolis
04087-031 – São Paulo – Brasil
Telefax (11) 5093-6966
sarvier@sarvier.com.br
www.sarvier.com.br

Dados Internacionais de Catalogação na Publicação (CIP)
(Câmara Brasileira do Livro, SP, Brasil)

> Lodi, Wilson Roberto Navega
>   Bioquímica : do conceito básico à clínica /
> Wilson Roberto Navega Lodi com a participação de
> Vanderlei Rodrigues. -- São Paulo : SARVIER, 2012.
>
>   Bibliografia.
>   ISBN 978-85-7378-225-7
>
>   1. Bioquímica I. Rodrigues, Vanderlei. II. Título.

11-14753   CDD-574.192

Índices para catálogo sistemático:
1. Bioquímica 574.192

PREFÁCIO

Os professores de Bioquímica que ensinam na área da saúde nos Estados Unidos da América dispõem de um tempo relativamente grande (em comparação com aquele usado no Brasil) para ministrar sua matéria aos alunos. Lecionam a disciplina Bioquímica Básica durante dois semestres nos *colleges* e mais um semestre adicional (Bioquímica Aplicada) nos cursos das *professional schools*: Medicina, Odontologia, Farmácia, Veterinária, Nutrição, Educação Física... No todo, cada aluno recebe cerca de 1.500 páginas de informação bioquímica concisa: 1.000 páginas nos *colleges* (que em geral usam os livros do Nelson DL & Cox MM. Lehninger principles of biochemistry. Fifth edition, 2008, 1158 pages. Freeman WH and Co. New York; ou do Berg JM, Tymoczko JL & Streyer L. Biochemistry. Sixth edition, 2006, 1026 pages. Freeman WH and Co. New York) e 500 páginas na escola profissional (Newsholme E & Leech T. Functional biochemistry in health and disease. First edition, 2009, 527 pages. Wiley J & Blackwel Publishing. Sussex).

A razão para essa aparente duplicação da carga didática americana é simples: a Bioquímica merece um reforço educacional (que não é oferecido às outras matérias) por ser uma disciplina difícil e especialmente não ser ensinada na língua de uso corrente no país (o inglês), mas sim em outro idioma, o molecular, que tem uma lógica própria e precisa ser cultivada com todo cuidado para produzir os bons frutos que dela se espera. Entre outros, continuar a influenciar positivamente na "molecularização" dos conteúdos das disciplinas que lhes são afins (fisiologia, genética, microbiologia, imunologia, farmacologia, biologia celular e molecular... inclusive a própria Medicina).

No Brasil, os professores de Bioquímica dispõem de um tempo muito menor. Os educadores brasileiros, ao adaptarem as nossas grades curriculares aos programas internacionais, esqueceram que não dispomos da estrutura dos *colleges* e destinaram ao ensino da Bioquímica apenas o período de um semestre localizado nas escolas profissionais. Nesse período devemos ensinar tanto os conceitos fundamentais da Bioquímica Básica quanto os da sua Aplicação, relacionados à

O ENSINO DE BIOQUÍMICA PARA OS ESTUDANTES DE MEDICINA NO BRASIL E NOS ESTADOS UNIDOS

IDADE DA TITULAÇÃO	BRASIL	x	USA
28			Residency
27	Residência		
25			MEDICINE
23	MEDICINA		(Applyed Biochemistry – 01 semester)
21			COLLEGE (Basic Biochemistry – 02 semesters)
18	(Bioquímica – 01 semestre)		Secondary School
17	Ensino Médio		
14	Ensino Fundamental		
11			Elementary School
05	Educação Infantil		Kindergarden

escola profissional onde o curso for ministrado. Para acentuar as diferenças, são comparados na Tabela 1 os trajetos educacionais de um estudante de Medicina (o mesmo valeria para qualquer outro profissional da área da saúde) no Brasil e nos Estados Unidos.

Na prática, estamos ensinando na grande maioria das escolas profissionais brasileiras apenas a Bioquímica Básica (e mesmo assim na forma compacta de um semestre). O livro nacional mais utilizado por nossos estudantes (Marzzoco A & Torres BB. Bioquímica básica. Terceira edição, 2007, 386 páginas. Editora Guanabara Koogan AS. Rio de Janeiro) assemelha-se a um excelente livro (Tymoczko JL, Berg JM & Streyer L. Biochemistry: a short course. First edition, 2010, 619 pages. Freeman WH and Co. New York) usado nos *colleges* americanos que preparam os estudantes para os cursos de Bioquímica Aplicada nas áreas profissionais com demanda menor de Bioquímica (Fisioterapia, Terapia Ocupacional, Enfermagem...).

Na Faculdade de Medicina de Ribeirão Preto procuramos resistir a esse planejamento curricular equivocado, infelizmente existente no Brasil, e programamos rigidamente nosso tempo para incluir em cada capítulo da Bioquímica Básica um ou dois conceitos fundamentais a serem analisados em seminários de casos clínicos definidos. O objetivo é demonstrar aos nossos estudantes a dimensão da perspectiva molecular da Bioquímica dentro da Medicina Moderna. Do ponto de vista didático não temos dúvidas que essa abordagem é extremamente atraente para os estudantes de Medicina (e também para os das outras áreas da saúde). É algo concreto que a disciplina pode e deve oferecer para ajudar o crescimento intelectual dos jovens já no início da sua carreira profissional. O conjunto de casos indicados a seguir foi organizado em 2010 para permitir a escrita de um texto que pudesse ser útil na complementação do conteúdo da Bioquímica Básica ensinado em nossas escolas.

CONTEÚDO

Biomoléculas e Metabolismo Celular

1. O alosterismo da molécula da hemoglobina na anemia falciforme 1

2. A cascata dos zimogênios pancreáticos na pancreatite aguda 15

3. A deficiência da vitamina C e a molécula do colágeno no escorbuto 25

4. A molécula da peptidioglicana: calcanhar de Aquiles da bactéria nas infecções 35

5. O citoesqueleto da membrana da hemácia na esferocitose hereditária ... 46

6. A digestão dos carboidratos na intolerância à lactose........................... 57

7. O armazenamento do glicogênio na doença de von Gierke 68

8. A gliconeogênese na hipoglicemia neonatal... 77

9. O metabolismo do etanol na intoxicação aguda pelo álcool 86

10. O desacoplamento da cadeia respiratória no envenenamento pelos agrotóxicos 95

11. A oxidação de ácidos graxos na deficiência sistêmica da carnitina 105

12. O transporte de lipídios da corrente sanguínea na hipercolesterolemia familiar.. 114

13. Distúrbios do ciclo da ureia na hiperamonemia hereditária................. 126

14. O catabolismo das purinas na gota 134

15. Distúrbios da regulação metabólica na obesidade 141

Bioquímica Funcional e Molecular

16. A deficiência da insulina na cetoacidose diabética.................................. 155

17. O metabolismo da bilirrubina na hepatite viral...................................... 164

18. A ativação da proteína G na cólera 174

19. A atividade física nas doenças cardiovasculares 182

20. A resposta metabólica ao traumatismo grave... 191

21. O transportador de múltiplas drogas e a resistência à quimioterapia
no câncer da mama... 200

22. A estrutura do DNA no xeroderma pigmentoso(*).............................. 210

23. Inibidores da transcriptase reversa, da protease e da integrase do HIV
na síndrome da imunodeficiência adquirida (aids) 217

24. Defeitos da conformação e agregação de proteínas na doença de
Alzheimer 227

25. A terapia gênica humana na imunodeficiência combinada grave(*)..... 236

26. O uso de mosquitos geneticamente modificados no bloqueio da
transmissão da dengue(*).. 244

ÍNDICE REMISSIVO.. 253

(*) Textos escritos por Vanderlei Rodrigues.

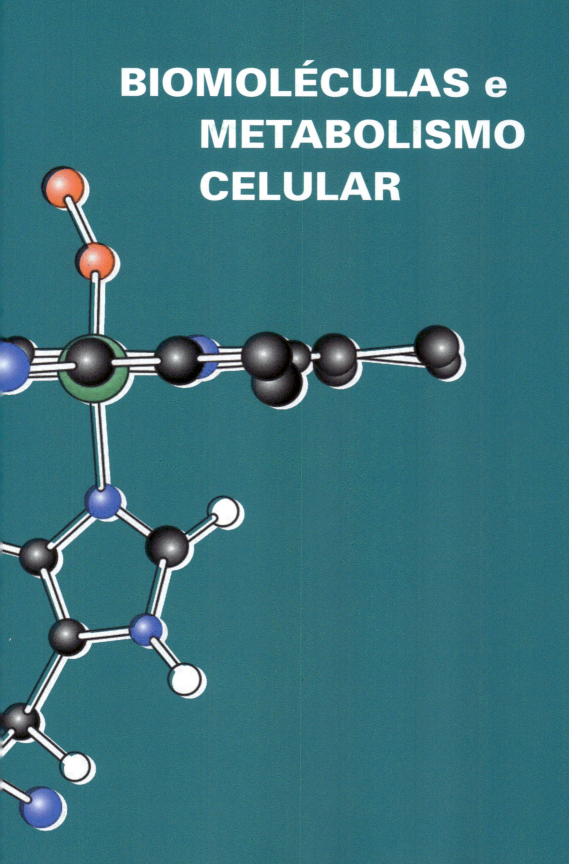

BIOMOLÉCULAS e METABOLISMO CELULAR

CAPÍTULO 1

O ALOSTERISMO DA MOLÉCULA DA HEMOGLOBINA NA **ANEMIA FALCIFORME**

Caso clínico

No início do século passado, James Herrick, médico de Chicago, relatou a história clínica (Herrick, 1910) de um paciente negro de 22 anos, que se apresentava fraco, com tosse, febre e dor de cabeça. Sentia palpitações e lhe faltava a respiração. Há três anos havia diminuído sua atividade física. Ao exame físico, apresentava inúmeras cicatrizes na pele, uma cor amarelada (**icterícia**) na esclerótica e as membranas mucosas estavam pálidas. O exame de sangue revelou que apresentava anemia (Quadro 1.1).

Quadro 1.1. Exames laboratoriais do paciente.

	Valores observados	Valores normais
Contagem de glóbulos vermelhos	$2,6 \times 10^6$/mL	$4,6\text{-}6,2 \times 10^6$/mL
Conteúdo de hemoglobina (Hb)	8g/100mL	14-18g/100mL
Contagem de glóbulos brancos	15.250/mL	4.000-10.000/mL

As hemácias variavam muito de tamanho, algumas eram anormalmente pequenas. Havia muitas células vermelhas nucleadas (**reticulócitos**), mas o que chamava a atenção era o grande número de formas finas, alongadas e falciformes que não eram observadas em amostras de sangue de indivíduos normais, colhidas e preparadas da mesma maneira. O tratamento prescrito consistia basicamente de repouso e boa alimentação. O paciente deixou o hospital quatro semanas depois, sentindo-se melhor, mas continuando a apresentar hemácias falciformes embora em menor número. Herrick sugeriu em seu relato *"que alguma alteração desconhecida na composição do próprio corpúsculo (glóbulo vermelho) pudesse ser o fator determinante da doença"*.

Fundamentação bioquímica

A principal contribuição científica sobre a anemia falciforme (após a excelente descrição do seu quadro clínico) foi realizada por Pauling et al., 1949, ao observarem que o sangue dos indivíduos com a doença apresentavam uma hemoglobina especial (**HbS**, *sickle* de falciforme) que possuía uma migração eletroforética distinta daquelas dos indivíduos normais (**HbA**, A de *a*dulto) e das com traço falcêmico (heterozigotos **HbS/HbA**) (**Fig. 1.1**). Linus Pauling, por suas descobertas, ganhou o Prêmio Nobel de Química em 1954, e o da Paz, em 1962.

Esse comportamento eletroforético da HbS deve-se a uma mutação puntiforme no gene da cadeia β-globina que determina a substituição do sexto aminoácido da cadeia polipeptídica, de **glutâmico** (na HbA, normal) para **valina** (na HbS) (**Fig. 1.2B**). A troca de um aminoácido dicarboxílico (Glu) por um monocarboxílico (Val) leva à perda de uma carga negativa/cadeia β-globina, que se traduzirá em menor migração da HbS na eletroforese descrita na **Fig. 1.1**. Esse achado experimental permitiu aos autores, além de propor um método simples para a detecção da doença (eletroforese), também escreverem um artigo extremamente provocativo com o título *Sickle cell anemia: a molecular disease*. Foi a primeira doença a receber a qualificação de molecular (Schechter, 2008). Desde então, foram descritas milhares de doenças moleculares herdadas (Scriver et al., 2001), o que nos leva até a indagar se haveria doenças (herdadas ou não) que não fossem moleculares.

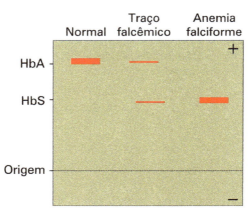

Figura 1.1. Eletroforese das hemoglobinas: normal, falcêmica e do traço falcêmico. O hemolisado das hemácias de indivíduos portadores dessas condições é aplicado na região do suporte da eletroforese denominada de origem e, em seguida, submetido a uma diferença de potencial elétrico. Após certo tempo de migração das proteínas dos hemolisados a eletroforese é interrompida e a migração das hemoglobinas é visualizada por sua cor avermelhada.

ANEMIA FALCIFORME

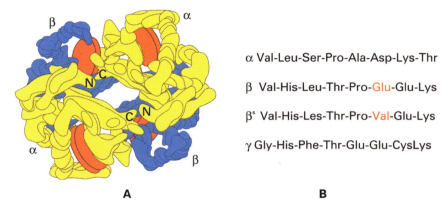

Figura 1.2. Esquema da estrutura da hemoglobina (**A**) e a sequência dos primeiros aminoácidos a partir do grupamento aminoterminal das cadeias α, β, β^s e γ – hemoglobinas (**B**).

A estrutura e a função da hemoglobina no transporte do oxigênio

A **hemoglobina do adulto** (**HbA**) é formada de quatro cadeias polipeptídicas (2α e 2β) e quatro grupos hemes (um para cada uma das cadeias polipeptídicas), que transportam 4 moléculas de O_2 ligadas aos átomos de Fe^{2+} dos hemes (**Fig. 1.2**).

$$Hb + 4O_2 \leftrightarrow Hb(O_2)_4$$

Quando uma molécula de oxigênio se liga ao Fe^{2+} do heme (**Figs. 1.3 e 1.4A**), ela é capaz de interferir na distribuição eletrônica do átomo, permitindo que ele adentre ao plano do heme.

Com a interiorização do Fe^{2+} no plano do heme, a histidina da cadeia polipeptídica que está ligado por uma ligação dativa ao Fe^{2+} também se desloca (**Fig. 1.4A**), trazendo consigo toda a cadeia polipeptídica. Essa movimentação alterará as interações moleculares da cadeia com as demais, provocando mudanças sucessivas na conformação da molécula que se traduzirão por uma facilitação na ligação do O_2 ao segundo anel do heme e depois ao terceiro e finalmente, por uma dificuldade na ligação, com o quarto (**Fig. 1.4B**). Observar no esquema que a entrada de cada molécula de O_2 altera a conformação espacial daquela cadeia e a das vizinhas. O reverso dessas alterações de conformação ocorre durante a saída do oxigênio da hemoglobina oxigenada (usaremos a abreviação HbO_2 para simplificar). As estruturas espaciais da mioglobina e da hemoglobina foram estudadas pela técnica de difração de raios X por Kendrew e Perutz, que ganharam o Prêmio Nobel de Química de 1962 (Perutz, 1963).

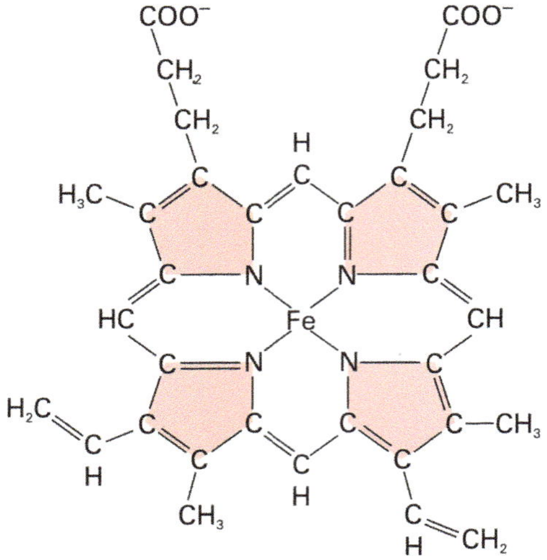

BIOMOLÉCULAS E METABOLISMO CELULAR

Figura 1.3. Estrutura do heme.

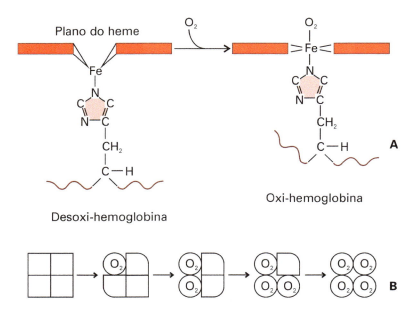

Figura 1.4. Esquema da ligação do O_2 ao átomo de Fe^{2+} (do heme) em uma das cadeias polipeptídicas da hemoglobina (A), iniciando uma série de alterações estruturais na conformação das outras cadeias que acabam influindo nas ligações dos demais átomos de oxigênio nos outros hemes (B).

Graças a essa mecânica molecular, a proteína torna-se capaz de transportar eficientemente uma grande quantidade de O_2 dos pulmões aos tecidos, onde ele será utilizado. Nos alvéolos pulmonares, a pressão parcial do O_2 é cerca de 100mmHg e a hemoglobina tem todos os seus quatro átomos de Fe^{2+} totalmente saturados de O_2 (oxi-hemoglobina, HbO_2). À medida que a HbO_2 se desloca para os tecidos, ela vai encontrando ambientes cada vez mais carentes de oxigênio (devido ao consumo celular do O_2, através das oxidações biológicas) e libera seu O_2 para o meio extracelular e, depois, para as células. No tecido muscular em atividade normal, em que a pressão parcial de O_2 é cerca de 20mmHg, a transferência de O_2 pela HbO_2 é várias vezes mais eficiente do que se o transporte fosse realizado por uma molécula parecida, a mioglobina, MbO_2 (**Fig. 1.5**).

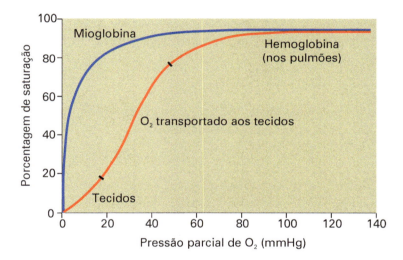

Figura 1.5. Curva de saturação de O_2 na hemoglobina e na mioglobina.

Por essa razão, a MbO_2 não é uma proteína envolvida no transporte, mas sim no **armazenamento** do O_2 no tecido muscular. Ela possui apenas uma cadeia polipeptídica (com um heme) e uma curva de saturação de oxigênio envolvendo apenas um sítio funcional.

$$Mb + O_2 \leftrightarrow MbO_2$$

Graças a essas características, a mioglobina acaba desempenhando a importante função de fornecer o O_2 para as oxidações biológicas que se realizarão quando o tecido muscular estiver apresentando baixa pressão parcial de O_2.

A alteração na conformação espacial de uma proteína, regulando a atividade dos seus sítios funcionais pela ligação de uma molécula reguladora em *outro local*, é conhecida como **alosterismo** (*allos* e *stereos*, outro e local, em grego). Esse tipo de regulação é muito utilizado na natureza e foi estudado tanto na molécula da hemoglobina (onde o outro sítio também é um sítio funcional) como numa classe de enzimas reguladoras, conhecidas como enzimas alostéricas (Monod et al., 1965 e Koshland et al., 1966). (Jacques Monod ganhou o Prêmio Nobel de Medicina em 1965).

A molécula da hemoglobina também transporta CO_2 e H^+

Além de transportar O_2 para os tecidos, a molécula da hemoglobina participa ativamente também no transporte de dois dos principais produtos finais do metabolismo celular, o CO_2 e o H^+, até aos pulmões.

O CO_2 é transportado de três formas:

1. 15% é ligado aos 4 grupos aminoterminais das moléculas de hemoglobina formando a **carbamino-hemoglobina**;

$$CO_2 + (NH_2)_4Hb \leftrightarrow COONHHb + 4H^+$$

2. 80% é transportado na forma de HCO_3^- no plasma, graças à *anidrase carbônica* das hemácias que catalisa as seguintes reações:

$$CO_2 + H_2O \leftrightarrow H_2CO_3 \leftrightarrow HCO_3^- + H^+$$
$$\textit{anidrase carbônica}$$

O HCO_3^- formado dentro das hemácias desloca-se para o plasma e é trocado pelo Cl^- que adentra a célula. Ao chegar aos pulmões, esta movimentação do cloreto é revertida e as duas últimas reações deslocam-se para a esquerda por causa das baixas pressões parciais do CO_2 nos alvéolos.

3. Finalmente, os restantes 5% do CO_2 tecidual são transportados dissolvidos no plasma.

O destino do H^+ produzido pela reação da *anidrase carbônica*, mesmo sendo em parte tamponado pelas proteínas do plasma e pela hemoglobina (um tratamento mais detalhado desse tema será desenvolvido no caso clínico: "A deficiência da insulina na cetoacidose diabética"), é o de baixar o pH celular. Esse abaixamento ajuda na liberação do O_2 da HbO_2 no nível dos tecidos, como está indicado na **Fig. 1.6**.

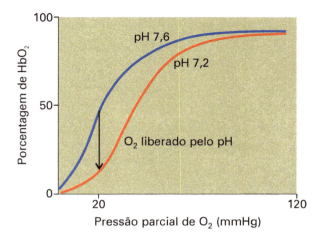

Figura 1.6. Efeito do pH na liberação do O_2 da HbO_2.

Quarenta por cento do total dos íons H^+ produzidos pelo metabolismo celular são transportados principalmente pela protonação das histidinas das moléculas de hemoglobina quando as hemácias passam pelos tecidos.

$$H^+ + HbO_2 \leftrightarrow HHb^+ + O_2$$

Ao retornar aos pulmões, a hemoglobina, sendo exposta à alta pressão do O_2 alveolar, força o deslocamento dessa reação para a esquerda, liberando o H^+ transportado pela hemoglobina. Esse se combinará com o HCO_3^-, regenerando o CO_2 que será eliminado pela respiração pulmonar.

O transporte de oxigênio na hemoglobina falciforme

Durante o transporte do oxigênio pelo sangue de um paciente com anemia falciforme, **as alterações na conformação da molécula da HbS provocam um fenômeno não encontrado na HbA**. Ao ceder o seu último átomo de O_2 aos tecidos, a HbS acaba expondo na superfície da sua molécula o grupo Val (de alto poder hidrofóbico) das cadeias β, capaz de interagir e aderir às outras cadeias das moléculas de hemoglobina circunvizinhas, formando longas fibras altamente insolúveis (**Figs. 1.8A e D**). Nos indivíduos com traço falcêmico (HbS/HbA), essas fibras são menores e muito menos prejudiciais às hemácias porque a hemoglobina normal interrompe a formação das fibras de HbS (**Fig. 1.8B**) graças à pre-

BIOMOLÉCULAS E METABOLISMO CELULAR

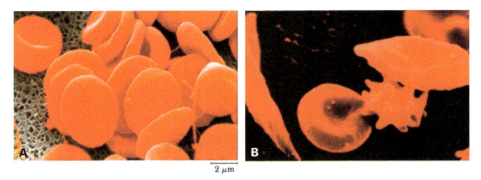

Figura 1.7. Hemácias normais (A) e falciformes (B).

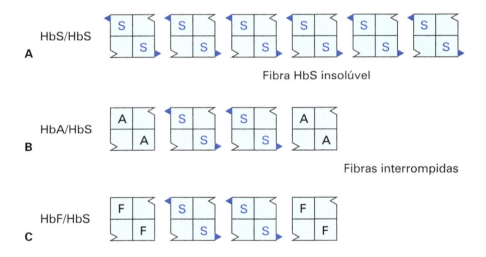

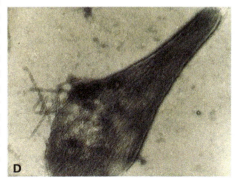

Figura 1.8. Esquema da formação de fibras de hemoglobina em indivíduos com anemia falciforme (A), com traço falcêmico (B) e com traço fetal (C). A inexistência de triângulos azuis cheios (representando o aminoácido valina) nas extremidades das moléculas em (B) e (C) interrompe a continuação da formação da fibra nos indivíduos HbA/HbS e HbF/HbS. A micrografia da hemácia em (D) mostra o que as fibras de HbS completas podem fazer rompendo a estrutura da membrana da célula.

ANEMIA FALCIFORME

sença do Glu no local da Val, o que repele as moléculas vizinhas próximas e mantém o conjunto em solução. A formação das fibras de HbS nos pacientes com anemia falciforme acaba modificando a forma dos eritrócitos (**Figs. 1.7B × 1.7A**), forçando-os a adquirir uma forma mais rígida, de foice, que entope os capilares. Isso origina **microinfartos**, que são extremamente dolorosos, e podem confluir formando áreas de necrose que eventualmente serão infectadas e deixarão cicatrizes depois de curadas. Além disso, as hemácias imobilizadas acabam sofrendo lises celulares (**Fig. 1.8D**, microfotografia retirada de Josephs, 2004), o que explica a anemia desses pacientes (diminuindo o número de glóbulos vermelhos e a concentração de hemoglobina no sangue).

Aspectos clínicos e epidemiológicos

A anemia falciforme ocorre em **indivíduos homozigotos** que receberam de cada um dos seus pais o alelo falciforme. A doença é muito séria, apresentando alta mortalidade na infância. As crises da doença são provocadas pelo esforço físico (e o consequente alto consumo de oxigênio tecidual) que favorece o entupimento dos vasos e a lise das hemácias. A diminuição do número de glóbulos vermelhos leva o organismo a tentar contrabalancear essa perda com o aumento da produção de novas hemácias na medula óssea. Essas acabam caindo prematuramente na circulação antes de estarem prontas para o transporte da hemoglobina (são as células precursoras das hemácias, os **reticulócitos**, que ainda estão nucleadas). A consequente diminuição das hemácias (e da taxa de hemoglobina) leva à anemia e aos seus sinais clínicos (fraqueza, tontura, respiração difícil). A coloração amarelada (**icterícia**) observada na esclerótica (branco dos olhos) desse paciente deve-se à impregnação pela bilirrubina, pigmento amarelo produzido com a excessiva metabolização dos grupos heme das hemácias rompidas (ver a via de degradação do heme no caso clínico: "O metabolismo da bilirrubina na hepatite viral"). Finalmente, a morte dos indivíduos era em decorrência de uma crise clínica de maior intensidade que levava à falta de irrigação (e posterior falência) de algum órgão importante.

Quando apenas um dos pais contribui com o gene falciforme, os filhos são **heterozigotos** e apresentam uma forma moderada da doença chamada de caráter (ou traço) falcêmico, em que apenas cerca de 1% das hemácias adquirem a forma de foice durante a desoxigenação. Esses indivíduos podem ter uma vida completamente normal, bastando apenas evitar exercícios muito vigorosos e a se exporem a altas atitudes (baixa pressão de O_2). A explicação para essa moderação da doença nos indivíduos heterozigotos deve-se à formação de fibras de HbS relativamente curtas e pouco prejudiciais à membrana das hemácias (**Fig. 1.8B**). O caráter falcêmico, além de relativamente benigno, é surpreendentemente comum em certas áreas da África graças a uma pequena mas significativa resistência que confere às formas letais da malária. A coincidência da presença dessas duas doenças em uma dada região geográfica de alguma forma criou as condições para a seleção natural do gene falcêmico na população africana adulta, o que levou a penetração do gene HbS nessas populações a atingir níveis de até 40%, acarretando também um aumento na taxa de homozigotos.

Tratamento

Até a década de 1980 o tratamento usado na anemia falciforme era essencialmente paliativo: repouso e boa alimentação. Durante as crises mais sérias, procedia-se à transfusão de sangue cujo efeito era passageiro. Nada mais concreto podia ser recomendado, pois não havia a possibilidade de reverter o resíduo de Val da HbS para Glu da HbA. Mesmo o eventual uso da terapia gênica, que em tese poderia fazer essa correção, ainda não está em cogitação médica (nessa ou em qualquer outra doença), em face dos problemas apresentados pelos atuais vetores da correção gênica (as razões dessa proibição médica são descritas com mais detalhes no caso clínico: "A terapia gênica humana na imunodeficiência combinada grave").

Recentemente, entretanto, os médicos conseguiram contornar parcialmente essa dificuldade ao propor um tratamento para a anemia falciforme, derivado da observação de que alguns recém-nascidos falcêmicos apresentavam um caráter relativamente benigno da doença. Neles, observou-se que, além da HbS, por alguma razão desconhecida continuava a expressão da **hemoglobina fetal** (**HbF**, composta de duas cadeias α e duas cadeias γ, **Fig. 1.2B**), que normalmente é interrompida algumas semanas após o nascimento (**Fig. 1.9**).

Possuindo moléculas de HbS e de HbF, essas hemácias já não mais formariam longas fibras de hemoglobina falciforme insolúveis (nem sofreriam hemólise), provavelmente porque a polimerização das fibras seria interrompida pela HbF (que não possui cadeia β, nem seu grupamento adesivo, valina). Um fenômeno (**Fig. 1.8C**) que seria semelhante à atenuação da doença observada nos indivíduos com o caráter falcêmico (**Fig. 1.8B**).

A procura de uma droga que propiciasse a expressão do gene da cadeia γ da HbF em adultos levou à descoberta da **hidroxiureia**, que trouxe grandes esperanças no tratamento da anemia falciforme. Apesar de ainda não se ter obtido a autorização do FDA (*US Food and Drug Administration*) para o tratamento de crianças, pois a droga ainda é tóxica, as vantagens deste tratamento são inquestionáveis (McGann e Ware, 2011).

ANEMIA FALCIFORME

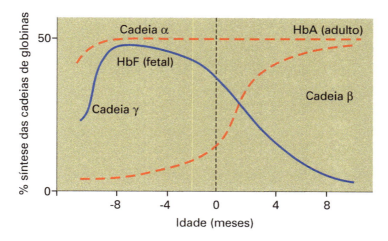

Figura 1.9. Expressão dos genes das globinas α, β, e γ durante o desenvolvimento.

Questões

1 O que você acha da afirmação (feita provocativamente neste texto) que todas as doenças têm uma origem molecular?

2 Descreva o conceito de alosterismo usando a hemoglobina como exemplo.

3 Como uma simples mutação puntiforme de uma proteína poderia afetar de maneira tão drástica a função de uma proteína?

4 Caso a introdução de uma valina (por mutação) ocorresse em outra região da molécula da hemoglobina as consequências seriam as mesmas?

5 Procure em outros livros de texto quantos tipos de mutação já são conhecidos na molécula da hemoglobina. Quantas delas são tão importantes para a Medicina quanto a anemia falciforme? Como você explica essa constatação?

6 Por que os homozigotos para o gene $β^s$ que sofreram uma mutação especial capaz de propiciar a persistência da hemoglobina fetal após a infância apresentam poucos sintomas da anemia falciforme?

Bibliografia

Herrick JB. Peculiar elongated and sickle-shaped red blood corpuscles in a case of severe anemia. Arch Intern Med 1910;6:517-521.

Josephs R. Research on sickle cell hemoglobin, virtual tour of sickle hemoglobin polymerization; 2004. Disponível em http://gingi.uchicago.edu/sc2-tour1.htm

Koshland DE Jr, Nemethy G, Filmer D. Comparison of experimental binding data and theoretical models in proteins containing subunits. Biochemistry 1966;6:365-385.

McGann PT, Ware RE. Hydroxyurea for sickle cell anemia: what we have learned and what questions still remain? Curr Opin Hematol 2011.

MedlinePlus: sickle cell anemia. Disponível em http://www.nlm.nih.gov/medlineplus/sicklecell-anemia

Monod J, Wyman J, Changeux JP. On the nature of allosteric transitions: a plausible model. J Mol Biol 1965;12:88-118.

Nelson D, Cox M. Lehninger principles of biochemistry. 5th ed. New York: WH Freeman and Company 2008. p. 168-169.

Pauling CL, Itano HA, Singer SJ, Wells IC. Sickle cell anemia, a molecular disease. Science 1949;110:543-548.

Perutz MF. X-Ray analysis of hemoglobin. Nobel Prize Lecture; 1963.

Quirolo K. Sickle cell anemia. In Glew RG, Rosenthal MR (eds). Clinical studies in medical biochemistry. 3rd ed. New York: Oxford University Press; 2007. p. 17-29.

Schechter AN. Hemoglobin research and the origins of molecular medicine. Blood 2008;112 (10):3927-3938.

Scriver CR, Beaudet A, Sly W, Valle D. The metabolic and molecular bases of inherited disease. 8th ed. Uma verdadeira enciclopédia das doenças herdadas. McGraw-Hill, Inc; 2001.

Stryer L. Molecular disease: sickle-cell anemia. In Biochemistry. 2nd ed. San Francisco: WH Freeman and Company; 1981. p. 87-102.

CAPÍTULO 2

A CASCATA DOS ZIMOGÊNIOS PANCREÁTICOS NA PANCREATITE AGUDA

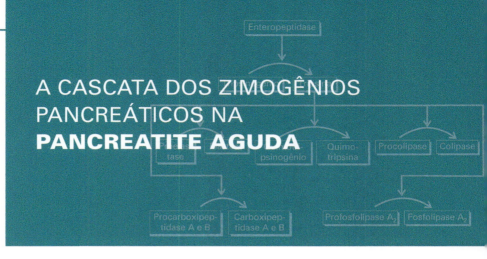

Caso clínico

Um professor universitário de 65 anos de idade (e empresário de grande sucesso) foi levado à sala de emergências do hospital, de madrugada, com fortes dores epigástricas. Essas dores começaram depois de tomar sua dose de uísque antes do jantar, hábito que adquirira anos atrás ao entrar no mundo dos grandes negócios. A dor piorou gradativamente e se acentuava com a movimentação. No momento da internação ele estava suando muito, pálido e aparentava grande desconforto. Ao exame físico acusava dores à palpação epigástrica, principalmente quando se retirava a mão bruscamente do abdome (dor de rebote). Exames laboratoriais, realizados logo pela manhã, revelaram valores ligeiramente aumentados para a *amilase* e *lipase* séricas. Uma colangiografia intravenosa não revelou cálculos no esfíncter de Oddi, mas sugeria alguma forma de obstrução do conteúdo pancreático. Com um diagnóstico provisório de pancreatite aguda foi-lhe recomendado que não ingerisse nenhum alimento pela boca. Recebeu soro glicosado por via intravenosa e sonda nasogástrica para impedir que o fluido gástrico chegasse ao duodeno. A evolução do quadro enzimático durante a internação está descrita no **Quadro 2.1**. Dois meses depois, terminada a crise de pancreatite, um novo exame radiográfico localizou cálculos biliares e a retirada da vesícula biliar foi realizada com sucesso.

Quadro 2.1. Evolução do quadro enzimático durante a internação.

Enzima/ Dias de internação	1	2	3	4	5	6	7	8	9	10
Amilase sérica (U/L)*	220	400	500	600	400	250	200	150	100	70
Lipase sérica (U/L)*	200	300	400	600	700	800	700	600	400	300

* Valores normais: *amilase* 70-180U/L e *lipase* 50-190U/L.

Fundamentação bioquímica

Para melhor compreensão desse caso clínico é necessário recordar alguns aspectos gerais da digestão dos alimentos e das relações anatômicas entre o estômago, o fígado, a vesícula biliar, o pâncreas, o duodeno e os dutos associados. A digestão, embora comece com a hidrólise do amido pela amilase presente na secreção salivar e continue com a degradação das proteínas pela pepsina no estômago, depende fundamentalmente das enzimas produzidas pelo pâncreas (**Quadro 2.2**). Quando o bolo alimentar chega ao duodeno, induz a síntese de dois hormônios: a **secretina** e a **colecistocinina** (Owyang e Logsdon, 2004) que irão estimular a produção da secreção de HCO_3^- e das enzimas pancreáticas, respectivamente. Graças aos hormônios, as enzimas são secretadas do pâncreas para o duto pancreático e, após atravessar o esfíncter de Oddi, finalmente atingem o duodeno, onde serão ativadas (**Fig. 2.1**).

Quadro 2.2. Principais enzimas digestivas.

Digestão dos carboidratos	*α-amilase* salivar *α-amilase* pancreática
Digestão das proteínas	*Pepsina* (estômago) *Tripsina* pancreática *Quimotripsina* pancreática *Elastase* pancreática *Carboxipeptidases A e B* pancreáticas *Aminopeptidases* intestinais
Digestão dos lipídios	*Lipase* pancreática *Colipase* pancreática *Fosfolipase A$_2$* pancreática *Colesterol éster hidrolase* pancreática
Digestão dos ácidos nucleicos	*Ribonuclease* pancreática *Desoxirribonuclease* pancreática

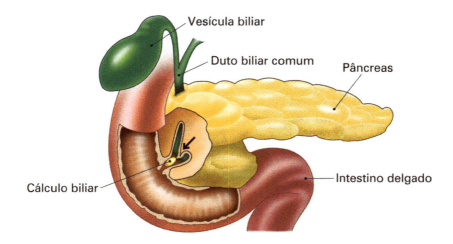

Figura 2.1. Diagrama esquemático do trajeto da secreção pancreática. A secreção pancreática segue a direção da seta. Também está indicada a eventualidade de um cálculo biliar encravado no esfíncter de Oddi impedir o fluxo normal da secreção.

Digestão dos carboidratos

Embora a digestão dos carboidratos da dieta seja tratada no caso clínico: "A digestão dos carboidratos na intolerância à lactose", vamos nos ater ao papel da amilase salivar e pancreática. A digestão começa na boca pela ação da *amilase* salivar e continua no intestino com a principal enzima, a ***amilase* pancreática**. Elas catalisam a mesma reação:

$$\text{Amido} \leftrightarrow \text{Maltose} + \text{Maltoligossacarídeos}$$

Essa reação pode ser acompanhada (e estimada) pelo decréscimo do complexo de cor azul do polissacarídeo com o iodo, à medida que o substrato é consumido na formação dos produtos da reação. A principal aplicação médica dessa reação é na dosagem da *amilase* do soro de pacientes com pancreatite aguda (ver seção "Ensaio da atividade enzimática", pág. 22). Entretanto, a especificidade da reação não é absoluta, pois a enzima do soro pode provir de uma infecção da glândula salivar (caxumba) e a distinção entre as duas possibilidades não é laboratorial, apenas clínica.

Cascata dos zimogênios pancreáticos

A digestão pancreática das proteínas, da mesma forma que vários outros fenômenos biologicamente importantes (coagulação sanguínea, ativação do sistema do complemento do plasma, apoptose, ativação de alguns pró-hormônios, maturação do colágeno, montagem de alguns vírus e vários processos de diferenciação celular), possui uma forma peculiar de regulação (Ehrmann e Clausen, 2004; Neurath, 1986; Stryer, 1981). Os componentes digestivos são sintetizados no pâncreas em uma forma precursora inativa (as proenzimas ou zimogênios) que, normalmente, só serão ativados através de um mecanismo de proteólise limitada no duodeno. Aí, uma única ligação peptídica lisina-isoleucina (entre os resíduos de aminoácidos 16 e 17 a partir do grupo aminoterminal) da molécula do tripsinogênio é clivada pela *enteropeptidase* da mucosa duodenal, formando um peptídio de 16 aminoácidos e a molécula da *tripsina* (ativa). Essa enzima, além de autocatalisar a ativação do próprio tripsinogênio em *tripsina*, irá também ativar um segundo (quimotripsinogênio), depois um terceiro (proelastase), um quarto (procarboxipeptidase A), um quinto (procarboxipeptidase B), um sexto (procolipase) e, finalmente, um sétimo zimogênio (profosfolipase A$_2$), formando a *quimotripsina*, *elastase*, *carboxipeptidase A*, *carboxipeptidase B*, *colipase* e *fosfolipase A$_2$*, de maneira similar à ativação do tripsinogênio (**Fig. 2.2**). Essa ativação em cascata ocorre apenas no duodeno e não no pâncreas por duas razões. Primeiro no pâncreas não existe a *enteropeptidase* (que inicia todo o processo) e, em segundo lugar, porque o pâncreas possui um **inibidor de tripsina** natural que impede a ativação espontânea do processo, fora do seu local adequado (duodeno). Esse

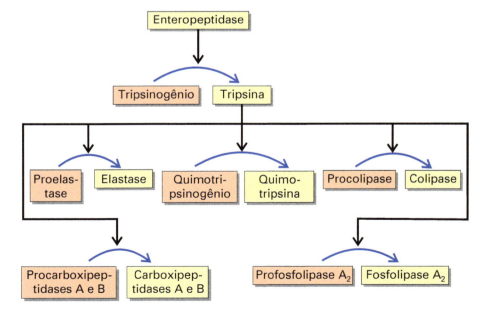

Figura 2.2. Ativação dos zimogênios pancreáticos pela clivagem proteolítica limitada produzida pela tripsina.

inibidor existe em quantidade insuficiente para inibir toda a tripsina proveniente do tripsinogênio, mas normalmente impede que a ativação ocorra dentro do pâncreas. No duodeno, embora o inibidor acabe sequestrando cerca de 20% da *tripsina* produzida, a cascata segue em frente e a digestão ocorrerá normalmente.

Em outras cascatas proteolíticas (por exemplo, a coagulação do sangue), o processo leva à ativação de uma série de enzimas que agem sucessivamente uma a uma, até que entre a primeira e a última enzima de uma via "**verticalizada**" aja uma ampla amplificação da capacidade enzimática do sistema, de cerca de 100 a 1.000 vezes. Na cascata digestiva, em vez desse tipo de amplificação, vamos ter uma ativação "**horizontal**", onde uma mesma enzima (*tripsina*) ativa uma bateria de enzimas diferentes, cada uma exibindo especificidade definida e formando, no seu conjunto, uma formidável maquinaria capaz de hidrolisar a grande maioria das ligações peptídicas dos componentes proteicos da dieta. O resultado final da digestão é a formação de produtos mais simples, prontos a serem absorvidos pela mucosa intestinal.

A **Fig. 2.3** esquematiza a hidrólise das ligações peptídicas de uma proteína da dieta através de cada uma das enzimas proteolíticas pancreáticas. Além das enzimas pancreáticas, estão também representadas a *pepsina* gástrica e as *aminopeptidases* produzidas no intestino.

Digestão dos lipídios e ácidos nucleicos

A digestão dos lipídios e ácidos nucleicos também é realizada pela secreção pancreática. Nessa secreção, duas enzimas, a *fosfolipase A$_2$* e a *colipase*, são sintetizadas na forma de zimogênios e também ativadas pela tripsina. A terceira enzima que age sobre os lipídios, a *lipase pancreática*, é sintetizada na forma de enzima já pronta, mas ainda dependente da ativação de um cofator, a **procolipase**, conforme a reação:

Triacilglicerol (TG) → 2-Monoglicerol

Misturando-se o substrato (triacilglicerol, TG) com a *colipase* (mais sais biliares) e incubando-se com o soro do paciente, pode-se acompanhar (e estimar) a diminuição da turvação da emulsão no espectrofotômetro na região do ultravioleta. Essa reação é de interesse médico, pois pode ser usada para a dosagem

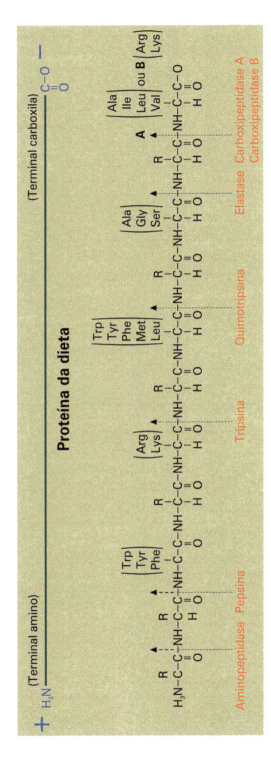

Figura 2.3. Clivagem de uma proteína da dieta pelas proteases digestivas.

da *lipase pancreática* nos casos de pancreatite aguda. É uma reação mais específica que a da *amilase* pancreática, pois não há no soro outra *lipase* detectável nesse ensaio que possa ser confundida com a pancreática.

A segunda reação, também regulada pela tripsina, é a ativação da **fosfolipase A$_2$**:

Fosfatidilcolina (FL) / Glicerilfosforilcolina

A terceira reação da digestão dos lipídios é a da **colesterol esterase**:

Éster de colesterol (EC) / Colesterol

O resultado final dessas digestões é a produção de ácidos graxos livres, 2-monoacilglicerol e colesterol, que serão absorvidos e usados para a síntese dos quilomícrons (ver o caso clínico "O transporte de lipídios da corrente sanguínea na hipercolesterolemia familiar").

Os ácidos nucleicos são hidrolisados pelas *ribonucleases* e *desoxirribonucleases* pancreáticas. De todas as enzimas pancreáticas, apenas a *amilase*, a *lipase* e as *nucleases* não são produzidas na forma de zimogênios.

Terminada a digestão dos alimentos, o destino das enzimas digestivas é serem hidrolisadas pelas proteases pancreáticas e/ou eventualmente eliminadas juntamente com as fezes (Layer et al., 1986). Elas não são reabsorvidas pelo organismo, sendo utilizadas apenas para uma refeição. Na próxima ingestão de alimentos, uma nova bateria de zimogênios será sintetizada "de novo" e passará pelo mesmo processo acima descrito.

Patogênese da pancreatite aguda

Durante uma crise de pancreatite aguda certamente haverá ativação da secreção pancreática fora do local usual (duodeno). Isso normalmente acontece em decorrência da interrupção do fluxo pancreático descrito na **Fig. 2.1**, quer por meio de um cálculo biliar, quer por uma irritação no esfíncter de Oddi causada pelo consumo abusivo de álcool, uma virose, um desvio de trajeto do suco biliar para o duto pancreático ou pela compressão (dos dutos) exercida por um tumor da cabeça do pâncreas. Em qualquer dessas circunstâncias, o bolo alimentar quando chegar ao duodeno agravará a situação patológica porque induzirá as sínteses de secretina e colecistocinina que forçarão o pâncreas a produzir sua secreção (de 1,5 a 3L/dia). Essa secreção, não podendo chegar ao duodeno, ficará represada, criando as condições para a ativação da cascata digestiva no próprio pâncreas. Isso lesará as células dos ácinos e os vasos sanguíneos próximos que acabarão por receber e transportar para o sangue tanto a *amilase* e a *lipase* pancreáticas quanto as demais enzimas pancreáticas. Dessa forma, as dosagens dessas enzimas no soro (que normalmente não as teria) ajudam no diagnóstico e prognóstico da doença (Nelson e Cox, 2008), dando uma ideia do enorme estrago que poderão fazer no organismo. Dependendo da intensidade da lesão, podemos ter uma simples reação edematosa no tecido (que evolui favoravelmente) até zonas de necrose que podem confluir para regiões próximas, o que complicará o caso, podendo levar até à morte.

Ensaio da atividade enzimática

Para o estabelecimento do diagnóstico da pancreatite aguda, os principais exames laboratoriais são as dosagens séricas da *amilase* (a mais usualmente realizada), da *lipase* (mais específica) e de outras enzimas pancreáticas (realizadas apenas em hospitais especiais). Para a correta dosagem dessas enzimas (como a de quaisquer outras realizadas rotineiramente no laboratório clínico), são necessários certos cuidados (**Fig. 2.4A e B**).

Na **Fig. 2.4A** está indicado o efeito da concentração do substrato na velocidade da reação enzimática. Para uma dada quantidade de enzima (E1), aumentando-se a concentração do substrato (amido ou triglicerídio) a velocidade da reação cresce até um patamar, quando o substrato saturar todas as moléculas da enzima que, nessas condições, responde com sua velocidade máxima,

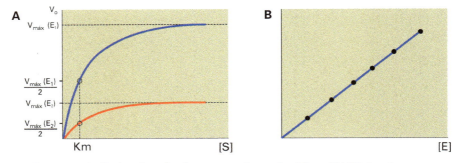

Figura 2.4. Padronização de um ensaio enzimático. (**A**) Efeito da concentração do substrato na velocidade da reação enzimática. (**B**) Efeito da concentração da enzima na velocidade.

PANCREATITE AGUDA

incapaz de ser aumentada por novos acréscimos do substrato. O mesmo experimento realizado com uma quantidade menor de enzima (E2) revelará uma curva semelhante, com saturação da enzima nas mesmas concentrações do substrato, mas atingindo uma velocidade máxima menor. Na **Fig. 2.4B** está indicada uma cinética enzimática na qual quantidades crescentes e conhecidas da enzima são submetidas às condições padronizadas da reação analisada (temperatura, pH, íons e especialmente a concentração saturante do substrato). Ao se obter a curva (velocidade x quantidade de enzima), pode-se estimar a quantidade de enzima presente em uma amostra laboratorial desconhecida. Esses valores são expressos em Unidades Internacionais que indicam a quantidade de enzima capaz de formar 1μmol de produto por minuto nas condições ótimas padronizadas em cada caso.

No caso da *amilase* pancreática, os valores sanguíneos em pessoas normais oscilam dentro de um **intervalo de referência** entre um valor mínimo (70U/L) e um máximo (180U/L). Para a *lipase* pancreática (50-190U/L) esses valores "normais" são decorrentes de pequenas descamações devido à renovação celular do ácino do pâncreas. Quando o pâncreas sofrer uma agressão maior como a desse caso clínico, grandes quantidades das enzimas extravasam a membrana da célula pancreática, caem na circulação e são detectadas no sangue apresentando valores acima do intervalo de referência.

Bases da terapia

A internação do paciente impõe-se porque facilitará a eventual realização de medidas gerais que o quadro requeira e permitirá uma rápida intervenção em caso de agravamento do caso (Munoz e Katerndahl, 2000; Banks e Freeman, 2006). As medidas adotadas de início, a interrupção da alimentação pela boca (com a substituição por uma solução glicosada por via intravenosa) e a retirada do suco gástrico pela sonda nasogástrica visam diminuir a entrada de líquido na cavidade duodenal e, dessa forma, não estimular a produção da secretina e da colecistocinina que agravariam o quadro da pancreatite. A coleta diária de soro para a dosagem das enzimas *amilase* e *lipase* pancreáticas permitiu acompanhar que a pancreatite teve uma evolução favorável, retornando o paciente ao quadro normal em quase duas semanas. Nesse período, exceto por alguns medicamentos para aliviar a dor epigástrica nos primeiros dias de internação, nenhuma outra medida mais grave precisou ser tomada.

Depois da alta hospitalar, o paciente foi alertado para moderar a ingestão de bebidas alcoólicas e retornar ao médico dois meses depois para uma nova avaliação do quadro, visando investigar as possíveis causas dessa pancreatite. Foi quando a radiografia revelou a presença de inúmeros cálculos biliares que anteriormente não tinham sido visualizados, mas que agora puderam ser removidos

BIOMOLÉCULAS E METABOLISMO CELULAR

juntamente com a vesícula, sem se ter que pensar nas consequências do manuseio da área cirúrgica durante um quadro agudo de pancreatite. Quando não se observa esse comportamento médico simples de separar os dois tempos do tratamento, complicações até fatais poderão ocorrer (Kleespies et al., 2008). Uma visão geral que analisa as perspectivas moleculares futuras no tratamento das pancreatites agudas pode ser encontrada em Vonlaufen et al. (2008).

Questões

1 Quais enzimas digestivas são produzidas no pâncreas? Como elas são sintetizadas e ativadas?
2 De que forma é possível encontrar a *amilase* e a *lipase* pancreáticas no soro de certos pacientes?
3 Você conhece outros casos de diagnóstico pela dosagem de enzimas séricas?
4 Dê exemplos e explique o racional do procedimento.
5 Por que foi introduzida a sonda nasogástrica nesse paciente?
6 Qual o papel do inibidor de tripsina do pâncreas? Por que ele não desempenha a mesma função no duodeno?
7 Como serão afetadas a digestão e a absorção dos alimentos no caso de uma pancreatite que se transformou em pancreatite crônica com grande perda de tecido pancreático (Layer e Keller, 2007)?
8 Você seria capaz de imaginar um caso clínico envolvendo outro tipo de cascata proteolítica? Exemplifique.

Bibliografia

Banks PA, Freeman ML. Practice parameters Committee of the American College of Gastroenterology. Practice guidelines in acute pancreatitis. Am J Gastroenterol 2006;101(10):2379-2400.

Ehrmann M, Clausen T. Proteolysis as a regulatory mechanism. Annu Rev Genet 2004;38:709-724.

Kleespies A, Thasler WE, Shäfer C, Meimarakis G, Eichhorn ME, Bruns CJ et al. Acute pancreatis: is there a need for surgery? Z Gastroenterol 2008;46(8):790-798.

Layer P, Go VI, DiMagno EP. Fate of pancreatic enzymes during small intestinal aboral transit in humans. Am J Physiol 1986;251:475-480.

Layer P, Keller J. Pancreatic insufficiency secondary to chronic pancreatites. In Glew RG, Rosenthal, MR (eds). Clinical studies in medical biochemistry. 3rd ed. Oxford: University Press; 2007. p. 278-289.

MedlinePlus: pancreatitis. Disponível em http://www.nlm.nih.gov/medlineplus/pancreatitis

Munoz A, Katerndahl DA. Diagnosis and management of acute pancreatitis. Am Fam Physician 2000;62(1):164-174.

Nelson DL, Cox MM. Lehninger principles of biochemistry. Box 18-1. Assays for tissue damage. 5th ed. New York: WH Freeman Co; 2008. p. 678.

Neurath H. The versality of proteolytic enzymes. J Cell Biochem 1986;32:35-49.

Owyang C, Logsdon CD. New insights into neurohormonal regulation of pancreatic secretion. Gastroenterology 2004;127:957-969.

Stryer L. Biochemistry. Chapter 8: Zymogen activation: digestive enzymes and clotting factors. 2nd ed. New York: WH Freeman Co; 1981. Um dos primeiros livros de Bioquímica a destinar um capítulo inteiro ao tema.

Vonlaufen A, Wilson JS, Apte MV. Molecular mechanisms of pancreatitis: current opinion. J Gastroenterol Hepatol 2008;23(9):1339-1348.

CAPÍTULO

3

A DEFICIÊNCIA DA VITAMINA C E A MOLÉCULA DO COLÁGENO NO **ESCORBUTO**

Caso clínico

Homem de 47 anos de idade foi levado ao hospital de emergências apresentando o início de um quadro de confusão mental, letargia, fraqueza e anorexia. Tinha ainda sinais de hemorragias subcutâneas nas pernas e nas gengivas. Ultimamente (6 meses) perdera 5kg de peso corporal. Um exame de sangue revelou grau acentuado de anemia (concentração de hemoglobina de 6g/dL, valores normais entre 14 e 16). Ao microscópio, as hemácias estavam de tamanho e cor normais. Os demais componentes sanguíneos, como eletrólitos, cálcio, magnésio, amônia, ácido fólico, vitamina B_{12}, glicose, plaquetas e enzimas usualmente afetadas nos distúrbios das funções hepáticas e renais, estavam todos com valores dentro da normalidade. Não havia sangue oculto nas fezes. Começou então o tratamento da anemia com transfusão de hemácias, enquanto se investigava a causa da doença.

Uma nutricionista foi chamada para avaliar os hábitos alimentares do paciente que eram regulares e até monótonos: café da manhã, almoço (sanduíche de presunto, queijo, salada, ovo e um copo de leite) e jantar (alimentos congelados, geralmente lasanha e um pedaço de carne). Não ingeria suplementos vitamínicos e sua alimentação foi considerada pobre em frutas e vegetais frescos. Bebia ainda grande quantidade de cerveja (cerca de 8 a 10 latas por dia). Foi-lhe prescrita complementação de vitaminas e colhida biópsia de pele da perna que revelou um quadro compatível com o da deficiência de vitamina C. A dosagem dessa vitamina no sangue confirmou o diagnóstico ao detectar uma concentração de 10μmol/L; valores normais entre 45 e 90. Caso clínico adaptado de Leger, 2008.

Fundamentação bioquímica

Atualmente, casos clínicos de deficiências vitamínicas, como o acima descrito, são muito raros. Eles deixaram de ser uma questão de saúde pública a partir da década de 1950 quando os bioquímicos terminaram por esclarecer as funções metabólicas das vitaminas e elas foram de uma forma ou outra incorporadas na alimentação. Recentemente, entretanto, estão surgindo relatos de casos de escorbuto pontuais entre os sem-tetos de Paris (Khonsari et al., 2005) na população de jovens universitários americanos (Johnston et al., 1998) e, nesse caso clínico, descrito por um médico de família canadense (Leger, 2008). Todos eles demonstrando que essas doenças não desapareceram e basta um descuido para que elas surjam com toda sua exuberância clínica.

Aspectos históricos

Embora conhecida já antes de Cristo, o escorbuto teve seu pico de incidência nos séculos XVI e XVII, durante a realização das grandes expedições marítimas, quando os marinheiros ficavam expostos durante muito tempo a uma dieta artificial. É conhecido o relato de Vasco da Gama que perdeu dois terços da sua tripulação durante sua primeira viagem à Índia. Acredita-se que nesses dois séculos a doença tenha matado mais de 2 milhões de marinheiros. A causa – uma deficiência nutricional – apenas foi estabelecida em 1747, quando James Lind, médico da marinha inglesa, realizou o primeiro ensaio clínico que se tem notícia na história da Medicina. Em uma das suas viagens, dividiu 12 dos seus marinheiros acometidos com escorbuto em 6 grupos de 2. Todos receberam a mesma ração básica dos demais tripulantes, mas cada um dos grupos ganhava uma complementação nutricional especial contendo uma das carências então acreditadas como causadora da doença. Apenas o grupo que recebeu uma cota de lima e limões frescos se curou. Essa conclusão terapêutica foi publicada em forma de livro em 1753, mas só foi aceita oficialmente 40 anos mais tarde pela marinha inglesa (Baron, 2009).

Isolamento e caracterização do ácido ascórbico

Em 1928, o bioquímico húngaro Szent-Gyorgi isolou da adrenal um composto que mais tarde seria conhecido como ácido ascórbico. Ele existia em quantidades muito pequenas nesse órgão e só posteriormente, quando se descobriu que a páprica (uma espécie de pimenta, de origem húngara) tinha grandes quantidades do composto (Svirbelg e Szent-Gyorgi, 1932), é que foi possível determinar sua estrutura química (Haworth, 1937). Szent-Gyorgi e Haworth receberam (em 1937) por esses trabalhos pioneiros na identificação do ácido ascórbico os Prêmios Nobel de Medicina e Química, respectivamente.

Na grande maioria dos animais e vegetais, o **ácido ascórbico** é produzido a partir da glicose, durante a via de oxidação do **ácido glicurônico** (**Fig. 3.1**).

Nos primatas (o homem entre eles) e na cobaia houve uma mutação na enzima *gulonolactona oxidase* que, ao ser inativada, deixa de sintetizar o ácido ascórbico. Nesses organismos, essa substância passa a ser considerada uma vitamina (a **vitamina C**) que, necessariamente, tem de ser ingerida diariamente com a dieta (Linster e Schaftingen, 2007).

Ao contrário de outras vitaminas, que são necessárias em pequenas quantidades, a vitamina C é requerida em quantidades uma ou duas ordens de grandeza superior às demais (**Fig. 3.2**, retirada de Gaw et al., 2008).

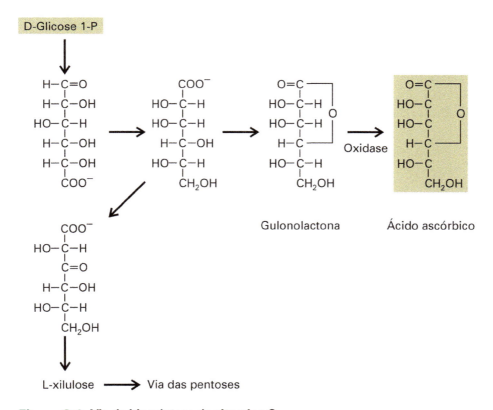

Figura 3.1. Via da biossíntese da vitamina C.

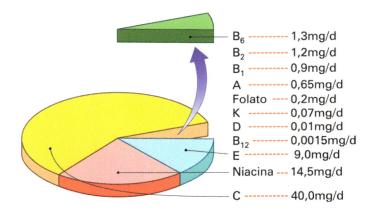

Figura 3.2. Requerimento diário médio de vitaminas para um adulto.

A principal reação onde a vitamina C participa é a catalisada pela *prolina hidroxilase* que oxida a prolina em **5'-hidroxiprolina** (**Fig. 3.3**) (Shoulders e Raines, 2009).

Nessa reação, as prolinas presentes nas moléculas precursoras dos colágenos são oxidadas pelo O_2, ao mesmo tempo que uma molécula de α-**cetoglutarato** é oxidada a **succinato**. Nesse processo, o Fe^{2+} da enzima é oxidado a Fe^{3+}, que inibe fortemente a enzima e tem de ser removido pela oxidação do **ácido ascórbico** em **di-hidroascórbico** (**Fig. 3.4**). Finalmente, esse é regenerado através da *glutationa redutase*.

Outras hidroxilases catalisam a transformação de algumas prolinas em **3'-hidroxiprolinas** e lisinas em **hidroxilisinas**. Em todas essas reações, a vitamina C é necessária para se evitar o escorbuto (ver estrutura do colágeno a seguir).

Existem ainda outras hidroxilases (não relacionadas com o escorbuto e que não serão aqui mencionadas) que também utilizam a vitamina C como agente antioxidante. Além disso, ela (como o selênio, a vitamina E e a glutationa) retira elétrons adicionais das espécies reativas do oxigênio (superóxido, hidroxila, peridroxila e água oxigenada), protegendo o organismo dos seus efeitos deletérios, que poderão levar a várias doenças crônicas, entre elas a **aterosclerose**, vários tipos de **cânceres** e **doenças autoimunes** (Mandl et al., 2009). Talvez essa seja a razão para explicar as altas concentrações de ácido ascórbico encontradas nos vegetais e outros animais e também para justificar a recomendação da ingestão de grandes quantidades de vitamina C no homem. Se fosse apenas para desinibir a *prolina hidroxilase* pela ação colateral do Fe^{3+}, quantidades menores da vitamina já seriam suficientes.

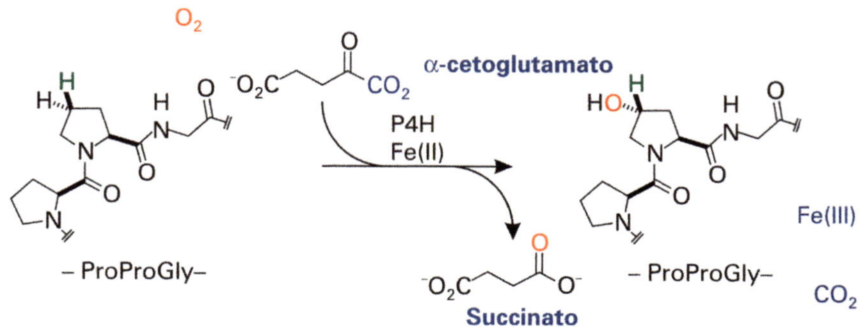

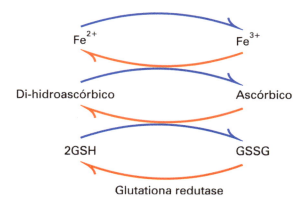

Figura 3.3. Reação catalisada pela *prolina hidroxilase*.

Figura 3.4. Regeneração do ácido ascórbico.

O colágeno é a proteína mais abundante do reino animal

A maior parte das células do nosso organismo é banhada por uma **matriz extracelular** que tem importância capital na formação dos órgãos e seu funcionamento adequado. Além dos componentes específicos dos diversos órgãos (fibronectinas, lamininas e proteoglicanas), a matriz extracelular (também conhecida como tecido conjuntivo) é formada basicamente por três proteínas estruturais: o **colágeno**, a **elastina** e a **fibrilina**, em proporções distintas em cada tecido. Delas, a mais importante do ponto de vista médico é o colágeno (Shoulders e Raines, 2009).

Quase 30% de todas as proteínas do reino animal são constituídas por um dos 29 tipos de colágeno encontrados nos vertebrados (no total são cerca de pelo menos 30 cadeias polipeptídicas diferentes, cada uma delas codificada por um gene específico). Deles os mais importantes para a estrutura da pele, osso e cartilagens são os colágenos dos tipos I e II, respectivamente. Eles são proteínas fibrosas, constituídas por uma cadeia polipeptídica com cerca de 1.000 aminoácidos (na molécula madura). Três destas cadeias formam uma estrutura de hélice tripla, enoveladas entre si. Esta estrutura apresenta em cada uma das suas cadeias polipeptídicas um motivo especial contendo a sequência de aminoácidos GLY–X–Y, que se repete cerca de 300 vezes na molécula. Ou seja, o primeiro aminoácido de cada três é sempre constituído pela glicina; X e Y poderão ser outros aminoácidos. Entretanto, cerca de 100 dos aminoácidos encontrados em X são prolinas, e 100 dos Y, hidroxiprolinas. Essa estrutura determina a formação de um bastão molecular com 1,4nm de diâmetro e 300nm de comprimento. Esse bastão é considerado mais resistente à tração do que um fio de aço de mesmo diâmetro. Mas isso apenas se as prolinas forem finalmente oxidadas em hidroxiprolinas na posição Y do motivo molecular, o que permitirá a formação de pontes de hidrogênio adicionais e mais estáveis entre as três cadeias polipeptídicas (Kivirikko e Prockop, 1995; Beyers, 2001).

Dentro da célula, a molécula do colágeno é inicialmente sintetizada nos ribossomos numa forma precursora de peso molecular maior, o **protocolágeno**. Esse é encaminhado ao retículo endoplasmático, onde sua sequência sinalizadora é clivada e o restante da molécula adentra a organela. Nessa forma, de **procolágeno**, ela continua seu processamento pós-tradução com a hidroxilação das prolinas e hidroxilisinas, sendo depois secretada para o espaço extracelular, onde receberá o processamento proteolítico final nas suas extremidades (amino e carboxila terminais) para formar o **tropocolágeno** (**Fig. 3.5**).

No espaço extracelular, o tropocolágeno sofre uma montagem molecular contendo inúmeras hélices triplas escalonadas (uma **microfibrila**). Finalmente, através de ligações cruzadas entre a lisina com a hidroxilisina de microfibrilas diferentes formam as desmosinas e isodesmosinas, que aumentam em muito a resistência à tração da nova fibra, as **fibras do colágeno**.

As fibras de colágeno exercem seu papel de sustentação do tecido conjuntivo ligando-se à superfície celular através da mediação da **fibronectina**. Essa molécula, por um lado, associa-se com o colágeno e, por outro, com as **integrinas** da membrana plasmática e, em consequência, com o sistema do citoesqueleto de actina (**Fig. 3.6**).

ESCORBUTO

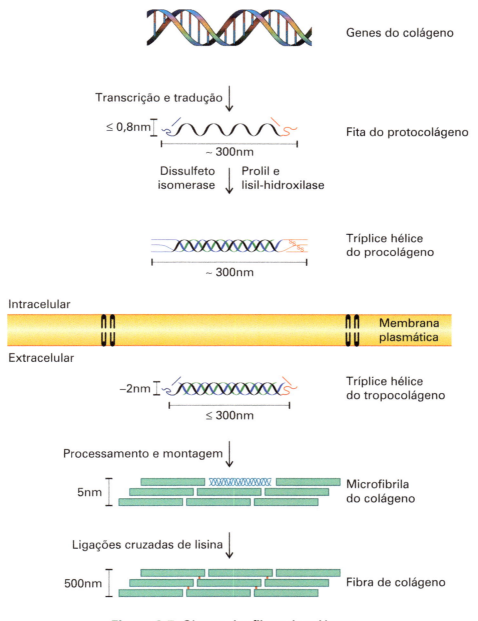

Figura 3.5. Síntese das fibras de colágeno.

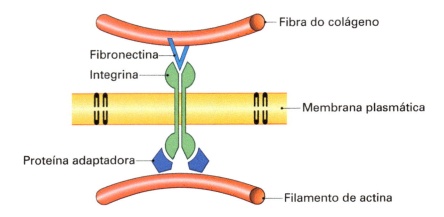

Figura 3.6. A ligação da matriz extracelular (colágeno e fibronectina) com o citoesqueleto das células animais.

Patogenia das lesões

A maior parte dos sintomas e sinais apresentados no escorbuto pode ser totalmente explicada pela inadequada formação da molécula do colágeno na ausência da vitamina C. Sem a formação da hidroxiprolina e da hidrolisina tanto a hélice tripla quanto as ligações cruzadas ficam prejudicadas, tornando a fibra do colágeno muito instável para a perfeita sustentabilidade dos tecidos. Dessa forma, os vasos sanguíneos são facilmente rompidos provocando hemorragias (tanto nas extremidades dos membros quanto nas gengivas), surgem edemas nos ossos e articulações que levam à dor e à baixa cicatrização de feridas. Essas hemorragias podem levar ao aparecimento da anemia, eventualmente agravada pela deficiência de outras vitaminas (ácido fólico) geralmente associadas com a deficiência da vitamina C. Uma associação frequentemente mencionada na literatura entre o alcoolismo e o escorbuto continua desafiando uma explicação em nível molecular. O que se sabe com certeza é que o álcool aumenta a excreção renal de vitamina C, o que deve acelerar o aparecimento da doença.

Finalmente, deve-se esclarecer que as lesões do colágeno descritas neste capítulo diferem daquelas de natureza genética descritas no **Quadro 3.1**, em que o defeito molecular está localizado em mutações puntiformes nos genes das cadeias polipeptídicas dos vários tipos de colágeno.

Quadro 3.1. Doenças causadas por mutações em genes do colágeno.

Gene	Doença
Colágeno tipo I	Osteogênese imperfeita
Colágeno tipo II	Condrodisplasias
Colágeno tipo II	Síndrome Ehlers-Danlos IV
Colágeno tipo VII	Epidermólise bolhosa
Colágeno tipo X	Condrodisplasia de Schmid

Tratamento

O tratamento básico do escorbuto é a **suplementação vitamínica**. Recomenda--se a ingestão de 1-2g de vitamina C nos primeiros dias do tratamento, diminuindo-se essa quantidade para 500mg/dia durante a primeira semana e depois para 100mg durante alguns meses. Os principais sintomas começam a melhorar nas primeiras 24 horas, as lesões hemorrágicas na pele e gengiva cedem em duas semanas e o quadro clínico volta à normalidade em 3 meses.

Para a prevenção da doença, recomenda-se a ingestão de frutas e vegetais frescos em vez do uso da vitamina sintética (Halliwell, 1999). Isso porque esses alimentos, além da vitamina C e de outras, possuem vários outros compostos antioxidantes e antineoplásicos que certamente cobrirão mais adequadamente eventuais deficiências nutricionais.

Questões

1 Quais são as principais diferenças entre o ácido ascórbico e as demais vitaminas?

2 Como a molécula do colágeno garante a sustentabilidade do tecido conjuntivo?

3 Do ponto de vista médico no que diferem as doenças hereditárias do colágeno e o escorbuto?

4 Quais são as razões alegadas para se recomendar a ingestão diária de altas concentrações de vitamina C?

Bibliografia

Baron JH. Sailor's scurvy before and after James Lind – a reassessment. Nutr Rev 2009;67(6):315-332.

Beyers PH. Disorders of collagen biosynthesis and structure. In Scriver CR, Beaudet A, Sly W (eds). The metabolic and molecular basis of inherited deseases. 8th ed. New York: McGraw-Hill; 2001. p. 5241.

Gaw A, Murphy MJ, Cowan RA, O'Reilly DStJ, Stewart MJ, Shepherd J. Clinical biochemistry. 4th ed. Churchill-Livingstone-Elsevier; 2008. p. 102-103.

Halliwell B. Vitamin C: poison, prophylactic or panacea? Trends Bioch Sci 1999;24:255-259.

Haworth WN. The structure of carbohydrates and of vitamin C. Nobel Lecture; 1937.

Johnston CS, Solomon E, Corte C. Vitamin C status of a campus population: college students get a C minus. J Am College Health 1998;46(5):209-213.

Khonsari H, Grandiere-Perez L, Caumes E. Le scorbut n'a pas disparu: histoire dune maladie réémergente. Rev Med Int 2005;26(11):885-890.

Kivirikko KI, Prockop DJ. Collagens: molecular biology, diseases and potentials for therapy. Annu Rev Biochem 1995;64:403-443.

Leger D. Scurvy: reemergence of nutritional deficiencies. Can Fam Physician 2008;54:1403-1406.

Linster CL, Schaftingen EV. Vitamin C: biosynthesis, recycling and degradation in mammals. FEBS J 2007;274:1-22.

Mandl J, Szarka A, Bánhegyi G. Vitamin C: update on physiology and pharmacology. Br J Pharmacol 2009;157:1097-1100.

MedlinePlus scurvy. Disponível em http://www.nlm.nih.gov/medlineplus/ency/article/000355.htm

Shoulders MD, Raines RT. Collagen structure and stability. Annu Rev Biochem 2009;78:929-958.

Svirbelg JL, Szent-Gyorgi A. The chemical nature of vitamin C. Biochem J 1932;26(3):865-870.

CAPÍTULO

4

A MOLÉCULA DA PEPTIDOGLICANA: CALCANHAR DE AQUILES DA BACTÉRIA NAS INFECÇÕES*

Caso clínico

Uma menina foi levada à clínica pediátrica apresentando febre muito alta, tosse e grande prostração. Ao exame físico foram observados sinais clínicos compatíveis com uma provável condensação de tecido pulmonar infectado (pneumonia) no ápice do pulmão esquerdo. Hipótese diagnóstica confirmada por radiografia de tórax. O médico que a atendeu receitou penicilina G, recomendando à enfermagem hospitalar que tivesse cuidados gerais com a criança e que mantivesse sua temperatura corporal sempre abaixo de 38,5ºC. Três dias após a internação, como a criança não melhorou, o médico trocou a medicação por uma combinação de amoxicilina (outra penicilina) e ácido clavulânico. No quinto dia a febre cedeu e no sétimo a criança teve alta hospitalar, com a recomendação que a mãe continuasse com a medicação em sua casa até serem completados 10 dias de tratamento.

Fundamentação bioquímica

Em 1957, Joshua Lederberg (que recebeu o Prêmio Nobel de Medicina em 1958) descobriu que bactérias sensíveis à penicilina eram capazes de crescer em meios de cultura **hipo**, **iso** e **hipertônicos** (em relação à pressão osmótica intracelular) na ausência do antibiótico. Mas, na sua presença, as bactérias só conseguiam crescer em meios isotônicos. Nos outros meios, morriam (**Quadro 4.1**).

---

*Consulte um simpósio com o mesmo título, editado por Coyette e van der Ende (2008).

BIOMOLÉCULAS E METABOLISMO CELULAR

Quadro 4.1. Crescimento de bactérias em diversos meios contendo (ou não) penicilina.

Condição/Meio	Hipotônico	Isotônico	Hipertônico
Sem penicilina	+	+	+
Com penicilina	–	+	–

+ ou –, indicam crescimento bacteriano (ou sua ausência) depois de alguns dias de incubação nas placas de Petri.

Após a apresentação dos resultados desse experimento, todo mundo sabia **onde** a penicilina age. Você já descobriu?

Parede celular das bactérias

A estrutura afetada pela penicilina (a parede celular) é constituída de uma única macromolécula, a **peptidoglicana** ou **mureína**, que é formada de milhares de polímeros de holosídeos (açúcares) ligados entre si através de peptídios. A criação dessa estrutura pela natureza viabilizou a manutenção da célula bacteriana na Terra (há três bilhões de anos) e, também, passou a ser o alvo preferencial dos outros organismos que se instalaram no planeta, ao procurarem eliminar os rivais na luta pela sobrevivência. A **Fig. 4.1** apresenta um esquema geral da estrutura e da síntese da parede celular da *E. coli* e *B. subtilis*.

Os açúcares são mostrados em círculos de cor azul (alternados entre N-acetilglicosamina, **NAG** e ácido N-acetilmurâmico, **NAM**) e a parte peptídica em triângulos vermelhos (representando cinco aminoácidos variáveis, dependendo da espécie bacteriana). Nos organismos acima mencionados a parte peptídica é bastante simples (**L-Ala**, **D-Gln**, **L-Dap**, **D-Ala** e **D-Ala**), em outros microrganismos (*S. aureus*, por exemplo) o L-Dap (diamino pimélico) do peptídio é substituído pela **Lys** e aparece a necessidade de um segundo peptídio de 5 Gly. A presença de **D-aminoácidos** nos peptídios é um evento extremamente raro (só encontrado na parede celular e em alguns antibióticos bacterianos) e representa uma exceção à regra geral da presença de apenas **L-aminoácidos** na estrutura das proteínas e peptídios (tanto em eucariotos quanto em bactérias). Outra particularidade importante na síntese desses peptídios é que ela se processa no **citosol** e não nos ribossomos das células.

A estrutura básica da parede, que circunda os **poros**, é repetida milhares de vezes e envolve toda a superfície da membrana plasmática da bactéria formando uma imensa rede capaz de conter a expansão do conteúdo celular diante da entrada de água. Além da representação esquematizada no plano do papel, há

36

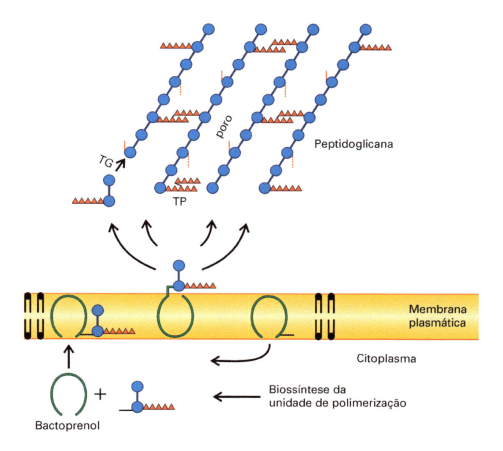

Figura 4.1. Esquema geral da estrutura e da síntese da peptidoglicana das bactérias.

também peptídios direcionados para as outras "folhas" da peptidoglicana situadas acima e abaixo desse plano (**Fig. 4.1**). Essa estrutura básica da parede é mais espessa nas bactérias **gram-positivas**, aquelas que reagem diretamente com o corante de Christian Gram. Outras bactérias apresentam uma estrutura mais complexa porque, além de terem a estrutura da peptidoglicana, possuem outras camadas mais externas constituídas de lipídios, açúcares e proteínas. São as chamadas bactérias **gram-negativas**, que não reagem diretamente com o corante por ficarem separadas deste pela camada adicional da parede (**Fig. 4.2**).

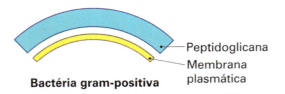

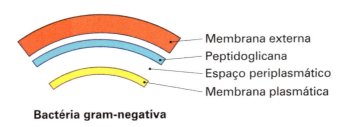

Figura 4.2. Bactérias gram-positivas e gram-negativas.

Biossíntese da peptidoglicana

A biossíntese detalhada da peptidoglicana está fora dos objetivos deste texto, embora ela talvez em futuro próximo possa ser considerada necessária para a apresentação racional do tema (ver a seção "Perspectiva de novos antibióticos"). Resumidamente, a biossíntese da parede ocorre em quatro etapas distintas (Koch, 2006; Vollmer e Seligman, 2010):

(a) **formação da unidade** de polimerização no citosol, o diolosídio pentapeptídio;
(b) **transferência da unidade** através da membrana plasmática;
(c) **incorporação da unidade** na cadeia da peptidoglicana extracelular pre-existente;
(d) eventual **degradação parcial** da parede (renovação) para permitir seu crescimento.

A primeira etapa (a) ocorre no citosol da bactéria através de várias reações envolvidas na síntese do diolosídio pentapeptídio:

NAG–NAM–L-Ala–D-Gln–L-Dap–D-Ala–D-Ala
diolosídio   *pentapeptídio*

Essa unidade é transferida (b) para o meio extracelular, unida por uma ligação pirofosfato ao lipídio transportador **bactoprenol** e, finalmente, incluída no "exoesqueleto" da parede (c) através de duas reações extracelulares. Na primeira, a unidade de polimerização é ligada à cadeia das oses extracelulares por uma ligação β-**glicosídica**, através da enzima **transglicosidase** (**TG**), que aproveita a energia liberada da hidrólise da ligação pirofosfato do bactoprenol para formar a ligação β-glicosídica da cadeia poliolosídica crescente. (Uma discussão detalhada sobre as diferenças estruturais produzidas pelas ligações glicosídicas α e β pode ser encontrada no caso clínico: "O armazenamento do glicogênio na doença de von Gierke".) Depois, essas cadeias poliolosídicas são "costuradas" pela enzima **transpeptidase** (**TP**) que liga as cadeias peptídicas pertencentes a duas fitas holosídicas próximas (**Fig. 4.1**) usando a energia química da ligação peptídica D-Ala–D-Ala (formada no citosol) para formar uma nova ligação covalente (no meio extracelular) unindo os dois pentapeptídios que agora formarão um **nonapeptídio** e liberarão D-Ala. Posteriormente, esse nonapeptídio poderá perder um ou dois D-Ala formando o octa ou heptapeptídio final.

$$R_1\text{–L-Ala–D-Gln–L-Dap–D-Ala–D-Ala} + R_2\text{–L-Ala–D-Gln–L-Dap–D-Ala–D-Ala}$$

$$\updownarrow TP$$

$$R_1\text{–L-Ala–D-Gln–L-Dap–D-Ala–L-Dap–D-Gln–L-Ala–}R_2 + \text{D-Ala}$$
$$|$$
$$\text{D-Ala–D-Ala}$$

Essa segunda reação extracelular cria uma armadura extremamente resistente capaz de, mesmo permitindo a entrada de água e outras moléculas pequenas pelos poros da parede, impedir que a célula exploda quando em meios hipotônicos. E, na verdade, quase todos possíveis meios extracelulares para a bactéria são hipotônicos porque ela, devido aos seus hábitos de vida livre, acaba acumulando grandes quantidades de metabólitos intracelulares, para sobreviver aos "tempos difíceis" de sua incerteza (nutricional) na natureza. Isso aumenta a osmolaridade intracelular que chega a atingir uma pressão osmótica de cerca de 20 atmosferas. Dessa forma, coube à estrutura da molécula da peptidoglicana garantir a resistência mecânica à pressão hidrostática do turgor, permitindo a manutenção da vida bacteriana. Entretanto, a armadura protetora é também um empecilho ao crescimento da parede e da própria bactéria. Isso é resolvido na quarta etapa da biossíntese da parede (d) graças à presença de enzimas glicosídicas, as **autolisinas** (um exemplo é a lisozima de alguns bacteriófagos) que, através de um processo complexo e ainda não bem entendido, desmancham parte da estrutura preexistente sem colocar em risco a vida bacteriana, enquanto ampliam a parede celular. O conjunto dessas enzimas extracelulares (transglicosidase, transpeptidase e autolisina) parece estar sobre um controle único e estrito. Na verdade, grande parte dos detalhes do processo de biossíntese dessa organela, que é tão ou mais complicado que a via da biossíntese de proteínas ou da replicação do DNA, está ainda por ser desvendada.

Inibição da transpeptidase

A reação catalisada pela **transpeptidase** é um dos detalhes mais bem conhecidos de toda a via da síntese da peptidoglicana. Isso se deve ao fato de a **penicilina** (uma das drogas de maior sucesso na história da medicina) ser um excelente inibidor natural da enzima. A inibição ocorre pela grande semelhança estrutural observada entre a molécula da penicilina e um dos substratos naturais da enzima, a **D-Ala–D-Ala** (Fig. 4.3). A semelhança é decorrente da presença de aminoácidos na configuração D nas duas moléculas, e isso implica que a enzima que as reconheçam seja muito diferente das usuais (que só reconhecem peptídios na configuração L). Essa é a base estrutural da alta especificidade de ação da penicilina, pois ela passará incólume diante das enzimas celulares, atendo-se apenas à transpeptidase (e, eventualmente, à sua derivada, a β-lactamase).

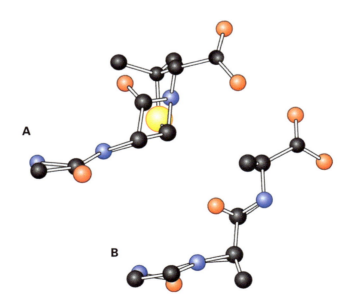

Figura 4.3. Comparação da estrutura da penicilina (A) com o D-Ala–D-Ala (B) (figura retirada de Streyer, 1975).

Graças a essa semelhança, a penicilina engana a **transpeptidase**, unindo-se a ela (**Fig. 4.4A**) e impedindo a formação da ligação peptídica entre duas cadeias holosídicas vizinhas (Tipper e Strominger, 1965). Dessa forma, a peptidoglicana formada mantém sua parte recém-construída com fios soltos (não costurados), criando pontos fracos na estrutura da parede, que será incapaz de resistir à força do turgor e à consequente lise celular. A **Fig. 4.4A** mostra também que a inibição causada pela penicilina na transpeptidase, embora à primeira vista pudesse ser imaginada como uma competição pelo sítio ativo da enzima com o substrato, é, na verdade, devida a uma ligação covalente do inibidor com a enzima, o que acaba sequestrando um dos grupos reativos (serina) do centro ativo da hidrolase.

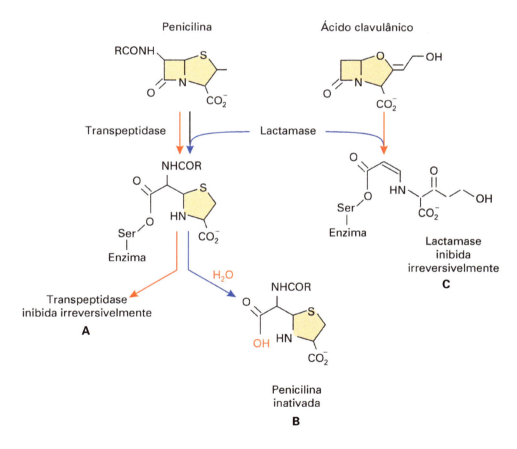

Figura 4.4. β-lactamas (penicilina e ácido clavulânico) como inibidores/substratos da transpeptidase (A e B) e da β-lactamase (C).

Resistência à penicilina

A descoberta do fenômeno da **antibiose** descrito pela primeira vez por Fleming em 1929 antecedeu apenas de alguns anos a descoberta da **resistência ao antibiótico** por Abramson e Chain em 1940 (Alexander Fleming e Ernst Boris Chain por causa desses estudos receberam o Prêmio Nobel de Medicina em 1945). Tanto a antibiose quanto a resistência são dois fenômenos decorrentes da existência da luta pela sobrevivência na natureza entre os portadores da parede celular da peptidoglicana e os outros organismos. Esses últimos (no caso o fungo *Penicillium*, daí o nome da penicilina) sintetizam um inibidor da transpeptidase visando matar os primeiros, e esses acabam reagindo com uma mutação relativamente simples no gene da transpeptidase seguida da duplicação desse gene e a criação de uma nova enzima, a ***penicilinase*** (ou β-*lactamase*). Essa penicilinase hidrolisa o anel β-lactâmico do antibiótico, tornando-o não mais parecido com a estrutura do dipeptídio D-Ala—D-Ala e, portanto, retirando-lhe a capacidade de enganar a enzima transpeptidase (**Fig. 4.4B**).

O surgimento da primeira penicilinase na natureza deve ter ocorrido há pelo menos um bilhão de anos. Entretanto, a resistência à penicilina passou a ter a dimensão médica atual só após o uso massivo do antibiótico, depois da Segunda Guerra Mundial (1939-1945), que acabou selecionando e ajudando a proliferação daquelas bactérias (poucas) da natureza que já possuíam o gene da penicilinase. Depois, a promiscuidade da transmissão genética horizontal entre os organismos finalmente espalhou o gene da penicilinase em várias espécies de organismos, inclusive os patogênicos. Nos últimos 70 anos, assistimos tanto a cura das doenças infecciosas com a penicilina (incluindo sua principal consequência médica: o extraordinário aumento da vida média das populações) quanto a volta daque-

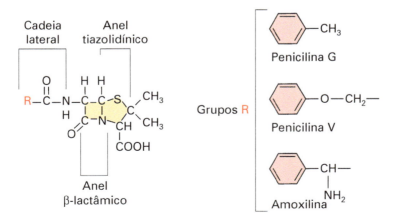

Figura 4.5. Principais tipos de penicilina.

INFECÇÕES

las mesmas doenças (devido à resistência ao antibiótico). Nessa verdadeira guerra biológica, de um lado, estão os médicos, químicos e cientistas, procurando encontrar e desenvolver novas penicilinas, e do outro, a natureza trabalhando com outra lógica molecular.

As primeiras modificações realizadas pela indústria foram introduzidas na estrutura do radical R da penicilina (**Fig. 4.5**) produzindo a **penicilina V** que já não é hidrolisada no estômago (a **penicilina G** era) e pode agora ser administrada por via oral. Em seguida, foram introduzidos grupos que aumentam a vida média do antibiótico na circulação sanguínea (de alguns minutos para cerca de um mês, como no Benzetacil®). Depois, a introdução de grupos amino (ampicilina, amoxicilina e piperacilina) que ampliaram o espectro de ação das penicilinas.

Em seguida foram desenvolvidos outros tipos de antibióticos β-lactâmicos como as **cefalosporinas** (derivadas do fungo *Cephalosporium*), as **carbapenemas** e os **monobactâmicos**. Essas duas últimas categorias apresentam largo espectro de ação. Todas as penicilinas acima mencionadas são sensíveis às penicilinases e às cefalosporinases que surgiram em resposta a cada um desses antibióticos. Para contornar esse problema, uma solução terapêutica atualmente usada é a administração **simultânea de um antibiótico β-lactâmico com um inibidor da β-lactamase** (**Fig. 4.4C**). Para o tratamento das infecções pulmonares (como a pneumonia no caso clínico descrito neste texto) são usados a **amoxicilina acoplada ao ácido clavulânico**. Em outros casos clínicos, a ampicilina é usada com o ácido sulbactâmico, e a piperacilina, com o tazobactâmico. O resultado é que a **lactamase** passa a ser inativada pelo seu inibidor, deixando livre o antibiótico para inibir a transpeptidase e impedir a síntese de uma parede celular de peptidoglicana funcional (**Fig. 4.4A**).

Outra abordagem terapêutica utilizada pela indústria foi o desenvolvimento de antibióticos β-lactâmicos resistentes à penicilinase. A primeira droga a ser desenvolvida foi a **meticilina**, seguida da cloxacilina e a flucloxacilina. Entretanto, logo surgiram cepas de *S. aureus* resistentes à meticilina. Infelizmente essa resistência era de uma categoria diferente das anteriores porque a mutação causadora da resistência não tinha ocorrido na β-lactamase, mas sim no próprio centro ativo da transpeptidase que não era mais inibido por nenhum antibiótico β-lactâmico. Atualmente, cerca de 40% das cepas de *S. aureus* são resistentes à meticilina e só podem ser tratadas com antibióticos que não sejam β-lactâmicos.

Muitos desses outros "antibióticos" (algumas vezes eles não são naturais nem deveriam ser chamados antibióticos) agem inibindo outro alvo celular, como, por exemplo, uma das etapas do processo de expressão gênica das bactérias (replicação, transcrição ou tradução das proteínas). No **Quadro 4.2** estão indicadas algumas das principais drogas usadas como alternativa aos antibióticos β-lactâmicos.

43

Quadro 4.2. Antibióticos que agem no processo da expressão gênica bacteriana.

Processo	Inibidores
Replicação*	**Fluoroquinolonas:** ciprofloxacino, ofloxacino, lomefloxacino, clinafloxacino, moxifloxacino
	Antitumorais: irinotecano, topotecano, doxorrubicina, etoposido, elipticina
Transcrição	Rifampicina
Tradução	Eritromicina, estreptomicina, cloranfenicol, tetraciclina, puromicina

* Essas drogas são inibidores das topoisomerases e estão sendo muito usadas atualmente. As **fluoroquinolonas** praticamente inibem apenas as enzimas bacterianas, tendo um efeito sobre as enzimas eucarióticas apenas em concentrações muito altas. Os **inibidores antitumorais** são mais novos ainda e agem sobre as enzimas humanas, especialmente as tumorais (Nelson e Cox, 2008).

Essas drogas foram inicialmente consideradas específicas para os sistemas bacterianos. Na verdade, elas não o são, pois acabam afetando os processos de expressão gênica também das mitocôndrias (Gray e Doolittle, 1982), e apresentam, por essa razão, alguns efeitos colaterais quando usadas para combater uma infecção humana. Além disso, também surgiram vários outros tipos de resistência bacteriana a essas drogas, entre elas a resistência a múltiplas drogas (que será descrita no caso clínico: "O transportador de múltiplas drogas e a resistência à quimioterapia no câncer da mama") que infelizmente apresentam inúmeras semelhanças com a história da penicilina.

Perspectiva de novos antibióticos

A situação acima descrita sobre a perspectiva futura do uso terapêutico dos antibióticos mostra claramente que uma nova saída deva ser encontrada urgentemente. Alguns pesquisadores (Koch, 2006) advogam que o alvo estratégico representado pela parede celular das bactérias continue a ser intensamente pesquisado. Afinal, ela representa um alvo altamente específico (inexistente nas células eucarióticas) que não deveria ainda ser abandonado. Em vez de se focar nos inibidores da transpeptidase (que a natureza e a indústria já exploraram exaustivamente), poder-se-ia procurar inibidores das outras reações da via de síntese da peptidoglicana, até hoje pouco exploradas. Preferencialmente um inibidor que não fosse natural, para evitar os problemas já equacionados pela natureza (que tem demonstrado *ad nauseum* possuir toda a paciência e sabedoria necessária). Uma droga que tivesse um período de uso no mercado muito maior que a penicilina e, portanto, também excedesse em muito os prazos de vigência das eventuais patentes. Em fim, a realização dos melhores sonhos de Fleming!

INFECÇÕES

Questões

1 O Quadro 4.1 indica que bactérias na presença de penicilina não morrem se elas estiverem crescendo em um meio isotônico. O que isso lhe diz sobre o local de ação desse antibiótico?

2 Considerando sua resposta anterior, por que então usamos esse antibiótico para tratar infecções em nosso organismo? Nosso organismo não é isotônico?

3 Por que a segunda prescrição (amoxicilina + ácido clavulânico) funcionou bem, enquanto a primeira penicilina receitada não?

4 Qual é a base bioquímica da alta especificidade de ação da penicilina?

5 Seria possível prever-se que tipo de inibição enzimática é causado pela penicilina?

6 Em relação à reação da transpeptidase qual seria o efeito da penicilina no K_M e na $V_{máx}$ da reação?

Bibliografia

Abramson EP, Chain E. An enzyme from bacteria able to destroy penicillin. Nature 1940;146:837.

Coyette J, van der Ende A (eds). Peptidoglycan: the bacterial Achilles heel. Volume integralmente dedicado a 12 revisões sobre vários aspectos do tema. FEMS Microbiol Rev 2008;32(2):147-408.

Fleming A. On the bacterial action of cultures of a penicillium, with special reference to their use in the isolation of *B. influenzae*. Br J Exp Pathol 1929;10:226-236.

Gray MW, Doolittle WF. Has the endosymbiont hypothesis been proven? Microbial Rev 1982;46:1-42.

Koch AL. Future chemotherapy, with emphasis on bacterial murein. FEMS Immunol Med Microbiol 2006;46:158-165.

Lederberg J. Mechanism of action of penicillin. J Bacteriol 1957;73(1):144.

MedlinePlus: antibiotics. Disponível em http://www.nlm.nih.gov/medlineplus/antibiotics.html

Nelson DL, Cox MM. Lehninger principles of biochemistry. Box 24-1. Curing disease by inhibiting topoisomerases. 5th ed. Box 20-1. The magic bullet versus the bulletproff vest penicillin and β-lactamase. New York: WH Freemann and Company; 2008. p. 960-961.

Streyer L. Biochemistry. Chapter 32: Bacterial cell envelopes. 2nd ed. 1975. p. 773-788. Observe que a parede celular descrita no capítulo é a do *Staphylococcus aureus* (um pouco mais complexa que a da *E. coli*, aqui descrita).

Tipper DJ, Strominger JL. Mechanism of action of penicillin: a proposal based on their structural similarity to acyl-D-alanyl–D-alanine. Proc Natl Acad Sci USA 1965;54:1113-1141.

Vollmer W, Seligman ST. Architecture of peptidoglycan: more data and more models. Trends Microbiol 2010;18(2):59-66.

CAPÍTULO

5

O CITOESQUELETO DA MEMBRANA DA HEMÁCIA NA ESFEROCITOSE HEREDITÁRIA

Caso clínico

Um adolescente foi admitido no hospital com fraqueza generalizada, dor de garganta, icterícia e dor no abdome. Estava ligeiramente febril há vários dias e tinha observado que a cor da sua urina tinha ficado escura. Sua temperatura era de 38°C. O médico encontrou ao exame físico, além da conjuntiva pálida e ictérica, a mucosa da faringe inflamada, gânglios cervicais e esplenomegalia (aumento do baço) moderada. Os exames de laboratório indicaram anemia hemolítica com valor de hemoglobina de 9g/dL (valores normais entre 14 e 18), 10% de reticulócitos (valores normais < 2,4%) e bilirrubina sérica de 100μmol/L (valores normais de 3,4-20,5μmol/L). O esfregaço sanguíneo mostrava anisocitose (tamanho variável das hemácias) moderada e aumento do número de microesferócitos (hemácias globulares pequenas). Apresentava ainda leucocitose de 12.000cm³ (valores normais 4.000-10.000cm³). Foi mantido internado no hospital durante 10 dias, quando a maior parte dos sintomas relacionados com a infecção associada à crise hemolítica desapareceu. Persistia, entretanto, uma leve anemia (11g/dL) com reticulocitose (5%), pequena icterícia (50μmol/L) e moderada esplenomegalia, sugerindo um quadro basal de hemólise continuada. Foi diagnosticada a existência de esferocitose hereditária e recomendada esplenectomia (retirada cirúrgica do baço). Dois meses depois da operação, não havia mais indícios de hemólise.

ESFEROCITOSE HEREDITÁRIA

Fundamentação bioquímica

A hemácia é um tipo celular que sofreu um enorme processo de seleção natural direcionada por formas graves da malária. O agente causal da doença, o *Plasmodium falciparum,* desenvolve grande parte do seu ciclo vital no interior das hemácias e, por alguma razão ainda não muito clara, isso permite que certas mutações nas hemácias (tanto nas proteínas da membrana quanto na molécula da hemoglobina) fossem selecionadas na forma de heterozigotos que possuiriam alguma vantagem evolutiva em relação aos organismos homozigotos. Esses acabariam desenvolvendo ou uma doença grave da hemácia (homozigoto para o gene mutado) ou malária (homozigoto normal) e acabariam morrendo, enquanto os organismos heterozigotos seriam selecionados, o que aumentaria a porcentagem dos indivíduos com genes mutados na população. Alguns pesquisadores (Mohandas e Gallagher, 2008) estimam que cerca de um sexto da atual população mundial apresente algum tipo de mutação nos constituintes da hemácia. (A anemia falciforme e a esferocitose hereditária seriam apenas dois dos exemplos das doenças herdáveis mais abundantes dessa célula.) A riqueza de defeitos moleculares no citoesqueleto da membrana das hemácias estimulou ainda estudos sobre a estrutura da sua membrana, que logo acabou tornando-se a mais bem conhecida.

A estrutura da membrana plasmática das hemácias

A membrana celular das hemácias é composta principalmente de uma **bicamada lipídica e de proteínas** (Nelson e Cox, 2008). Sua organização é mostrada na **Fig. 5.1**. Os principais componentes lipídicos são o colesterol e os fosfolipídios presentes em quantidades aproximadamente equimoleculares. O colesterol e os fosfolipídios: fosfatidilcolina e esfingomielina são mais encontrados na camada externa da bicamada e os fosfolipídios: fosfatidiletanolamina e fosfatidilserina estão mais concentrados na camada interna. A composição lipídica da membrana é responsável pela fluidez da matriz da membrana onde residem as proteínas transmembranas. Pelo menos **12 proteínas principais** podem ser separadas por SDS-PAGE (**Fig. 5.1B**) e são classificadas em dois grupos: **integrais** e **periféricas**. As proteínas integrais penetram ou estão embebidas na bicamada lipídica e são fortemente ligadas aos lipídios de membrana por meio de interações hidrofóbicas.

As principais proteínas integrais são a da banda 3 e as glicoforinas. Essas proteínas atravessam a membrana e possuem domínios estruturais e funcionais distintos, tanto dentro da bicamada quanto nos dois lados da membrana. A **proteína da banda 3** é a principal proteína integral, perfazendo 25% do total das

BIOMOLÉCULAS E METABOLISMO CELULAR

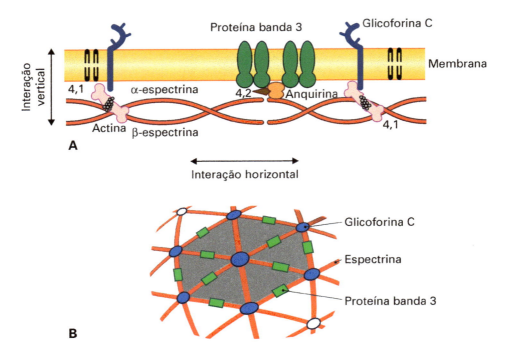

Figura 5.1. Esquema da membrana da hemácia em corte longitudinal (A, modificado de Bennett e Healey, 2008) e em corte transversal (B) mostrando o mosaico hexagonal do esqueleto da membrana.

proteínas da membrana. Sua principal função é permitir a troca de Cl^- por HCO_3^- através da membrana, que é um processo essencial para o transporte de CO_2 dos tecidos para os pulmões (ver os casos clínicos: "O alosterismo da molécula da hemoglobina na anemia falciforme" e "A deficiência da insulina na cetoacidose diabética").

Entre as outras proteínas integrais há **quatro glicoforinas** ricas em ácido siálico (as glicoforinas A a D). A glicoforina A carrega a especificidade do grupo sanguíneo MN; a B, a do grupo Sc; e a C, a do grupo sanguíneo Gerbich. A presença de ácidos siálicos confere uma forte carga negativa líquida à superfície do eritrócito, o que é funcionalmente importante na redução das interações entre células iguais e as entre o eritrócito com outras células sanguíneas ou o endotélio vascular.

O citoesqueleto da membrana

As **proteínas periféricas da membrana** estão localizadas na superfície citoplasmática da bicamada lipídica e são associadas entre si formando uma rede filamentosa flexível que fornece estabilidade mecânica à membrana e é a determinante principal da forma da hemácia e da sua capacidade de se deformar para enfrentar várias tarefas onde for necessário. Essa rede filamentosa é geralmente conhecida como **citoesqueleto da membrana** (Alberts et al., 2006; Ideguchi, 2007).

Os principais componentes do citoesqueleto da membrana são a espectrina α (banda 1) e a espectrina β (banda 2), a actina (banda 5) e a proteína da banda 4.1 (**Fig. 5.2**). As **espectrinas** são proteínas altamente flexíveis compostas de dois polipeptídios de 240.000 (α) e 220.000 (β) dáltons. Essas cadeias são alinhadas lado a lado na forma de um heterodímero αβ. Os dímeros unem-se pelas extremidades para formar tetrâmeros $(αβ)_2$. As outras extremidades dos tetrâmeros estão associadas com filamentos curtos de actina compostos de 12 monômeros. Embora a associação espectrina-actina seja fraca, cada junção é grandemente estabilizada pela formação de um complexo ternário com a proteína da banda 4.1. Essa estabilização ocorre por meio da interação direta da banda 4.1 com a cadeia da espectrina β em sítios próximos da região onde a espectrina interage com os oligômeros de actina. Dessa forma, seis terminais da espectrina formam um complexo com cada oligômero da actina para formar uma rede com um mosaico aproximadamente hexagonal (**Fig. 5.1B**).

A ancoragem do esqueleto da membrana à bicamada lipídica é feita de duas maneiras principais: (**a**) por meio da ligação com a proteína da banda 3 através da **anquirina** (banda 2.1) e possivelmente da proteína da banda 4.2; e (**b**) da interação com a **glicoforina** C, através da proteína da banda 4.1. Através dessas duas interações a bicamada de lipídio fica mecanicamente acoplada ao citoplas-

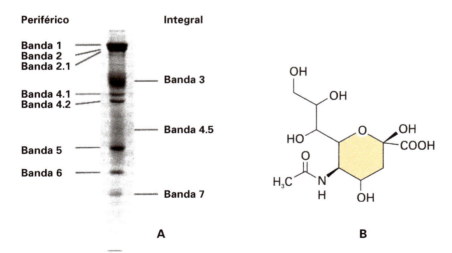

Figura 5.2. Padrão eletroforético das proteínas de membrana da hemácia em gel de poliacrilamida – SDS (A) e a estrutura do ácido siálico (B).

ma celular pelo esqueleto da membrana, formando uma estrutura que é a principal responsável pela propriedade das hemácias em mudar sua forma. Durante a circulação das hemácias pela corrente sanguínea, elas sofrem ciclos de alongamento e relaxamento para atravessar capilares e favorecer as trocas de gases (O_2 e CO_2) que transportam. Essas mudanças de forma são mediadas por interações entre as várias proteínas que constituem o **citoesqueleto da membrana** e devem ser reguladas por mecanismos moleculares ainda não de todo esclarecidos.

Lesões moleculares das hemácias na esferocitose hereditária

Embora a esferocitose hereditária tivesse sido clinicamente descrita já no final do século XIX por Vanlair e Masius (1871), ela começou a ser entendida, do ponto de vista molecular, apenas na década de 1980, quando pesquisadores descreveram um tipo de doença semelhante à esferocitose hereditária em camundongos que apresentavam uma deficiência de espectrinas nas suas hemácias. Logo em seguida, Agre et al. (1982) detectaram em dois pacientes uma grande diminuição no conteúdo de espectrina nas suas hemácias. (Peter Agre por suas relevantes contribuições ao estudo da membrana, principalmente a descrição das aquaporinas, recebeu o Prêmio Nobel de Química de 2003.)

Hoje se sabe que a esferocitose hereditária é uma doença que afeta 1 em cada 2.000 recém-nascidos. Do ponto de vista causal, ela é bastante heterogênea, pois, além das mutações nas moléculas das espectrinas α e β, pode também afetar as moléculas da anquirina, da proteína da banda 4.2, e da banda 3 (**Quadro 5.1**). Apesar dessa heterogeneidade, o que todas essas mutações têm em comum é **não propiciarem** uma ancoragem adequada do citoesqueleto da membrana à bicamada de lipídio. O defeito deve-se principalmente a uma diminuição de interações moleculares da proteína mutada, o que leva a uma **fixação vertical insuficiente** do citoesqueleto à bicamada de lipídio (**Fig. 5.1A**). Em decorrência desse defeito, há uma tendência de a bicamada de lipídio se descolar do citoesqueleto, formando

Quadro 5.1. Base molecular da esferocitose hereditária.

Gene defeituoso	Cromossomo	Expressão clínica	Prevalência
Anquirina	8	Suave a grave	50-60%
Proteína da banda 3	17	Suave a moderada	20-30%
Espectrina β	14	Suave a moderada	10%
Espectrina α	1	Grave	Rara
Proteína da banda 4.2	15	Suave a moderada	Rara

microvesículas que acabam separando-se da célula. O resultado final é uma grande redução da superfície da hemácia (originalmente um disco bicôncavo) que, não podendo mais se deformar e ultrapassar especialmente os capilares mais estreitos (como os do baço), acaba perdendo essa superfície extra para adquirir a forma pouco flexível de esfera (daí o nome **esferocitose** da doença). Com isso, a principal função da membrana da hemácia fica enormemente prejudicada.

As outras doenças do citoesqueleto de membrana das hemácias (**eliptocitose e piropoiquilocitose hereditárias**), que não serão aqui desenvolvidas, envolvem em geral uma interação defeituosa **horizontal** (**Fig. 5.1A**) entre as proteínas da malha do citoesqueleto, principalmente entre as espectrinas (Tse e Lux, 2001).

Recentemente foram observados defeitos das proteínas do citoesqueleto de membrana em outros tipos celulares (que não as hemácias) envolvendo a anquirina e a espectrina (ataxia espinocerebelar do tipo 5 e arritmia cardíaca) (Bennett e Healey, 2008).

Destruição das hemácias lesadas no baço

Além da perda da superfície do eritrócito pelo descolamento da bicamada da membrana do citoesqueleto (que ocorre principalmente no baço), as características anatômicas do sistema vascular desse órgão formam um grande filtro que

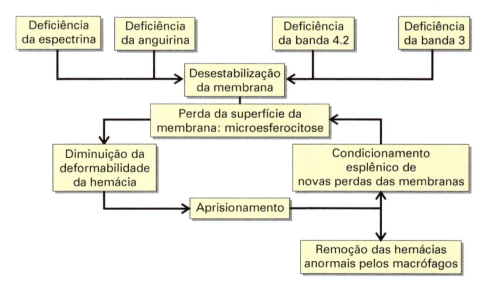

Figura 5.3. Fisiopatologia da hemólise (no baço) dos eritrócitos na esferocitose hereditária.

acaba aprisionando as hemácias no baço, aumentando o tamanho do órgão (**esplenomegalia**) e criando várias condições de estresse às hemácias lesadas (conhecidas como condicionamento esplênico).

Esse condicionamento esplênico é desencadeado pela diminuição da circulação das hemácias no órgão, o que aumentará a produção de ácido láctico das células, levando o pH intracelular a valores entre 6,5 e 7,0. Isso diminui a atividade da fosfofrutoquinase e da hexoquinase, enzimas limitantes da velocidade da glicólise, o que acabará retardando a utilização da glicose e a produção de ATP. Além disso, o contato prolongado das hemácias com outras células, especialmente os macrófagos do baço, provocará outras lesões celulares nas hemácias lesadas que se acumularão, preparando a célula para ser hemolisada, o que acabará ocorrendo ou no baço ou em outro órgão do sistema reticuloendotelial.

Características clínicas da doença

As formas clínicas da doença dependem muito do tipo e da extensão da lesão molecular (Perrota et al., 2008).

Cerca de 20 a 30% dos pacientes desenvolvem uma doença **suave** com leve aumento da hemólise no baço, sendo integralmente compensado por um aumento na produção dos eritrócitos, o que acaba evitando a instalação de um quadro de anemia. Em geral, são pacientes assintomáticos e apenas uma observação clínica mais cuidadosa levaria à formação do diagnóstico correto.

Cerca de 60 a 70% dos pacientes desenvolvem uma doença **moderada**, frequentemente já diagnosticada na infância e caracterizada por apresentar esplenomegalia, anemia e icterícia moderadas.

Em cerca de 10% dos pacientes, instala-se uma doença **moderadamente grave** que apresenta um grau de hemólise mais elevado. Essa parece ser a situação do paciente descrito neste caso clínico. A concentração da hemoglobina sanguínea chegou a atingir valores de 9g/dL, o que induziu a um aumento na produção de reticulócitos (atingindo valores acima de 10% das células sanguíneas) e da taxa de degradação da hemoglobina com o consequente aumento da bilirrubina sanguínea para valores maiores de 100µmol/L.

Finalmente, em cerca de 5% dos pacientes instala-se uma forma **grave** da doença, com um grau de anemia que ameaça a vida dos pacientes, apresentando uma taxa de hemoglobina que necessita de transfusões sanguíneas regulares para manter um valor mínimo de 6g/dL. O grau elevado de bilirrubina no sangue pode provocar a formação de pedras na vesícula biliar, o que representará uma complicação para esses pacientes.

De maneira geral, o quadro clínico de qualquer dos pacientes acima descritos pode agravar-se em períodos de **crise**, com um aumento acentuado do nível de anemia. Duas espécies de crises são conhecidas: a **hemolítica** e a **aplástica**. Ambas são desencadeadas por algumas infecções virais. As mais comuns e menos graves são as hemolíticas, que se caracterizam pelos aumentos tanto da destruição das hemácias como da produção compensatória de reticulócitos. Na aplástica, o quadro destrutivo é o mesmo, mas não há uma resposta compensatória na produção de reticulócitos, o que torna o caso mais grave (e felizmente mais raro). Possivelmente o paciente descrito neste caso clínico de esferocitose hereditária apresentou crise hemolítica que, após o desaparecimento da infecção, logo teve seus sintomas atenuados.

Diagnóstico

O diagnóstico é estabelecido pela constatação laboratorial das principais características clínicas da doença (anemia, aumento do número de reticulócitos, icterícia e aumento do baço), associadas à presença de esferócitos no sangue.

O teste comprobatório mais comum da doença é o da **fragilidade osmótica** das hemácias (Emerson et al., 1956). As hemácias (frescas ou envelhecidas durante 24 horas à temperatura ambiente, que são mais sensíveis) são incubadas em soluções salinas de concentrações crescentes, por certo período de tempo, após o qual se determina o grau de hemólise que sofreram. O resultado típico desse exame pode ser observado no gráfico da **Fig. 5.4**: onde as hemácias dos pacientes com esferocitose hereditária são significativamente mais frágeis que as normais. Isso se deve à perda de grande parte da superfície celular que acomodaria parte dos reajustes que as células teriam de fazer diante das soluções salinas distantes das fisiológicas. Entretanto, uma porcentagem próxima de 20% dos pacientes com esferocitose hereditária pode apresentar valores confundíveis com os valores apresentados pelas hemácias normais.

Outros exames mais específicos poderão ser realizados em laboratórios especializados e equipados para a pesquisa científica dessa doença. Entre eles os mais comuns são a eletroforese (SDS-PAGE) das proteínas da membrana das hemácias (que acaba detectando a doença em cerca de 80% dos pacientes) e a hibridização do DNA do paciente com sondas especiais de genes alterados das proteínas do citoesqueleto de membrana.

Finalmente, uma das complicações frequentes nos casos de esferocitose hereditária é o aparecimento de pedras de bilirrubina na vesícula biliar. Como elas podem agravar o quadro do paciente, especialmente durante as crises da doença, um exame ultrassonográfico poderá ser recomendado anualmente.

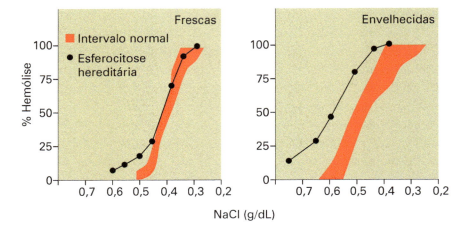

Figura 5.4. **Teste da fragilidade osmótica das hemácias.**

Tratamento

As formas mais brandas da doença geralmente não necessitam de tratamento especial, exceto quando agravadas por alguma infecção viral concomitante, quando o procedimento médico poderá adotar algumas das providências mencionadas a seguir.

Nas formas mais graves da doença, o grau da anemia hemolítica instalada necessitará de: (**a**) transfusões de sangue, para repor o nível basal de hemoglobina e garantir a eficiência do transporte de gases; (**b**) eventual eliminação do ferro (por agentes quelantes), para evitar a formação de depósitos anormais do metal em vários órgãos por causa da exagerada degradação da hemoglobina; (**c**) retirada da vesícula biliar; e finalmente (**d**) esplenectomia (Abdullah et al., 2009), ou seja, a retirada cirúrgica do baço que na maioria das vezes tem um caráter curativo, senão grande atenuador dos sintomas. Essa medida cirúrgica deve ser adotada apenas em crianças com mais de 10 anos de idade, quando os eventuais riscos de responder inadequadamente a eventuais infecções são menores.

Em geral, logo após o ato cirúrgico, os valores sanguíneos do número de hemácias e a taxa de hemoglobina elevam-se e o número de reticulócitos cai para valores próximos ao dos normais. Apenas a forma das hemácias continua a ser predominantemente esférica. Além disso, mesmo durante os futuros períodos de crise o quadro clínico será atenuado.

Questões

1 Pesquisadores que descreveram o "citoesqueleto de membrana" das hemácias descobriram na década de 1980 que camundongos apresentavam um tipo de esferocitose hereditária semelhante à forma humana. Nas formas suaves, não havia uma parte da molécula de espectrina e essa não existia completamente nas formas mais graves da doença. O desenvolvimento desse modelo animal de esferocitose hereditária foi muito importante para a pesquisa científica. No que ele pode ajudar nosso entendimento da doença?

2 As causas da esferocitose hereditária são heterogêneas. Explique como certas mutações nas proteínas espectrina α e β, anquirina, banda 3 e banda 4.2 podem determinar o aparecimento da doença. O que elas têm em comum?

3 Quais os sinais clínicos fundamentais para o diagnóstico da esferocitose hereditária?

4 Que tipos de crise poderão ocorrer em um caso de esferocitose hereditária?

5 A fragilidade osmótica das hemácias que apresentam esferocitose hereditária é consequência da diminuição do cociente entre a superfície/volume da célula. Explique por que os esferócitos são mais frágeis neste teste.

6 Explique a fisiopatologia da hemólise das hemácias no baço. Por que os esferócitos são mais sensíveis?

Bibliografia

Abdullah F, Zhang Y, Sciortino C, Camp M, Gabre-Kidam A, Price MR, Chang DC. Splenectomy in hereditary spherocytosis. Review of 1657 patients and application of the pediatric indicators. Pediatr Blood Cancer 2009;52(7):834-837.

Agre P, Orringer EP, Bennett V. Deficient red-cell spectrin in severe recessively inherited spherocytosis. N Engl J Med 1982;306:1155-1161.

Agre P. Aquaporins water channels. Nobel Lecture; 2003.

Alberts B, Bray D, Hopkin K, Johnson A, Lewis J, Raff M et al. Fundamentos da biologia celular. 3ª ed. Artmed; 2006. p. 380-381.

Bennett V, Healy J. Organizing the fluid membrane bilayer: diseases linked to spectrin and ankyrin. Trends Mol Med 2008;14(1):28-36.

Emerson CP Jr, Shen SC, Ham TH, Fleming EM, Castle WB. Studies on the destruction of red blood cells. IX. Quantitative method for determining the osmotic and mechanical fragility of red cells in the peripheral blood and splenic pulp; the mechanism of increased hemolysis in hereditary spherocytosis (congenital hemolytic jaundice) as related to the function of the spleen. Arch Intern Med 1956;97:1

Ideguchi H. Hereditary spherocytosis. In Glew RH, Rosenthal MD (eds). Clinical studies in medical biochemistry. 3rd ed. Oxford: University Press; 2007. p. 66-74.

MedlinePlus. Congenital spherocytic anemia. Disponível em http://www.nlm.nih.gov/medlineplus/ency/article/000530.htm

Mohandas N, Gallagher PG. Red cell membrane: past, present and future (ASH 50th anniversary review). Blood, 2008;112(10):3939-3948.

Nelson DL, Cox MM. Lehninger Principles of Biochemistry. 5th ed. New York: WH Freeman and Co.; 2008. p. 404-406.

Perrota S, Gallagher PG, Mohandas N. Hereditary spherocytosis. Lancet 2008;372(9647):1411-1426.

Tse WT, Lux SE. Hereditary spherocytosis and hereditary elliptocytosis. In Scriver CR, Beaudet A, Sly W, Valle D (eds). The metabolic and molecular bases of inherited disease. 8th ed. New York: McGraw-Hill, Inc; 2001. p. 4665-4727.

Vanlair CF, Masius JB. De la microcythémie. Bull Acad R Med Belg, 3rd series: 1871;515-613.

CAPÍTULO

6

A DIGESTÃO DOS CARBOIDRATOS NA INTOLERÂNCIA À LACTOSE

Caso clínico

Uma mulher de origem hispânica, de 48 anos de idade, apresentava queixas de distensão abdominal, flatulência e diarreia episódicas há um ano. Esses sintomas ocorriam de 30 minutos a 4 horas após as refeições. Ela não se recordava de fatores agravantes, mas lembra que se sentia melhor pela manhã antes de começar a se alimentar. Um jejum de 8 horas era suficiente para provocar um completo alívio de todos os sintomas.

Não havia outras queixas clínicas correlatas. Relatava apenas que nos últimos 15 anos apresentava dor na região lombar atribuída à osteoporose. Há um ano, seu médico a aconselhara a ingerir três xícaras de leite por dia, para aumentar sua ingestão diária de cálcio (caso clínico relatado em Woodfin e Arora, 1997).

Fundamentação bioquímica

Algumas doenças do aparelho digestório são devidas a defeitos no processo da digestão dos carboidratos. Nesse caso clínico, estamos analisando uma delas (a intolerância à lactose), entidade clínica que pode afetar mais da metade da população da Terra.

Digestão e absorção dos carboidratos

A digestão dos carboidratos da dieta começa na boca e continua no duodeno pela ação das *amilases* salivar e pancreática (ver esquema na **Fig. 6.1** e a partici-

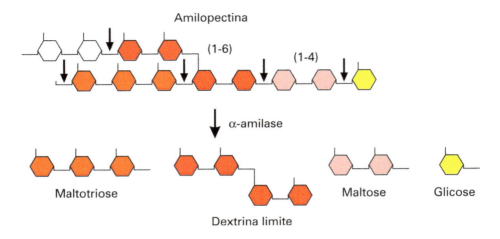

Figura 6.1. Digestão dos polissacarídeos da dieta pela ação das amilases.

pação da *amilase* pancreática no caso clínico: "A cascata dos zimogênios pancreáticos na pancreatite aguda").

Os principais produtos da ação das *amilases*: os **dissacarídeos** continuam a ser digeridos no intestino delgado através de enzimas específicas situadas na membrana da mucosa intestinal. Essas enzimas catalisam as seguintes reações:

(a) **Isomaltose + H$_2$O ↔ 2 D-Glicose**
$\quad\quad\quad\quad\quad$ *isomaltase*

(b) **Maltose + H$_2$O ↔ 2 D-Glicose**
$\quad\quad\quad\quad\quad$ *maltase*

(c) **Sacarose + H$_2$O ↔ D-Glicose + D-Frutose**
$\quad\quad\quad\quad\quad$ *sacarase*

$\quad\quad\quad\quad\quad$ Mg^{2+}
(d) **Lactose + H$_2$O ↔ D-Glicose + D-Galactose**
$\quad\quad\quad\quad\quad$ *lactase*

Dessas enzimas digestivas a que está envolvida na intolerância à lactose é a **lactase**. Seu gene é constituído de 17 íntrons ocupando 55kb do genoma e uma porção regulatória situada a montante da extremidade 5' (**Fig. 6.2A**).

A *lactase* (**Fig. 6.2B**) é uma glicoproteína de membrana sintetizada na forma de um precursor inativo de 1.927 aminoácidos (prolactase), que é inicialmente

INTOLERÂNCIA À LACTOSE

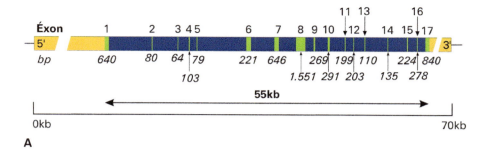

A

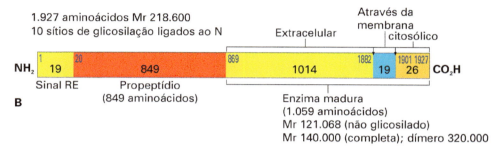

B

Figura 6.2. Esquema do gene (A) e da estrutura da prolactase (B) (retirado de Campbell et al., 2009).

transferido ao RE através de um peptídio sinal de 19 aminoácidos e posteriormente processado tanto proteoliticamente (para a exclusão de 849 aminoácidos de sua porção aminoterminal) quanto para receber açúcares (Campbell et al., 2009). Os 1.059 aminoácidos restantes (da enzima ativa) distribuem-se da seguinte forma: 26 na parte citosólica, 19 atravessam a bicamada lipídica e a maior parte da molécula (1.014 aminoácidos) está voltada para a luz intestinal, onde, na forma de um dímero da enzima, hidrolisa a lactose (**Fig. 6.3**).

As outras dissacaridases (*isomaltase*, *maltase* e *sacarase*) são glicoproteínas semelhantes à lactase, que também se localizam na superfície da membrana das vilosidades intestinais, onde atuarão sobre seus substratos dissacarídeos produzindo galactose, glicose e frutose a serem absorvidas pelo organismo.

Pelo menos três sistemas de transporte de monossacarídeos (ver Hopfer, 2006 e também **Fig. 6.3**) são conhecidos: (**a**) um transportador que capta a glicose e a galactose juntamente com o íon Na$^+$ na luz do trato intestinal para dentro do enterócito (**SGLT1**); (**b**) um transportador de frutose independente do íon Na$^+$ (**GLUT5**); e um terceiro transportador (**c**) **GLUT2** que está presente no lado oposto do enterócito (voltado para os capilares que banham as vilosidades) e que é usado pelos três açúcares para chegarem ao meio interno.

BIOMOLÉCULAS E METABOLISMO CELULAR

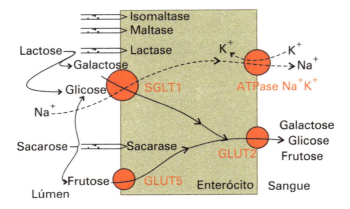

Figura 6.3. Digestão dos dissacarídeos e absorção das hexoses pela mucosa intestinal.

Digestão anormal dos dissacarídeos

Deficiências de várias dissacaridases são descritas na literatura médica como **intolerâncias a cada um dos seus dissacarídeos** (Semenza et al., 2002). Todas elas acumulam um **determinado dissacarídeo** no trato intestinal que, não sendo absorvido, produzirá uma série de sintomas que será comum a todas essas doenças, independente da dissacaridase que estiver defeituosa.

Fisiopatologia da intolerância à lactose

Há 2.000 anos, Galeno relatava que o leite possuía um efeito catártico (diarreico) e poderia produzir outros sintomas gastrointestinais. Só no final do século XIX se demonstrou em cães que a **lactose** (o açúcar do leite) era o agente causador de diarreia osmótica devido à deficiência da atividade lactásica. Essa enzima era encontrada no intestino delgado de uma variedade de animais jovens, mas raramente estava presente em animais adultos. Essa observação foi posteriormente estendida aos humanos no meio do século XX.

Hoje sabemos que, durante o desenvolvimento humano, a atividade lactásica começa a aparecer no feto nos últimos meses da gestação, atingindo um pico no recém-nascido, persistindo em níveis altos até o desmame. Depois do desmame, declina lentamente a níveis extremamente baixos (em geral a 10% dos valores encontrados nas crianças), entre 10 e 20 anos de idade, dependendo do grupo étnico. Esse padrão de expressão do gene da *lactase*, que termina por apresentar uma **hipolactasia** (quantidade pequena de *lactase*) no adulto, está presente em

INTOLERÂNCIA À LACTOSE

Quadro 6.1. Porcentagem de adultos com hipolactasia em diversos grupos étnicos.

Grupo étnico	% da população
Chinês	> 90
Japonês	> 90
Indianos	> 80
Africanos	> 75
Americanos (índios)	> 70
Sul-americanos	> 50
Espanhóis, gregos, italianos	> 40
Americanos (total de adultos)	30
Europeus nórdicos	10
Crianças com idade inferior de 2 anos (qualquer grupo)	0-20
Crianças entre 2 e 10 anos	0-40

cerca de 70% dos habitantes da Terra e é considerado a manifestação selvagem (*wild-type*) do gene. Ver a distribuição da hipolactasia nos diversos grupos étnicos, no **Quadro 6.1**.

A hipolactasia é encontrada principalmente em indivíduos de origem asiática, mediterrânea (africanos e europeus) e indígenas americanos. Nos adultos desses grupos étnicos, uma dieta rica em lactose (mais de duas xícaras de leite/dia), por causa da deficiência relativa da *lactase* na mucosa do trato intestinal, acumulará grande parte do açúcar não digerido na luz do intestino grosso onde provocará: (**a**) retenção osmótica da água na luz intestinal, que levará à **diarreia** e (**b**) formação de ácidos e gases (através da fermentação pelos microrganismos da flora intestinal) (**Fig. 6.4**) que provocará **cólicas, flatulência e borborigmo** (ruído intestinal produzido pela movimentação da água e gases). Esses sintomas gastrointestinais, apesar de serem muito comuns e potencialmente poderem atingir a maior parte da população da Terra, constituem um quadro clínico definido: **a intolerância à lactose** que, por produzir grandes transtornos ao paciente, deve ser tratada (Buller e Grant, 1990; Lomer et al., 2008; Osgood e Johnson, 2007; Suchy et al., 2010).

Um quadro clínico semelhante será também apresentado em casos de **gastroenterites virais** (mesmo em crianças que por sua idade ainda deveriam possuir altos níveis de lactase), porque as células da mucosa do intestino delgado ao serem infectadas pelos vírus propiciam que eles acabem se multiplicando e produzindo extensa lise celular, o que provocará **deficiência secundária da** *lactase*. A terceira possibilidade de deficiência da *lactase*, o **defeito congênito** (desde o nascimento), também existe, mas é raramente encontrada.

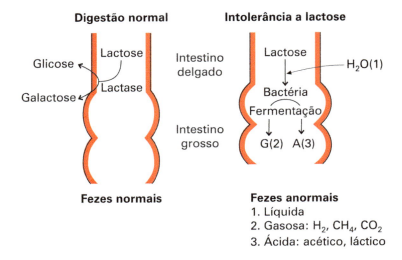

Figura 6.4. Gênese dos sintomas da intolerância à lactose.

Diagnóstico

Observando-se a **Fig. 6.4**, que descreve a fisiopatologia da **intolerância à lactose**, pode-se deduzir facilmente como detectar o aparecimento de um caso clínico da doença. Isso poderá ser feito dosando-se diretamente a *lactase* em uma *biópsia da mucosa intestinal*. Essa dosagem raramente é realizada, a não ser em clínicas muito especializadas envolvidas em algum tipo de investigação clínica, por causa do caráter altamente invasivo do exame. Dessa forma, o diagnóstico da diminuição da lactase, na maioria das vezes, é realizado indiretamente.

Após ingestão padronizada de até 50g de lactose (2g por quilo de peso do paciente), podem-se detectar: (**a**) pequeno aumento (< de 20%) nos valores da glicose sanguínea em relação aos valores apresentados antes da ingestão, contrastando com o amplo aumento observado se a digestão da lactose no paciente for normal; (**b**) acúmulo de lactose não hidrolisada nas fezes do paciente; e (**c**) sua principal consequência, o aumento da atividade fermentativa bacteriana no colo intestinal. Os principais produtos da fermentação são a produção de ácidos como o **ácido láctico** (diminuindo o pH das fezes) e dos gases H_2, CH_4 e CO_2, que acabarão sendo eliminados no ar expirado. Com exceção do CO_2, que também é produzido pelas nossas células, o H_2 e o CH_4 são produtos bacterianos específicos que se acumulam no trato intestinal e são eliminados também pelo ar expirado. Uma amostra desse ar é analisada por cromatografia gasosa, sendo que qualquer aumento acima de 20ppm (em relação aos valores do gás expirado antes da ingestão) é considerado indicativo de atividade fermentativa aumentada.

Pode-se também considerar o aparecimento dos principais sintomas da intolerância à lactose durante a realização da prova de sobrecarga do açúcar como uma evidência diagnóstica adicional. Entretanto, a prova diagnóstica mais usual nos casos de intolerância à lactose é a **terapêutica**, ou seja, a melhora dos sintomas pela simples retirada da lactose da dieta.

Persistência de níveis altos de *lactase* na mucosa intestinal de adultos

Indivíduos de origem eslávica e anglossaxônica (ver **Quadro 6.1**) apresentam níveis elevados de *lactase* na mucosa intestinal durante toda a vida e raramente apresentam o quadro de intolerância à lactose. Esse comportamento (**a persistência da *lactase***) é considerado hoje uma mutação do tipo selvagem da enzima, pois o comportamento usual é a hipolactasia, também apresentado por outros mamíferos durante sua fase adulta. Mutações independentes, primeiro identificadas nos países nórdicos e depois na África, localizadas na região a montante do gene da *lactase* (**Fig. 6.2A**), são as responsáveis pela persistência da enzima nos adultos desses grupos étnicos. No grupo nórdico, duas mutações foram descritas: uma simples substituição de um nucleotídio na posição −13.910 (distante do início do gene da *lactase*) de C/C (nos alelos homozigotos, com comportamento selvagem) para C/T ou T/T foi considerada suficiente para manter a persistência da *lactase* nos adultos europeus (Enattah et al., 2002; Swallow, 2003). Uma segunda mutação, também de um único nucleotídio, foi descrita na posição −22.018. Entretanto, nesse caso ainda não há evidência funcional que comprove os achados de correlação estatística entre a persistência da *lactase* e a presença da mutação.

No segundo grupo étnico (o africano), foram recentemente detectadas mutações em três posições próximas da região −13.910, encontradas no grupo nórdico. Elas estão situadas nas posições −14.010 (G/C), −13.915 (T/G) e −13.907 (G/C) (Tishkoff et al., 2007). Todas essas mutações estão localizadas dentro do íntron 13 do gene MCM6, uma *helicase*, que funciona como uma região potenciadora (*enhancer*) para o gene da *lactase*. Essas regiões reguladoras aparentemente receberiam informações oriundas do estado de desenvolvimento do organismo, que acabariam por inibir a expressão da *lactase* nos adultos. Com as mutações, a informação deixa de ser recebida e o gene continuaria a ser expresso. Como essas mutações europeias e africanas surgiram em regiões criadoras de gado leiteiro, o leite representaria uma forte pressão evolutiva para selecionar as mutações que pudessem (pela persistência da expressão do gene da *lactase*) beneficiar a população da área com um alimento barato e de boa qualidade nutricional. O fato de essas mutações não serem idênticas, mas assemelhadas, indicaria o caráter convergente dessa adaptação na evolução desses grupos étnicos.

Intolerância à lactose e outras doenças

Um tipo de intolerância à lactose, sua **forma sistêmica**, é descrita e, aparentemente, acometeu um dos pacientes mais famosos da história: Charles Darwin (Campbell e Matthews, 2005). Em carta enviada ao seu pai (e médico), Darwin descrevia como começavam os sintomas que o afligiram por mais de 40 anos: "O mal-estar começa usualmente duas horas depois de uma refeição". Na época em que a carta foi escrita, a doença ainda não havia sido descrita e Darwin morreu sem saber do que sofria. Entretanto, lendo seus relatos, que ele enviou a mais de 20 médicos diferentes, sabemos que, além dos sintomas intestinais comuns na intolerância à lactose, Darwin apresentava sintomas sistêmicos (náuseas, vômitos, dores de cabeça, musculares e de articulações...), possivelmente desencadeados pela presença de toxinas bacterianas produzidas no intestino e lançadas na circulação. Estima-se que normalmente no intestino grosso de um único indivíduo existam 10^{14} células bacterianas, ou seja, cerca de 100 vezes o número das células do próprio organismo que as hospedam. Esse número pode aumentar (ou sua composição bacteriana ser alterada) pela presença da lactose no trato intestinal. Isso, eventualmente, aumentaria a produção de toxinas para o surgimento do(s) sintoma(s) sistêmico(s) distinto(s) dessa e de outras doenças. Essa interpretação de Campbell et al. (2009) seria uma espécie de ressurreição de uma velha teoria, originalmente formulada por Ellie Metchnikoff (1845-1916), que atribuía à "putrefação bacteriana intestinal a causa de muitas doenças". Não foi por essa teoria que Metchnikoff ganhou o Prêmio Nobel de Medicina de 1902 (ele estudou o processo da fagocitose), mas... De qualquer forma um alento a essa hipótese de Metchnikoff foi o esclarecimento da causa de muitas úlceras gástricas serem devidas a toxinas produzidas pelo *Helicobacter pylori*. Esses estudos propiciaram aos cientistas Warren e Marshall o Prêmio Nobel de Medicina em 2005 (Warren, 2005).

Voltando à história do Darwin, é curioso que o pai da teoria da evolução em seu livro famoso aborda apenas a evolução das outras espécies que não a humana. Só em trabalhos posteriores Darwin começou a analisar alguns aspectos da evolução humana. E neles jamais imaginou que a ingestão do leite poderia exercer forte pressão evolutiva no homem, a ponto de selecionar variantes capazes de manter inalterada a expressão da *lactase* durante o desenvolvimento, propiciando inúmeros benefícios a essas populações. O lado irônico da história é

INTOLERÂNCIA À LACTOSE

Darwin jamais ter imaginado que o melhor exemplo da teoria da evolução na espécie humana estaria relacionado exatamente com a doença que o atormentara por quase meio século.

A associação entre a persistência da *lactase* e outras doenças, especialmente a **diabetes melito,** aparece de maneira marcante em vários estudos epidemiológicos realizados na Finlândia e na Sardenha (Enattah et al., 2004; Meloni et al., 2001). Embora esses estudos ainda sejam inconclusivos, o fato é que as altas taxas de persistência da expressão do gene da *lactase*, o alto consumo de leite e a alta incidência de diabetes nessas populações correm paralelamente e necessitam de uma investigação mais aprofundada para se comprovar alguma relação causal entre elas.

Tratamento

A paciente descrita neste caso clínico tinha originalmente osteoporose e em decorrência de uma recomendação terapêutica que recebera do seu médico (ingerir 3 xícaras de leite ao dia para se abastecer de Ca^{2+}) apresentou intolerância à lactose. Essa recomendação segue uma linha geral patrocinada pelas associações rurais americanas de aconselhar um alto consumo de produtos derivados do leite (veja em outro local deste texto o caso clínico: "Distúrbios da regulação metabólica na obesidade"). Na verdade, ainda não está suficientemente esclarecido que apenas a ingestão de altas quantidades de cálcio combata a osteoporose. Exercícios físicos, ingestão de vitamina D e reposição hormonal nas mulheres parecem ser tão ou mais relevantes que o próprio cálcio. De qualquer forma (especialmente neste caso clínico), o leite deve ser totalmente retirado da dieta da paciente e substituído por outras dietas que contenham Ca^{2+} (**Quadro 6.2**).

Apenas nos casos em que o paciente insistir em consumir produtos lácteos, outros produtos derivados do leite podem ser usados (**Quadro 6.3**). De maneira

Quadro 6.2. Alimentos ricos em Ca^{2+}.

Fonte	Quantidade de cálcio (mg)
Leite (1 xícara)	291
Couve (1 xícara, cozida)	358
Figo desidratado (10 médios)	269
Espinafre (1 xícara, cozido)	244
Feijão-branco (1 xícara, cozido)	128
Brócolis (1 xícara, cozido)	94

Quadro 6.3. Conteúdo de lactose em produtos derivados do leite.

Alimento	Porção	Conteúdo aproximado de lactose (g)
Leite integral	1 xícara	11
Leite desnatado	1 xícara	12
Queijo pasteurizado	1 fatia média	0,5
Queijo mussarela	1 fatia média	0,8
Queijo cremoso	1 colher	0,8
Iogurte	1 xícara	17
Sorvete de baunilha	1 taça	10

geral, os pacientes aceitam bem os queijos (que possuem baixos níveis de lactose) e os iogurtes (que apesar de possuírem altas taxas de lactose são mais tolerados que o próprio leite), talvez devido à presença de microrganismos vivos que trariam consigo a enzima bacteriana capaz de hidrolisar a lactose.

O mais difícil nessa terapêutica de reeducação alimentar é controlar os teores de "**lactose escondida**" nos alimentos que não trazem sua composição nas embalagens. É o caso dos bolos, doces, bolachas e massas.

Questões

1 Por que essa paciente ao ser tratada de osteoporose apresentou um quadro de intolerância à lactose? Qual seria o melhor tratamento para ela?

2 Explique as bases fisiopatológicas dos principais sintomas apresentados pela intolerância à lactose.

3 Por que pacientes com gastroenterites graves também apresentam os sintomas de intolerância à lactose?

4 Analisando a gênese dos sintomas da intolerância à lactose (ver Fig. 6.4), como poderia ser confirmado o diagnóstico dessa doença?

Bibliografia

Buller HA, Grant RG. Lactose intolerance. Annu Rev Med 1990;41:141-148.

Campbell AK, Matthews SB. Darwin's illness revealed. Postgrad Med J 2005;81(954):248-251.

Campbell AK, Waud JP, Matthews SB. The molecular basis of lactose intolerance. Sci Prog 2009;92(3-4):157-202.

Enattah NS, Sahi T, Savilahti E, Terwilliger JD, Peltonen L, Järvelä I. Identification of a variant associated with adult-type hypolactasia. Nat Genet 2002;30(2):233-237.

Enattah NS, Forsblom C, Rasinpera H, Tuomi T, Group PH, Järvelä I and the FinnDiane Study Group. The genetic variant of lactase persistence C (-13910) T as a risk factor for type I and II diabetes in the Finnish population. Eur J Clin Nutr 2004;58(9):1319-1322.

Hopfer U. Digestion and absorption of basic nutritional constituents. In Devlin TM (ed). Textbook of biochemistry with clinical correlations. 6th ed. USA: Wiley-Liss, Hoboken NJ. 2006. p. 1037-1070.

Lomer MCE, Parkes GC, Sanderson JD. Review article: lactose intolerance in clinical practice — myths and realities. Aliment Pharmacol Ther 2008;27:93-103.

MedlinePlus. Lactose intolerance. Disponível em http://www.nlm.nih.gov/medlineplus/ency/article/000276.htm

Meloni GE, Colombo C, La Vecchia C, Pacifico A Tomasi P, Ogana A, Marinaro AM, Meloni T. High prevalence of lactose absorbers in northern Sardinian patients with type 1 and 2 diabetes mellitus. Am J Clin Nutr 2001;73:582-585.

Osgood MP, Johnson AO. Lactose intolerance. In Glew RH, Rosenthal MD (eds). Clinical studies in medical biochemistry. 3rd ed. Oxford University Press; 2007. p. 266-277.

Semenza G, Auricchio S, Mantei N. Small-intestinal dissaccharidases. In Scriver CR, Beaudet AL, Sly WS, Valle D (eds). The Metabolic basis of inherited disease. 8th ed. New York: McGraw-Hill, Inc. 2001. p. 1623-1650.

Suchy FJ, Brannon PM, Carpenter TO, Fernandez JR, Gilsanz V, Gould JB et al. National Institutes of Health consensus development conference: lactose intolerance and health. Ann Inter Med 2010;152(12):792-796.

Swallow DM. Genetics of lactase persistence and lactose intolerance. Annu Rev Genet 2003;37:197-219.

Swallow DM, Hollox EJ. Genetic polymorphism of intestinal lactase activity in adult humans. In Scriver CR, Beaudet AL, Sly WS, Valle D (eds). The metabolic basis of inherited disease. 8th ed. New York: McGraw-Hill, Inc. 2001. p. 1651-1666.

Tishkoff SA, Reed FA, Ranciaro A, Voight BF, Babbitt CC, Silverman JS et al. Convergent adaptation of human lactase persistence in Africa and Europe. Nat Genet 2007;39:31-40.

Warren JR. Helicobacter – the ease and difficulty of a new discover. Nobel Lecture; 2005.

Woodfin BM, Arora S. Lactose intolerance. In Glew RH, Ninomiya Y (eds). Clinical studies in medical biochemistry. 2nd ed. Oxford University Press; 1997. p. 152-160.

CAPÍTULO 7

O ARMAZENAMENTO DO GLICOGÊNIO NA DOENÇA DE VON GIERKE

Caso clínico

A paciente era uma menina de 12 anos de idade que apresentava abdome volumoso. Ela apresentava história de episódios frequentes de fraqueza, sudorese e palidez que desapareciam com a alimentação. Seu desenvolvimento físico tinha sido retardado: sentou com 1 ano de idade, andou sem ajuda somente aos 2 anos e tinha desempenho pouco satisfatório na escola. O exame físico revelou pressão sanguínea de 110/88mmHg, peso de 22,4kg e altura de 1,28m (ambos os valores abaixo do normal para a idade). A paciente apresentava pulmões e coração normais. O fígado à palpação era muito aumentado, chegando até à pelve. Sua aparência era de um órgão firme e liso. O baço e os rins não eram palpáveis. O restante do exame físico apresentou-se dentro dos limites normais, exceto pela massa muscular que se encontrava pouco desenvolvida. Os resultados de laboratório de uma amostra de sangue colhida em jejum estão citados no **Quadro 7.1**.

Quadro 7.1. Resultado dos exames da paciente.

	Paciente	Valores normais
Glicose (mmol/L)	2,8	3,9-5,6
Lactato (mmol/L)	6,6	0,56-2,0
Piruvato (mmol/L)	0,43	0,05-0,10
Ácidos graxos livres (mmol/L)	1,6	0,3-0,8
Triglicerídios (g/L)	3,15	1,50
Corpos cetônicos totais	400	30
pH	7,25	7,35-7,44

DOENÇA DE VON GIERKE

Quadro 7.2. Dosagem de enzimas no fragmento de fígado. Unidades de enzimas por g de fígado.

Enzima	Paciente	Valores normais
Glicose-6-fosfatase	22	214 ± 45
G6P-desidrogenase	0,07	$0,005 \pm 0,13$
Fosfoglicomutase	27	25 ± 4
Fosforilase	24	22 ± 3
Frutose-1,6-difosfatase	8,4	10 ± 6

Um fragmento de fígado foi retirado através de incisão abdominal. Esse estava firme, de cor camurça, mas não cirrótico. À microscopia as células apresentavam-se dilatadas e abauladas. As áreas próximas do sistema porta estavam comprimidas e enrugadas. Não havia nenhuma reação inflamatória. A coloração histoquímica para carboidratos revelou grandes quantidades de material corado no parênquima celular que eram removidas pela digestão com a amilase salivar. O conteúdo de glicogênio era de 11g/100g de fígado e o conteúdo lipídico de 20,2g/100g de fígado (os valores normais são menores que 8% e 5%, respectivamente). A estrutura do glicogênio hepático era normal. Os resultados dos ensaios enzimáticos, realizados com o material da biópsia, estão apresentados no Quadro 7.2.

Fundamentação bioquímica

Esse caso clínico foi descrito em Montgomery et al., 1990. Trata-se de uma das **doenças hereditárias** que afetam o metabolismo do **glicogênio hepático**. A enzima envolvida é a *glicose-6-fosfatase*, que libera glicose na corrente sanguínea, a partir da glicose-6-fosfato proveniente tanto do glicogênio como da gliconeogênese. Com essa enzima deficiente, o fígado deixa de participar da regulação da concentração da glicose sanguínea, passando a acumular grandes quantidades de glicogênio hepático. O casal de bioquímicos Carl e Gerty Cori foi o primeiro a demonstrar que a deficiência dessa enzima (*G6-fosfatase*) era a responsável por uma doença hereditária (**doença de von Gierke**) (Cori e Cori, 1946, 1952). Pela importância médica dessa descoberta, ganharam o Prêmio Nobel de Medicina de 1947.

Armazenamento do glicogênio hepático e manutenção da concentração de glicose sanguínea

O **glicogênio** é um polissacarídeo de reserva (um polímero de glicose) presente em vários tecidos animais: fígado, músculos, rins e intestino. No fígado, ele desempenha uma tarefa muito especial, funcionando como armazém de glicose para todo o organismo. Cerca de 90g de glicogênio (em um indivíduo de 70kg) está distribuído intracelularmente nos hepatócitos, em partículas de 21nm de diâmetro, contendo até 55.000 moléculas de glicose por partícula. Duzentos e cinquenta gramas de glicogênio estão distribuídos nos demais órgãos, especialmente nos músculos esqueléticos. Mas nesses casos servem apenas para cada um dos órgãos em questão. Essa molécula de glicogênio, de peso molecular flexível, apresenta uma estrutura altamente ramificada que se inicia a partir de uma proteína, a **glicogenina** (PM = 37.000). A ela são adicionadas 8 moléculas de glicose formando ligações glicosídicas $\alpha_{1\rightarrow 4}$ entre si. Ao oligossacarídeo iniciador são adicionadas duas ramificações, começando com uma ligação $\alpha_{1\rightarrow 6}$ e continuando com 12 a 14 moléculas de glicose (em ligações $\alpha_{1\rightarrow 4}$). A cada uma dessas ramificações adicionam-se outras duas e assim por diante. No total são 12 camadas (das quais apenas quatro estão representadas na **Fig. 7.1**) formando uma estrutura tridimensional que, graças à estrutura $\alpha_{1\rightarrow 4}$, assemelha-se a uma grande árvore (Nelson e Cox, 2008; Murray et al., 2009).

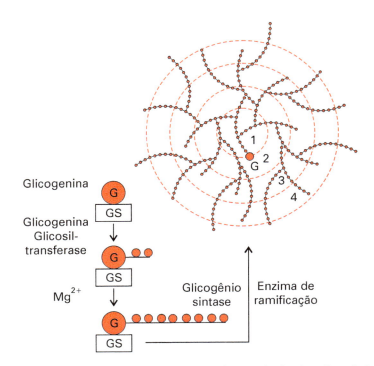

Figura 7.1. Esquema da estrutura da partícula de glicogênio.
G representa a molécula da glicogenina; GS, a *glicogênio sintase*; os círculos pequenos, as moléculas de glicose.

DOENÇA DE VON GIERKE

Na superfície dessas partículas ficam aderidas várias enzimas envolvidas tanto na **síntese** quanto na **degradação do glicogênio** (**Fig. 7.2**). Essas enzimas pertencem a duas vias distintas que começam e terminam com a **glicose-1-fosfato**. De um lado a G1P reage com a uridina trifosfato para formar uridina difosfato (UDP)-glicose. Em seguida, a *glicogênio sintase* catalisa a reação da UDP-glicose com a glicogenina (**Figs. 7.1 e 7.2**) formando as ligações glicosídicas $\alpha_{1\to4}$, que alongam a cadeia do glicogênio. Depois, a *enzima de ramificação* forma ligações $\alpha_{1\to6}$ que tornam o glicogênio um polímero ramificado. Do outro lado, uma cascata de reações enzimáticas ativa a *fosforilase* hepática que remove glicose a partir dos ramos externos do glicogênio formando G1P.

A arquitetura espacial do glicogênio e a proximidade dessas enzimas com a partícula facilitam o acesso enzimático para uma rápida ação fisiológica (tanto de repor as moléculas de glicose no glicogênio hepático quanto, ao contrário, a

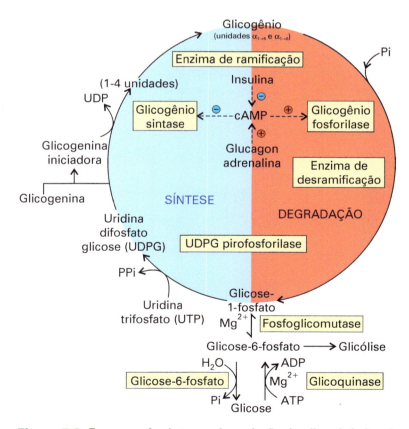

Figura 7.2. Esquema da síntese e degradação do glicogênio hepático. ⊕ estimulação; ⊖ inibição. A insulina diminui os níveis de cAMP caso eles tenham sido aumentados pelo glucagon ou adrenalina.

de liberar glicose que acabará sendo exportada para as outras células do organismo). Durante jejum prolongado, o fígado é capaz de manter (apenas com a glicose proveniente do glicogênio) os níveis sanguíneos de glicose por até 12-18 horas. Após esse período, a glicose precisa ser sintetizada de novo, por meio da **gliconeogênese hepática**, para depois ser liberada ao organismo.

No processo de liberação da glicose pelos hepatócitos, alguns detalhes da sua mecânica são importantes para a perfeita compreensão desse texto (**Fig. 7.3**). A **glicose-6-fosfato** (proveniente da degradação do glicogênio, passando pela G1P, ou pela via da gliconeogênese, ver caso clínico: "A gliconeogênese na hipoglicemia neonatal") existente no citoplasma celular inicialmente penetra o retículo endoplasmático através de um transportador específico. Depois, dentro do retículo ela sofre a ação da *G6-fosfatase*, produzindo glicose e fosfato. Cada um desses produtos sai do retículo através de um transportador específico e a glicose (agora citoplasmática) será finalmente transportada para fora da célula através do transportador de glicose do fígado (GLUT2). De todos os tecidos que possuem glicogênio, apenas o fígado contém o **sistema da *glicose-6-fosfatase*** e pode participar da regulação da concentração de glicose sanguínea. Os demais órgãos, não possuindo esse sistema, só podem utilizar a glicose armazenada no glicogênio para a própria economia doméstica das suas células.

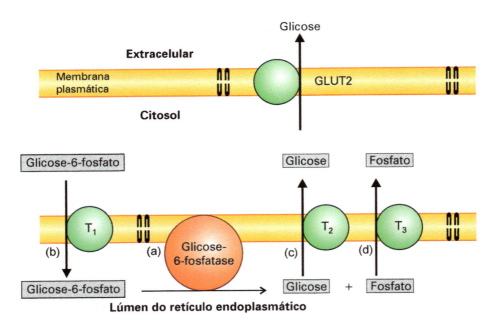

Figura 7.3. Modelo esquemático do sistema da *glicose-6-fosfatase*.

DOENÇA DE VON GIERKE

Quadro 7.3. Doenças de armazenamento do glicogênio.

Tipo (nome)	Enzima afetada	Consequências
I (von Gierke)	*Glicose-6-fosfatase*	Fígado aumentado, incapacidade de regular a glicemia
II (Pompe)	$\alpha_{1\to4}$ *glicosidase*	Forma infantil: morte antes de 2 anos de idade
		Formas juvenil e adulta: miopatia
III (Cori)	*Enzima de desramificação*	Glicogênio de ramificações curtas, fígado aumentado nas crianças, menos grave que a do tipo I
IV (Andersen)	*Enzima de ramificação*	Glicogênio de ramificações longas, fígado e baço aumentados
V (McArdle)	*Fosforilase* muscular	Câimbras induzidas pelo exercício
VI (Hers)	*Fosforilase* do fígado	Semelhante à do tipo I, mas menos grave
VII (Tarui)	*Fosfofrutoquinase*	Semelhante à do tipo V
VIII ou IX	*Fosforilase quinase*	Fígado aumentado
XI (Fanconi-Bickel)	Transportador GLUT2	Fígado aumentado

As doenças de armazenamento do glicogênio descritas resumidamente no **Quadro 7.3** são ao todo 12 enfermidades herdáveis, provocadas por defeitos em cada uma das enzimas que regulam a síntese e a degradação do glicogênio (Chen, 2001; Wolsdorf e Weinsten, 2003).

Fisiopatologia da doença de von Gierke

Duas doenças principais são conhecidas envolvendo o sistema da *G6-fosfatase*. Na primeira delas (**Tipo Ia**, na **Fig. 7.3**), o defeito está na própria molécula da *G6-fosfatase* que não consegue produzir glicose (Chou e Mansfield, 2008). Ela é responsável por quase 80% dos casos conhecidos da **doença de von Gierke**. Na segunda (**Tipo Ib**), o defeito está no *transportador* da G6-fosfato para dentro do retículo (Pan et al., 2009). Outras duas condições menos frequentes (**Tipo Ic** e **Tipo Id**) também podem ocorrer. Em qualquer uma delas, o fígado deixa de fornecer glicose para o sangue e o organismo passa a depender apenas da **alimentação** para receber esse importante nutriente através da absorção intestinal. Nessa eventualidade, ao se esgotar a fase pós-prandial, instala-se **hipoglicemia** que induzirá a síntese de diversos hormônios (glucagon, adrenalina e cortisona) que estimularão a gliconeogênese. Um estímulo inútil, pois a glicose-6-fosfato, eventualmente sintetizada no fígado através dessa via, *não* conseguirá transformar-se em glicose sanguínea pela falta da *fosfatase* ou dos *transportadores* acima mencionados. Entretanto, os hormônios acionados pela hipoglicemia agirão também na liberação de ácidos graxos do tecido adiposo (que irão funcionar como importante fonte energética para os tecidos). Com a oxidação desses ácidos graxos no fígado acumulam-se também **corpos cetônicos** que, além de serem bons nutrientes para vários tecidos, infelizmente irão induzir também **acidose metabólica**.

Os pacientes com a doença de von Gierke acumulam grandes quantidades de glicose-6-fosfato e dessa forma várias vias serão acionadas a partir desse substrato (**Fig. 7.4**). A **primeira** delas será a **glicogênese**, a síntese do glicogênio hepático. No caso da paciente descrita, acumularam-se grandes quantidades de glicogênio hepático, que tornaram o fígado tão volumoso que ele se estendia até a pelve da criança.

A **segunda via** a ficar com um tráfico muito aumentado é a **via glicolítica**, levando à produção de grandes quantidades de piruvato, que aumenta a quantidade de **ácido láctico** produzindo baixa do pH sanguíneo, caracterizando uma

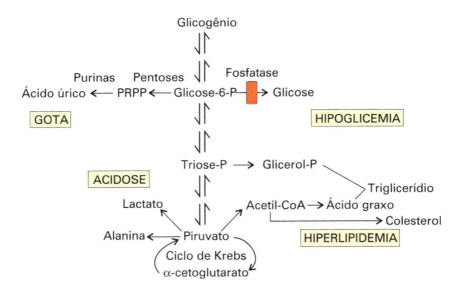

Figura 7.4. Consequências metabólicas da doença de von Gierke.

acidose metabólica (que acrescida da acidose produzida pelos corpos cetônicos, constituirá o segundo sintoma mais sério da doença). O acúmulo de piruvato, por outro lado, leva tanto ao aumento da formação de alanina (e consequentemente à **hiperalaninemia**) quanto ao de acetil-CoA (aumentando a síntese de ácidos graxos, triglicerídios e colesterol), acumulando, dessa forma, grandes quantidades de lipídios no fígado e no sangue (**hiperlipidemia**).

A **última via** a ter seu tráfico aumentado é o *shunt* **das pentoses,** que acaba acumulando níveis elevados de ribose 5-fosfato e, depois, 5'-fosforribosilpirofosfato (PRPP), substrato imediato da via da **biossíntese das purinas.** Com o aumento na síntese *de novo* das bases púricas, aumenta também (em decorrência) sua degradação, acumulando ácido úrico e causando a **gota.**

Diagnóstico

O diagnóstico da doença de von Gierke pode ser suspeitado com a história clínica da paciente e com a constatação da hipoglicemia, da acidose e dos altos níveis de lipídios sanguíneos. A confirmação dessa suspeita, entretanto, só será feita por meio de biópsia do fígado, onde serão documentados os acúmulos de glicogênio e lipídio no órgão e principalmente os baixos valores enzimáticos da *glicose-6-fosfatase.*

Tratamento

Quando pouco se conhecia da fisiopatologia da doença, esses pacientes eram tratados principalmente em clínicas pediátricas quando se cuidavam dos sintomas agudos da doença: a *hipoglicemia* e a *acidose* e eventualmente até se realizavam cirurgias complicadas que estavam na moda na época, como o curto-circuito porta-cava (Folkman et al., 1972), onde se fazia a anastomose da veia porta com a cava para se evitar o acúmulo de glicogênio hepático (como se esta fosse a pior consequência da doença). Hoje, esses pacientes vivem mais e têm uma vida quase normal com a ingestão de dietas especiais, visando manter uma oferta de glicose mais constante ao organismo. Essas dietas devem ser cuidadosamente calculadas para que a oferta de glicose corrija os principais desvios metabólicos da doença sem causar efeitos colaterais indesejáveis (Schwenk e Hymond, 1986). São usados: alimentação por sonda gástrica durante o período noturno e/ou alimentos derivados de milho não cozido (que de maneira lenta e contínua acaba fornecendo glicose ao organismo) (Koeberl et al., 2009.)

Questões

1 Qual é a estrutura normal do glicogênio hepático?

2 Explique as razões para os episódios hipoglicêmicos nos jejuns.

3 Quais seriam as razões para: (a) o aumento dos ácidos graxos livres; (b) a cetonemia (aumento dos corpos cetônicos circulantes); e (c) a acidose metabólica?

4 Qual seria o resultado de uma alimentação permanente com glicose por via intravenosa? Explique.

5 Qual a natureza da acidose?

Bibliografia

Chen YT. Glycogen storage diseases. ln Scriver CR, Beaudet AL, Sly WS, Valle D (eds). The metabolic and molecular bases of inherited disease. 8th ed., New York: McGraw-Hill Inc; 2001. p. 1521-1551.

Chou JY, Mansfield BC. Mutations in the glucose-6-phosphatase-α (G6PC) gene that cause type Ia glycogen storage disease. Hum Mutat 2008;29(7): 921-930.

Cori GT, Cori CF. Glucose-6-phosphatase of the liver in glycogen storage diseases. J Biol Chem 1952; 199:661-667.

Cori GT, Cori CF. Carbohydrate metabolism. Annu Rev Biochem 1946;15:193-218.

Folkman J, Philippart A, Tze WJ, Crigler J. Portacaval shunt for glycogen storage disease: value of prolonged intravenous hyperalimentation before surgery. Surgery 1972;72:306-314.

Koeberl DD, Kishnani OS, Bali D, Chen YT. Emerging therapies for glycogen storage disease type I. Trends Endocrinol Metab 2009;20(5):252-258.

Montgomery R, Conway TW, Spector MD. Biochemistry: a case – oriented approach. St Louis: Mosby Co; 1990.

Murray RK, Bender DA, Botham KM, Kennelly PJ, Rodwell VW, Weil PA. Harper´s illustrated biochemistry. 28th ed. New York: McGraw-Hill-Lange; 2009.

Nelson DL, Cox MM. Lehninger's principles of biochemistry. 5th ed. New York: Freeman; 2008. p. 598-599.

Pan CJ, Chen SY, Lee, Chou JY. Structure-function study of the glucose-6-phosphate transporter, an eukaryotic antiporter deficient in glycogen storage disease type Ib. Mol Genet Metab 2009;96(1):32-37.

Schwenk W, Hymond MW. Optimal rate of enteral glucose administration in children with glycogen storage disease type 1. N Engl J Med 1986;314:682-685.

Wolfsdorf JI, Weinstein DA. Glycogen storage diseases. Rev Endocr Metab Dis 2003;4:95-102.

CAPÍTULO 8

A GLICONEOGÊNESE NA HIPOGLICEMIA NEONATAL

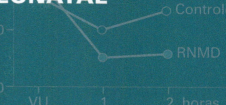

Caso clínico

Uma jovem senhora, na última semana de gravidez, apresentou-se na emergência do hospital dizendo que há dois dias sentia pouca movimentação do feto. Era diabética de longa data e durante a gravidez apresentara vários episódios de hiperglicemia (aumento da taxa de glicose no sangue) e glicosúria (eliminação de glicose na urina), sem se tratar adequadamente. O obstetra que a examinou suspeitou de sofrimento fetal e coletou uma amostra de sangue da criança que apresentou pH = 7,0 (valores normais entre 7,35 e 7,45). Realizada a cesariana, observou-se que a criança pesava 4,1kg e apresentava feições macrossômicas (corpo e órgãos grandes), com abdome protuberante e face arredondada. Imediatamente a criança foi encaminhada a uma unidade intensiva neonatal. Lá, detectou-se que a concentração sérica de glicose no recém-nascido (RN) era de 45mg/dL (os valores normais para RN com 60 minutos de vida situam-se entre 50,4 e 59,4). Começou-se então a administração por via intravenosa de glicose (5mg/kg/min). Sessenta minutos depois, a concentração de glicose já estava em 20mg/dL, quando foi aumentada a concentração de glicose para 7mg/kg/min. Seis horas após o nascimento, a concentração de glicose ainda estava em 20mg/dL. A criança recebeu então (além da glicose) 15mg de hidrocortisona a cada 6 horas. A necessidade de hidrocortisona começou a diminuir a partir do segundo dia, e no sexto, já sem o hormônio, o nível da glicose mantinha-se em 50mg/dL, quando a perfusão de glicose era de 7mg/kg/min. Com 15 dias de idade, o RN dispensou o tratamento por via intravenosa e começou a se alimentar por via oral (caso clínico relatado em Holzman e Milley, 2007).

Fundamentação bioquímica

Um indivíduo adulto entra em **hipoglicemia** (concentração de glicose abaixo dos valores normais) quando apresenta a chamada tríade descrita pelo patologista americano Whipple: (**a**) sintomas clínicos diversos que vão desde uma resposta à hipoglicemia moderada, como **sudorese, tremor, fraqueza, taquicardia** (acionados por aumento no nível das catecolaminas), até uma hipoglicemia grave, como **incapacidade de concentração, confusão mental, convulsões e coma** (**inconsciência**); (**b**) valores sanguíneos de glicose inferiores a 45mg/dL em recém-nascidos (os valores normais para o adulto oscilam entre 72 e 99mg/dL); (**c**) alívio dos sintomas clínicos acima mencionados com a administração de glicose por via intravenosa (Gaw et al., 2008). As causas da hipoglicemia (tanto em adultos como em crianças) são variadas e podem manifestar-se quer durante o jejum quer em resposta a certos agentes indutores.

Esse caso clínico de hipoglicemia neonatal é uma resposta do recém-nascido a um agente indutor (hiperglicemia) encontrado em mães que apresentam quadro de diabetes gestacional não controlada. Ele é o problema metabólico mais comum dos RN e é encontrado toda vez que a hipoglicemia do RN for menor que 30mg/dL no primeiro dia de vida e menor que 45mg/dL no segundo dia. Está presente em 3 de cada 1.000 nascimentos (MedlinePlus: neonatal hipoglycemia).

Alterações metabólicas no feto e na transição feto → RN

Para se entender o surgimento da hipoglicemia neonatal, é necessário primeiro conhecer os **princípios do metabolismo fetal** e as adaptações fisiológicas que ocorrem no RN normal após o parto (Cowett e Farrag, 2004).

O primeiro princípio é a absoluta necessidade do fornecimento continuado de substratos maternos para o feto durante toda a gestação. Eles são: glicose, lactato, aminoácidos, ácidos graxos livres, ácidos graxos essenciais e oxigênio. Cada um deles é requerido para o pleno desenvolvimento dos três programas biológicos básicos do feto: utilização adequada do metabolismo energético, crescimento e preparo para a vida extrauterina.

O **suprimento de glicose** é essencial para o metabolismo energético, sendo necessários de 24 a 28mg de glicose/feto médio de 3,5kg/min. Desse total, cerca de 20mg/min (aproximadamente 80%) são utilizados exclusivamente pelo cérebro que tem uma dependência quase absoluta para esse nutriente. Os restantes 20% de glicose são utilizados por todos os outros órgãos do feto. A glicose materna passa para o feto por meio de difusão passiva pela membrana coriônica placentária. Como a placenta é impermeável à insulina materna, a glicose, ao chegar ao feto, será captada pelo transportador GLUT2 das células β do pâncreas que induzirá a síntese da insulina fetal. Essa direciona a glicose sanguínea para o tecido adiposo e os músculos (que desde o final da gravidez já possuem receptores GLUT4 induzidos pela insulina) para a oxidação ou para o armazenamento na forma de triglicerídios ou glicogênio (**Quadro 8.1**).

Quadro 8.1. Família dos transportadores da glicose (GLUT) (Nelson e Cox, 2008).

Nome	Expressão tecidual	Descrição
GLUT1	Todos os tecidos de mamíferos	Captação da glicose
GLUT2	Fígados e células β do pâncreas	No fígado, remove a glicose do sangue. No pâncreas, regula a produção de insulina
GLUT3	Todos os tecidos de mamíferos	Captação da glicose
GLUT4	Músculo e células adiposas	Aumenta no final da gravidez
GLUT5	Intestino delgado	Um transportador de frutose
GLUT6-12	Outros tecidos	Possivelmente sem funções de transporte

Além de favorecer as ampliações do reservatório de glicogênio no fígado e o de triglicerídeos no tecido adiposo, a insulina apresenta outros efeitos anabolizantes caracterizados pelo aumento da síntese de proteínas (fígado), pela diminuição da glicólise, proteólise e gliconeogênese (nos músculos e fígado) e pela diminuição da lipólise (no tecido adiposo e fígado). Por outro lado, os hormônios glucagon, adrenalina e cortisona (que se contrapõem à ação da insulina) não apresentam quantidades significativas no feto e ficam praticamente fora de ação. Dessa forma, o ambiente endócrino no feto é predominantemente insulínico (e anabolizante), o que propicia o crescimento do feto durante toda a gestação.

O **segundo princípio metabólico** que rege a transição feto → RN é que após o nascimento cessa todo o suprimento de nutrientes maternos e o RN normalmente deve estar pronto para adaptar seu metabolismo à nova situação. A quantidade de glicose presente no sangue do RN na hora do nascimento é suficiente apenas para os primeiros 7-8 minutos de vida. A partir desse instante, são utilizados os depósitos de glicogênio hepático que conseguem suprir grande parte das necessidades de glicose nas próximas 12 horas. Nesse período também é acionada a mobilização das reservas de lipídios utilizando-se os ácidos graxos para a síntese de **corpos cetônicos** no fígado e a posterior oxidação desses em vários tecidos para se obter energia e poupar a glicose sanguínea para órgãos como o cérebro e hemácias, que dependem majoritariamente da glicose sanguínea. Finalmente, é acionada a via da gliconeogênese (**Fig. 8.1**) no fígado e rim (Cano, 2002), que será a única fonte de glicose endógena até que o RN possa receber esse açúcar pela via oral.

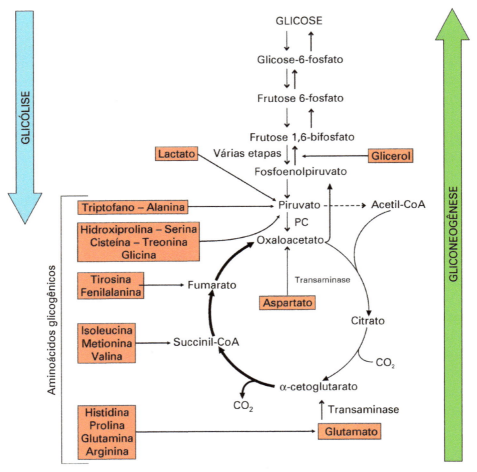

Figura 8.1. Via da gliconeogênese. A partir de vários compostos derivados do metabolismo de lipídios e proteínas (glicerol, lactato e diversos aminoácidos indicados na figura), o organismo pode sintetizar a glicose, através da gliconeogênese. Para isso ele utiliza uma via parecida (mas não idêntica) à glicólise, compartilhando com ela cerca de sete de um total de dez reações. As outras três (em ambas as vias) são reações irreversíveis que direcionam o metabolismo exclusivamente, quer para a oxidação da glicose (glicólise) quer para sua síntese (gliconeogênese).

A regulação da gliconeogênese (e necessariamente também a da glicólise) realiza-se nas reações irreversíveis de ambas as vias. Elas são reguladas coordenadamente, quando uma for estimulada a outra fica inibida e vice-versa. Por exemplo, as enzimas reguladoras da glicólise são alostericamente inibidas por altos níveis de ATP e citrato (indicadores de que a célula não está necessitando de energia e deve interromper sua produção). Esses metabólitos, por outro lado, ativam as enzimas da gliconeogênese (para a eventual síntese *de novo* da glicose).

Além desse tipo de regulação metabólica rápida (exercida em milissegundos), a via da gliconeogênese é também regulada (em segundos ou minutos) por hormônios (**Figs. 8.2 e 8.3**).

Para a realização dessa regulação hormonal, é necessária uma mudança no ambiente endócrino fetal. Com a queda nos níveis sanguíneos da glicose (e consequentemente da insulina), haverá **aumento da síntese de glucagon** (**Fig. 8.2A**). Esse hormônio estimulará a atividade da enzima *proteína quinase A* (**Fig. 8.3**) que no núcleo da célula irá fosforilar o fator de transcrição CREB, estimulando a expressão do gene da enzima *fosfoenolpiruvato carboxiquinase* (ver também PEPCK

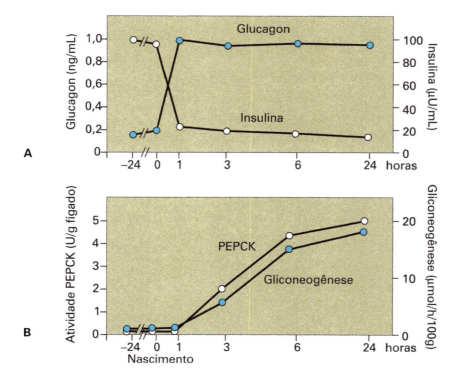

Figura 8.2. Flutuações dos níveis de insulina e glucagon (A), da fosfoenolpiruvato carboxiquinase e da gliconeogênese (B) após o parto (Girard et al., 1992).

BIOMOLÉCULAS E METABOLISMO CELULAR

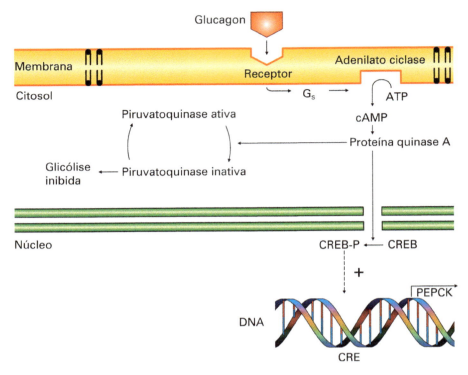

Figura 8.3. **Transdução do sinal do glucagon.**

na **Fig. 8.2B**). No citosol, a *proteína quinase A* irá fosforilar a *piruvato quinase* inativando-a e, portanto, inibindo a glicólise. Inibe também as duas outras enzimas reguladoras da glicólise, o que acabará promovendo a gliconeogênese.

Alterações metabólicas nos RN de mães diabéticas não tratadas

No caso clínico que estamos analisando, a **hiperglicemia** (concentração de glicose acima dos valores normais) **da mãe diabética** se transmitirá para o feto, no qual induzirá um grande aumento da síntese da insulina fetal. Os altos níveis de insulina criam um ambiente hormonal exageradamente anabolizante que direcionará enormes quantidades de glicose para o tecido adiposo e hepático, o que explica a **macrossomia** dos órgãos e a face arredondada encontradas nos RN das mães diabéticas.

Por outro lado, a adaptação hormonal que ocorre na transição feto → RN (de mãe diabética) se fará muito mais lentamente que nos recém-nascidos normais (**Fig. 8.4**). Isso exigirá pronta intervenção médica que será variável (dependendo

HIPOGLICEMIA NEONATAL

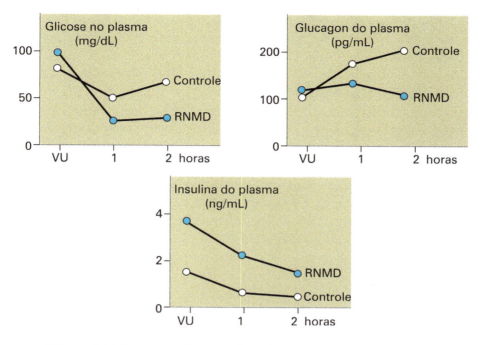

Figura 8.4. Concentração sanguínea de glicose, glucagon e insulina em RN de mães diabéticas e normais (Girard et al., 1992).

da gravidade do caso), mas sempre caracterizada pela introdução de um suprimento por via intravenosa de glicose, até que o ambiente endócrino do RN se normalize e ele possa realizar sua gliconeogênese até receber o suprimento de carboidratos por via oral.

Tratamento

A queixa da gestante (no último mês da gravidez) que nos últimos dois dias a movimentação do feto estava muito diminuída levou o obstetra a suspeitar de sofrimento fetal por falta de oxigenação adequada. Uma amostra do sangue do feto indicando pH abaixo do normal era compatível com o acúmulo de lactato devido ao aumento da glicólise anaeróbia nos tecidos fetais. Essa era uma condição séria que podia agravar-se com a ampliação da área da placenta lesada, diminuindo ainda mais a oxigenação do feto e provocando lesões cerebrais que levariam a danos irreversíveis para o RN. Por essa razão, a interrupção da gravidez por meio da realização de uma cesariana se impôs.

O diagnóstico da **hipoglicemia neonatal** começou depois da cesariana, com a constatação do aspecto físico do RN (macrossomia, face arredondada...), e confirmou-se na primeira determinação da taxa de glicemia sanguínea (já inferior aos valores normalmente baixos do RN). Nessa eventualidade, a administração de glicose por via intravenosa deve iniciar-se imediatamente, pois esse RN apresentará uma hipoglicemia bem mais acentuada que os recém-nascidos normais e ainda terá grande dificuldade para contornar o forte **ambiente insulínico** presente no feto da mãe diabética. Esse ambiente hormonal do feto demora a ser desmontado e substituído por um predominantemente **glucagônico**, capaz de produzir a glicose por gliconeogênese, em tempo hábil. Como a necessidade de consumir glicose é inadiável, a conduta médica é a imediata introdução de glicose por via intravenosa artificial. Sem essa medida, órgãos, como o cérebro, que dependem quase exclusivamente do fornecimento de glicose deixam de ser atendidos durante algum tempo e podem sofrer, nesse período, sérias lesões que serão irreversíveis e acompanharão o RN por toda sua vida (Straussman e Levitsky, 2010; Stanley, 2006; Hawdon, 2010).

A quantidade de glicose recomendada para suprir todas as necessidades do RN é de 7mg de glicose/kg de peso do feto/minuto. Em geral, começa-se a terapia com um pouco menos que o recomendado, acompanhando os níveis de glicose sanguínea para se certificar que a taxa de glicose não caia em demasia nem se eleve a ponto de retardar a mudança fisiológica no ambiente hormonal do RN. No caso clínico em questão, a hipoglicemia observada foi mais severa que a usual e foi necessária a introdução de uma terapia adicional baseada no uso de hidrocortisona para: (**a**) contrabalançar a ação da insulina na captação de glicose pelos músculos; (**b**) estimular a gliconeogênese hepática; e (**c**) aumentar a proteólise nos tecidos periféricos para fornecer aminoácidos que possam servir de substrato para a gliconeogênese. Com essa terapia, a concentração da glicose estabilizou-se em alguns dias, mesmo na ausência do hormônio exógeno.

A outra terapia que deveria ter sido usada desde o início era a preventiva durante o acompanhamento pré-natal da gestante: **controlar a hiperglicemia gestacional da mãe** para evitar todos os problemas metabólicos que apareceram no RN imediatamente após o parto. Quando o pré-natal se realiza adequadamente, não haverá praticamente diferenças entre os RN de mães diabéticas controladas e as mães normais (Montenegro et al., 1999).

Questões

1 Compare as alterações nas taxas de glicose sanguíneas que ocorrem no feto de um parto normal com aquelas que ocorrem nos adultos durante um jejum prolongado.

2 Qual foi a causa médica primária dos problemas do recém-nascido?

3 Esquematize a via da gliconeogênese e explique por que ela demorou a ser acionada nesse RN?

4 Podem os ácidos graxos livres serem convertidos em glicose? E o glicerol?

Bibliografia

Cano N. Bench-to-bedside review: glucose production from the kidney. Crit Care 2002;6:317-321.

Cowett RM, Farrag HM. Selected principles of perinatal-neonatal glucose metabolism. Semin Neonatol 2004;9(1):37-47.

Gaw A, Murphy MJ, Cowan RA, O'Reilly DSJ, Stewart MJ, Shepherd J. Hypoglycemia. In Clinical biochemistry. 4th ed. Edinburgh: Churchill Livingstone Elsevier; 2008. p. 66-67.

Girard J, Ferré P, Pégorier JP, Duée PH. Adaptations of glucose and fetal fatty acid metabolism during the perinatal period and the suckling-weaning transition. Physiol Rev 1992;72:507-562.

Hawdon JM. Best practice guidelines: neonatal hypoglicemia. Early Hum Dev 2010;86(5):261-294.

Holzman IR, Milley JR. Neonatal hypoglycemia and the importance of gluconeogesis. In Glew RH, Rosenthal MD (eds). Clinical studies in medical biochemistry. 3rd ed. Oxford: University Press; 2007. p. 107-119.

MedlinePlus: neonatal hypoglycemia. Disponível em http://www.nim.nih.gov/medlineplus/ency/article/007306.htm

Montenegro Jr RM, Paccola GMFG, Faria CM, Sales APM, Montenegro APDR, Jorge SM et al. Evolução materno-fetal de gestantes diabéticas seguidas no HC-FMRP-USP no período entre 1992-1999. Arq Bras Endo Metab 1999;45:467-474.

Nelson DL, Cox MM. Lehninger principles of biochemistry. 5th ed. New York: Freeman; 2008. p. 391-393.

Stanley CA. Hypoglycemia in the neonate. Pediatr Endocrinol Rev 2006;(Suppl 1):76-81.

Straussman S, Levitsky LL. Neonatal hypoglycemia. Curr Opin Endocrinol Diabetes 2010;17(1):20-24.

CAPÍTULO 9

O METABOLISMO DO ETANOL E A **INTOXICAÇÃO AGUDA PELO ÁLCOOL**

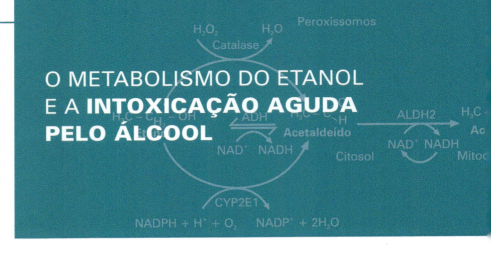

Caso clínico

Um jovem calouro do primeiro ano de Medicina, que se alimentara apenas no café da manhã, foi a uma dessas festas noturnas comemorativas da sua entrada na universidade. Lá, ingeriu grande quantidade de bebidas alcoólicas e acabou sendo levado semiconsciente pelos seus colegas ao setor de emergência de um hospital. O médico que o atendeu ouviu a história da festa contada por um dos seus colegas e certificou-se que: (a) o paciente estava desfalecido; (b) com temperatura corporal de 35,8°C (o normal oscila entre 36,2 e 37,2°C); (c) apresentava hálito alcoólico; e (d) tinha respiração profunda e barulhenta. Coletou então uma amostra de sangue para estimar os níveis de álcool, glicose, lactato e pH.

Em seguida iniciou uma aplicação por via intravenosa de solução salina contendo 5% de glicose, enquanto aguardava o resultado dos exames laboratoriais. Eles revelaram: álcool = 60mmol/L; glicose = 3mmol/L (valores normais entre 4 e 6mmol); lactato = 6mmol/L (valores normais entre 0,5 e 1,5) e pH do sangue de 7,30 (valores normais entre 7,35 e 7,45). Com esses dados confirmou o diagnóstico de acidose metabólica causada por uma intoxicação aguda por álcool, que talvez ainda não necessitasse de diálise peritoneal para eliminar rapidamente o álcool. Encomendou então à enfermagem que o paciente ficasse em observação, recebendo o soro até se recuperar, quando deveria ser encaminhado para uma clínica de aconselhamento psiquiátrico.

Fundamentação bioquímica

O alcoolismo representa um dos principais problemas de saúde pública na sociedade atual. Nos Estados Unidos, cerca de 20-40% das internações hospitalares são devidas a problemas dependentes de doenças relacionadas ao álcool. O custo social dessas doenças, incluindo os gastos com o absenteísmo, a perda da produtividade, a hospitalização e a mortalidade dos afetados, foi estimado em 5% do PIB (*produto interno bruto*) da Europa em 2004 (WHO, 2004). Entre essas doenças relacionadas ao álcool, a **intoxicação aguda pelo álcool** é de longe a que mais aparece nas emergências hospitalares (Wildt et al., 2006). E o fato mais preocupante dessas estatísticas é a alta porcentagem de adolescentes e jovens envolvidos nessa intoxicação (Gilvary, 2000).

Metabolismo do etanol

Como o etanol não é excretado pelo pulmão nem pelos rins e não possui uma forma de armazenamento especial em nosso organismo, ele deve ser totalmente eliminado através da sua via metabólica (Zhakhari, 2006; Rosenthal e Glew, 2009) (**Fig. 9.1**).

Essa via talvez tenha surgido em nosso organismo para dar conta da remoção desse produto originário da fermentação bacteriana no trato intestinal. A essa função fisiológica nascida da simbiose homem-microrganismo, a civilização moderna acrescentou uma segunda trazida pelo hábito social da ingestão de bebidas alcoólicas (cerveja, vinho e destilados).

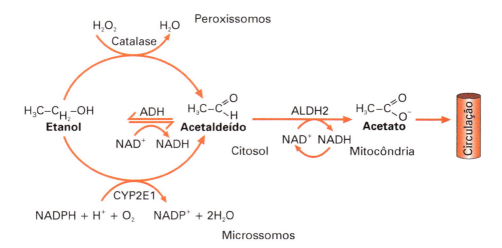

Figura 9.1. Via metabólica da oxidação do etanol.

Oxidação do etanol

Ocorre principalmente no fígado e no estômago. Ela começa com a oxidação do etanol pela ação de uma enzima citosólica, a *desidrogenase alcoólica*.

$$\text{Etanol} + \text{NAD}^+ \rightarrow \text{acetaldeído} + \text{NADH} + \text{H}^+$$

O fígado possui uma segunda via de oxidação do etanol, conhecida como o sistema microssômico de oxidação do etanol m*icrosomal* e*thanol-oxidizing system* (MEOS).

$$\text{Etanol} + \text{NADPH} + \text{H}^+ + \text{O}_2 \rightarrow \text{acetaldeído} + \text{NADP}^+ + 2\text{H}_2\text{O}$$

O sistema MEOS é constituído por uma oxidase de função mista que oxida tanto o etanol quanto o NADPH. Seu principal componente é uma das isoformas da enzima citocromo P450 (*cytocrome P450, CYP*), a CYP2E1. Ela possui um K_m para o etanol de 11mM que, comparado com o da enzima *álcool desidrogenase* (0,05 a 4,0mM), indica que a primeira funciona bem em altas concentrações de etanol. Nessas condições, o próprio gene da CYP2E1 é induzido pelo etanol, o que ajuda na oxidação do álcool.

MEOS age também sobre outros substratos no nosso organismo como os ácidos graxos, barbitúricos, esteroides e vários xenobióticos. Dentro dessa última categoria, ele participa da primeira etapa no metabolismo global da detoxicação do organismo.

A terceira via de oxidação do etanol é constituída pela *catalase*. Entretanto, a participação dessa enzima no metabolismo do álcool é muito pequena.

$$\text{Etanol} + \text{H}_2\text{O}_2 \rightarrow \text{acetaldeído} + 2\text{H}_2\text{O}$$

Oxidação do acetaldeído

O *acetaldeído*, gerado por qualquer uma das três enzimas oxidantes descritas anteriormente, é levado a um segundo grau de oxidação, a *acetato*, pela *desidrogenase acetaldeídica*:

$$\text{Acetaldeído} + \text{NAD}^+ \rightarrow \text{acetato} + \text{NADH} + \text{H}^+$$

Algumas pessoas descendentes de asiáticos podem ter uma *desidrogenase aldeídica* deficiente ou mesmo inativa (Edenberg, 2007). Essas pessoas, não conseguindo metabolizar adequadamente o acetaldeído, acabam acumulando-o no organismo toda vez que ingerem álcool (mesmo quando em quantidades muito pequenas), provocando inúmeras reações colaterais (cefaleia, náuseas e ruborização) devido ao alto poder reativo do acetaldeído. (O grupo aldeídico reage com o grupo amino de proteínas e ácidos nucleicos formando **adutos** [Niemela, 2007] que modificam a função dessas macromoléculas, inativando-as ou criando grupos antigênicos novos a serem atacados pelo sistema imunológico do organismo.) As pessoas atingidas por essas mutações são exageradamente sensíveis ao álcool e dele devem afastar-se definitivamente. O mesmo efeito tóxico é conseguido com o uso da droga dissulfiram (Fuller et al., 1986) que, sendo um potente inibidor da *aldeído desidrogenase,* acaba também acumulando o acetaldeído. Esse fato é utilizado como base da terapia de **tratamento do alcoolismo por aversão**. Administra-se a droga (às vezes sem o conhecimento do próprio paciente) que induzirá aqueles efeitos colaterais toda vez que o paciente ingerir etanol. Isso criará na mente do paciente uma associação entre o consumo de álcool e um grande mal-estar geral que poderia levar ao abandono do alcoolismo. Entretanto, esses efeitos podem ser tão intensos que eventualmente levam até à morte do paciente, o que limita o uso dessa terapia para casos muito especiais. Hoje, além do dissulfiram, podem ser usados o acamprosato (inibidor da transmissão sináptica pelo GABA e glutamato) e a naltrexona (antagonista de receptores opiáceos) (Perney et al., 2008.)

Destino metabólico do acetato

Finalmente, o acetato é transformado em acetil-CoA através da reação:

$$\text{Acetato} + \text{CoASH} + \text{ATP} \rightarrow \text{acetil-CoA} + \text{AMP} + \text{PP}_i$$

podendo ter dois destinos metabólicos distintos: (**a**) diante de baixos níveis de carboidratos irá ser oxidado nos músculos e coração até CO_2 e H_2O e (**b**) na presença de carboidratos e de níveis elevados de insulina funcionará como substrato para as sínteses de ácidos graxos e de colesterol. Na primeira eventualidade, a oxidação completa do etanol produzirá 7 quilocalorias por grama da droga, o que mostra seu alto poder calorífico e acentua seu valor como alimento. Ao ingerir grandes quantidades desse alimento tão calórico, o indivíduo acaba descuidando-se de ingerir vitaminas, minerais e outros nutrientes necessários para uma alimentação equilibrada. Por essa razão, esse tipo de "alimentação" é algumas vezes conhecido como rico em *calorias vazias*. A segunda eventualidade, a ingestão de doses elevadas de álcool na presença de carboidratos e por períodos muito longos, poderá levar a distúrbios metabólicos crônicos presentes no fígado gorduroso e na cirrose hepática.

Alterações metabólicas causadas pela intoxicação por etanol

A oxidação do etanol até acetato produz 2 moles de NADH + H$^+$ por mol de etanol. Durante uma intoxicação aguda por álcool, grandes quantidades de NADH serão formadas e o quociente NADH/NAD$^+$ se elevará demasiadamente. Nessa situação, várias reações que utilizam um desses dois cofatores serão afetadas:

(**a**) O aumento do NADH e a consequente baixa nos níveis de NAD$^+$ agirão na *desidrogenase láctica*, favorecendo a formação do lactato a partir do piruvato:

Lactato + NAD$^+$ ↔ Piruvato + NADH + H$^+$

levando ao acúmulo de lactato na célula e no sangue (e a consequente diminuição do seu pH, uma acidose metabólica). Fato observado no exame de sangue do paciente descrito neste caso clínico.

(**b**) Por outro lado, os baixos níveis de piruvato (na equação acima) levarão à diminuição dos níveis de oxaloacetato produzidos pela reação da *piruvato carboxilase*

Piruvato + CO$_2$ ↔ Oxaloacetato

e, portanto, diminuirão a gliconeogênese (ver explicação visual na **Fig. 9.2** e também na **Fig. 8.1** do caso clínico: "A gliconeogênese na hipoglicemia neonatal").

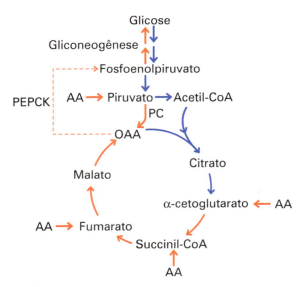

Figura 9.2. Importância do oxaloacetato na gliconeogênese.

INTOXICAÇÃO AGUDA PELO ÁLCOOL

Uma segunda causa da diminuição da gliconeogênese é devida aos deslocamentos do equilíbrio das reações causados pelos altos níveis de NADH (e também NADPH) nas enzimas *glicerol-3-fosfato desidrogenase, malato desidrogenase e glutamato desidrogenase* (**Figs. 9.3, 9.2 e Fig. 8.1**).

$$\text{Malato} + \text{NAD}^+ \rightarrow \text{oxaloacetato} + \text{NADH} + \text{H}^+$$

$$\text{Glicerol 3-fosfato} + \text{NAD}^+ \rightarrow \text{di-hidroxiacetona fosfato} + \text{NADH} + \text{H}^+$$

Figura 9.3. Inibições causadas pelos altos níveis de NADH.

Aspectos clínicos

No exame clínico desse paciente destaca-se seu estado de **semiconsciência**. É um sinal que precede ao coma e, quando instalado, pode provir de várias causas. As principais podem ser memorizadas, lembrando-se do significado atribuído a cada uma das letras da palavra **COMA** (Gaw et al., 2008): *C* de *c*érebro – nas eventualidades causadas pelos tumores e acidentes vasculares cerebrais e as meningites; *O* de *o*verdose, dosagem excessiva – nas intoxicações por barbitúricos ou tranquilizantes; *M* de *m*etabolismo – nos casos de hipo e hiperglicemia, de hiperamonemia e de várias outras doenças endócrinas; e *A* de *á*lcool – na intoxicação aguda pelo álcool.

A razão pela qual o etanol causa o coma não é totalmente esclarecida, mas acredita-se que o álcool se **interponha nos espaços entre as membranas biológicas, expandindo-as e tornando-as mais fluidas** (Murray et al., 2009). Ao atingir as membranas das células do cérebro, isso prejudicaria o impulso nervoso e também os transportes ativos de íons e nutrientes, bem como a secreção de neurotransmissores. Esse efeito do álcool seria gradativo e dependente da sua concentração no sangue, provocando uma resposta do organismo que passaria pelas fases de redução das inibições, fala desarticulada, euforia e alteração do equilíbrio motor, confusão mental, estupor, coma e, finalmente, paralisia respiratória e morte (ver MedlinePlus).

Os exames laboratoriais realizados no sangue do paciente documentam níveis elevados de álcool na corrente sanguínea. Se o nível atingisse valores de 80mmol/L (Gaw et al., 2008), seria recomendável uma rápida eliminação da droga por meio de hemodiálise. Entretanto, os níveis encontrados no paciente (60mmol de etanol/L) dispensam a diálise, mas já inibem fortemente a gliconeogênese (releia a explicação nas **Figs. 8.1, 9.2 e 9.3** e também em Krebs et al., 1969). Esse quadro certamente ficou mais acentuado no caso desse estudante que só se alimentara no desjejum pela manhã e, portanto, já tinha baixos níveis de glicogênio hepático, mesmo antes de começar a beber. Continuando a se alimentar apenas com o etanol, os níveis de glicose caem ainda mais. Por outro lado, a oxidação do álcool eleva os níveis de lactato no sangue, o que levará à acidose metabólica frequentemente agravada pela presença de corpos cetônicos, devido também ao acúmulo de acetil-CoA proveniente da oxidação do etanol. Esse quadro metabólico complexo pode, entretanto, ser rapidamente recuperado com a administração por via intravenosa de glicose que, além de agir imediatamente no metabolismo das células nervosas, profundamente dependente da glicose (ver caso clínico: "A gliconeogênese na hipoglicemia neonatal"), também ajudará a metabolizar o álcool nos demais tecidos.

A essência do tratamento da intoxicação aguda pelo etanol foi em linhas gerais a recomendada pelo médico: a interrupção da ingestão do álcool (desnecessária no caso da semiconsciência) e a administração do soro contendo 5% de glicose. Se medidas emergenciais adicionais não forem necessárias para contornar o risco de morte que essa intoxicação poderá levar ao paciente, o tempo restabelecerá as condições metabólicas normais.

O principal risco médico no uso do álcool é a instalação da dependência química caracterizando o alcoolismo (ver MedlinePlus nos artigos sobre alcoolismo). Essa entidade clínica é complexa e de difícil tratamento, envolvendo o médico, o psiquiatra e as sociedades de apoio ao usuário da droga. Além do dissulfiram, são também usados inibidores da transmissão sináptica pelo GABA e pelo glutamato (acamprosato) e de antagonistas dos receptores opiáceos (naltrexona) (Perney et al., 2008). A persistência crônica do alcoolismo pode levar ao fígado gorduroso e à cirrose hepática e, finalmente, exigir transplante de fígado.

Intoxicação por metanol

Uma situação médica semelhante à da intoxicação pelo etanol ocorreu em larga escala nos Estados Unidos durante a lei seca vigente naquele país na década de 1930. Com a proibição do comércio das bebidas alcoólicas normais, essas eram vendidas adulteradas no mercado negro. Em vez do etanol, usava-se o metanol. Esse álcool, com um átomo de carbono, possui muitas propriedades semelhantes e usa até a mesma via metabólica de oxidação do etanol, mas leva à produção de compostos intermediários muito mais tóxicos que os derivados do etanol (**Fig. 9.4**).

O formaldeído é mais reativo que o acetaldeído, levando a reações colaterais mais intensas (Fuller et al., 1986), e o ácido fórmico tem uma baixa taxa de utilização (na via da biossíntese das bases púricas), muito menor que o ácido acético (acetil-CoA), permanecendo por muito mais tempo no organismo. Além

INTOXICAÇÃO AGUDA PELO ÁLCOOL

$$H_3C-OH + NAD^+ \leftrightarrow H_2C=O + NADH + H^+$$

Metanol   *Formaldeído*

álcool desidrogenase

$$H_2C=O + NAD^+ \leftrightarrow HC=O + NADH + H^+$$
$$|$$
$$O^-$$

Formaldeído   *Ácido fórmico*

acetaldeído desidrogenase

Figura 9.4. **Metabolismo do metanol.**

disso, sendo um inibidor da *citocromo oxidase*, o ácido fórmico afeta a cadeia respiratória, principalmente das células da retina, podendo levar à cegueira (Barceloux et al., 2002). O tratamento deve começar tão cedo tenha sido efetuado o diagnóstico. Ele procurará inibir a taxa de metabolização do metanol que, na forma de álcool, não traz em si grandes riscos ao organismo e acabará sendo eliminado pela urina e pulmão. Seus produtos metabólicos é que devem ser evitados. Isso é conseguido, por incrível que possa parecer, administrando-se juntamente com o soro glicosado uma quantidade de etanol que deslocará o metanol do centro ativo da *álcool desidrogenase*, evitando-se, dessa forma, a formação do formaldeído e do ácido fórmico. Outra maneira mais segura do que o etanol é administrar-se o fomepizole, outro inibidor da *álcool desidrogenase* que, entretanto, é mais difícil de ser encontrado, além de custar mais caro.

Questões

1 Justifique bioquimicamente as frases: (a) **não beba em jejum**! e (b) **se for beber não esqueça de também comer alguma coisa!**

2 Diante do que aprendeu neste capítulo, como reagiria à recomendação médica (ver "Distúrbios da regulação metabólica na obesidade") de ingerir uma taça de vinho/dia para melhorar sua saúde cardiovascular?

3 No caso de intoxicação por metanol você leu (neste caso) que, além do soro glicosado, o paciente receberia também certa quantidade de etanol. Você concorda com essa recomendação?

4 Quais os mecanismos de morte prováveis nos casos de intoxicações graves por etanol e pelo metanol? Que medida terapêutica adicional à recomendada no texto você instalaria nos dois tipos de intoxicação? Justifique-a.

Bibliografia

Barceloux DG, Bond GR, Krenzelok EP, Cooper H, Vale JA. American academy of clinical toxicology practice guidelines on the treatment of methanol poisoning. J Toxicol Clin Toxicol 2002; 40(4):415-446.

Edenberg HJ. The genetics of alcohol metabolism. Role of alcohol desidrogenase and aldehyde dehydrogenase variants. Alcohol Res Health 2007; 30:5-13.

Fuller RK, Branchey L, Brightwell DR, Derman RM, Emrich CD, Iber FL et al. Disulfiram treatment of alcoholism: a veterans administration cooperative study. JAMA 1986;256:1449-1555.

Gaw A, Murphy MJ, Cowan RA, O'Reilly DSJ, Steward MJ, Shepherd L. Alcohol. In Clinical biochemistry. 4th ed. Elsevier: Churchill Livingstone; 2008. p. 122-123.

Gilvary E. Substance abuse in young people. J Child Psychol Psychiatry 2000;41:55-80.

Krebs HA, Freeland RA, Hems R, Stubbs M. Inhibition of hepatic gluconeogenesis by ethanol. Biochem J 1969;112:117-124.

MedlinePlus: alcohol use, alcohol and diet, alcoholism, alcohol withdrawal, alcoholic ketoacidosis. Disponível na internet http://www.nlm.nih.gov/medlineplus/

Murray, RK, Bender DA, Botham KM, Kennelly PJ, Rodwell VW, Weil PA. Case 8: ethanol intoxication, acute. In Harper's Illustrated Biochemistry. 28th ed. New York: McGraw-Hill-Lange; 2009. p. 629-630.

Niemela O. Acetaldehyde adducts in circulation. Novartis Found Symp 2007;285:183-192.

Perney P, Rigole H, Blanc F. Alcohol dependence: diagnosis and treatment. Rev Med Intern 2008;29 (4):297-304.

Rosenthal MD, Glew RH. Ethanol. In Medical biochemistry: human metabolism in health and disease. Wiley; 2009. p. 191-198.

WHO. Global status report on alcohol. World Health Organization; 2004.

Wildt BT, Andreis C, Auffahrt I, Tettenborn C, Kropp S, Ohlmeier M. Alcohol related conditions represent a major psychiatric problem in emergency departments. Emerg Med J 2006;23:428-430.

Zakhari S. Overview: how is alcohol metabolized by the body? Alcohol Res Health 2006;29(4):245-254.

CAPÍTULO 10

O DESACOPLAMENTO DA CADEIA RESPIRATÓRIA NO ENVENENAMENTO PELOS AGROTÓXICOS

Caso clínico

Dois lavradores foram contratados para pulverizar uma plantação de laranjas com agrotóxico contendo 0-dinitrocresol (DNOC). No final do dia, ambos começaram a passar mal e um deles morreu quando retornava à sede da fazenda para procurar ajuda. O médico que examinou o corpo observou que o *rigor mortis* estava muito avançado, considerando a hora da morte do paciente. O outro homem foi internado com temperatura de 39,3°C e suava profusamente, apresentando frequência respiratória de 60 incursões por minuto. Apesar de todo esforço médico para reduzir sua temperatura corporal, ele também morreu logo depois da internação. A necropsia revelou congestão pulmonar e leve edema. Havia uma impressionante ausência de gordura subcutânea e abdominal. Em vista da história clínica, uma amostra do pesticida foi enviada a uma Faculdade de Medicina próxima que dispunha de bons laboratórios de pesquisa. Lá, a amostra foi examinada em uma preparação de mitocôndrias de células do fígado de rato com um eletrodo de oxigênio (**Fig. 10.1**) (caso clínico adaptado de Higgins et al., 1994).

Fundamentação bioquímica

Casos clínicos semelhantes a esse continuam a ocorrer em muitas fazendas que cultivam plantações que ainda não dispõem de transgênicos resistentes a pragas (MedlinePlus). O agrotóxico aqui usado (para combater os insetos que infestavam as plantações), o DNOC, é um agente desacoplador da cadeia respiratória das

BIOMOLÉCULAS E METABOLISMO CELULAR

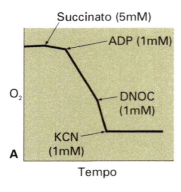 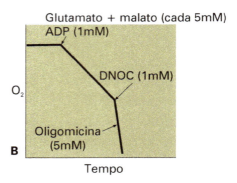

Figura 10.1. Efeitos do DNOC nas mitocôndrias do fígado de rato. Os experimentos foram realizados numa pequena cuba mantida à temperatura constante e contendo um meio onde estavam suspensas as mitocôndrias. Esse volume de fluido é fechado e não tem contato com o ar para evitar a entrada de oxigênio durante a experimentação. O eletrodo de oxigênio fornece uma corrente elétrica proporcional à concentração de oxigênio dissolvida no meio, de modo que à medida que as mitocôndrias consomem O_2 essa corrente elétrica vai diminuindo, até ser necessária a reaeração da cuba para prosseguir com o ensaio. Os resultados são representados por meio de um registro da concentração de O_2 (ordenada) em função do tempo (abscissa). A inclinação da curva dependerá da velocidade de consumo do O_2.

mitocôndrias, agente que infelizmente não distingue as mitocôndrias dos insetos das humanas. Por isso, os dois lavradores foram vitimados. Para entendermos a ação dessa droga é necessário conhecer o funcionamento normal da cadeia respiratória (livros de texto recomendados: Nelson e Cox, 2008; Murray et al., 2009).

Oxidação de substratos na mitocôndria

Os alimentos são oxidados nas mitocôndrias das células para liberar a energia química armazenada nas suas moléculas. Essa oxidação envolve a transferência de elétrons das moléculas dos alimentos (substratos) até o O_2, que é reduzido a H_2O. Os elétrons não passam diretamente para o O_2, mas sim através de uma **cadeia respiratória** localizada na membrana interna das mitocôndrias (**Fig. 10.2A**).

Essa cadeia consiste de quatro complexos (I, II, III e IV) de vários componentes unidos por transportadores móveis de elétrons (CoQ e citocromo-c). Cada complexo usa a energia liberada na transferência de elétrons em direção ao composto próximo com potencial de oxidação mais positivo, para transportar o H^+ através da membrana mitocondrial interna (Mitchell, 1979; revisto em Sell et al., 2004). Dessa forma, a $[H^+]$ é maior no espaço entre as membranas da mitocôndria, estabelecendo um **gradiente eletroquímico de H^+** com o interior da matriz

ENVENENAMENTO PELOS AGROTÓXICOS

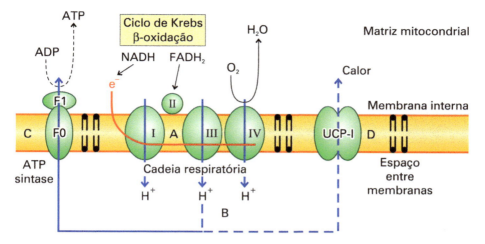

Figura 10.2. Diagrama da cadeia respiratória nas mitocôndrias das células. Estão indicados: a cadeia transportadora de elétrons na membrana interna da mitocôndria (**A**), o acúmulo temporário de H⁺ no espaço entre as membranas da mitocôndria (**B**), a síntese do ATP (**C**) e o desacoplamento fisiológico em célula do tecido adiposo marrom (**D**).

mitocondrial. Esse gradiente representa uma forma de armazenamento potencial de energia, a ser usado pela ATP sintase da membrana mitocondrial interna quando os prótons atravessarem disciplinadamente seus poros para permitir a **fosforilação oxidativa** do ADP até ATP no interior da matriz mitocondrial (Yoshida et al., 2001).

Discussão dos resultados laboratoriais

Como pode ser observado na **Fig. 10.1A e B**, o acoplamento da cadeia respiratória e a fosforilação oxidativa garantem que o substrato seja metabolizado apenas quando houver uma demanda na célula por ATP. Dessa forma, o consumo de O_2 ocorrerá em velocidades significativas apenas quando a [ADP] estiver alta (sinal da demanda de ATP) e quando houver substrato. Isso indica que o funcionamento da mitocôndria está normalmente acoplado às necessidades celulares. Por exemplo, na **Fig. 10.1B** o malato (e ADP) é oxidado nas mitocôndrias até oxaloacetato pela malato desidrogenase do ciclo de Krebs que utiliza como cofator da reação o NAD^+ mitocondrial a ser reduzido até $NADH + H^+$ que irá alimentar a cadeia transportadora de elétrons. Para a oxidação continuada do malato, o oxaloacetato deverá sair da mitocôndria. Entretanto ele, nessa forma, é apenas parcialmente transportado através da membrana interna da mitocôndria, neces-

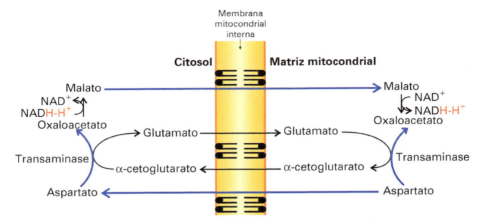

Figura 10.3. A oxidação continuada do malato necessita de glutamato.

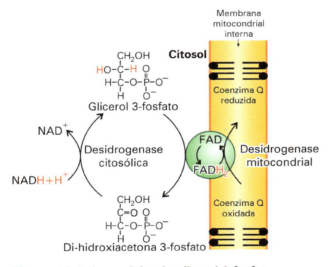

Figura 10.4. Lançadeira do glicerol-3-fosfato.

sitando ser aminado até aspartato, que então é facilmente transportado (**Fig. 10.3**). A transaminase envolvida nessa aminação utiliza o glutamato e o α-cetoglutarato como o outro par (aminoácido/cetoácido) fornecedor do grupo amino. A **Fig. 10.3** indica também a **lançadeira do malato**, um dispositivo que permite que o hidrogênio do NADH produzido no citosol pela glicólise seja transportado indiretamente (na molécula do malato) para dentro da mitocôndria para sua final oxidação.

Essa lançadeira de malato é mais universal que uma segunda **lançadeira** (a **do glicerol-3-fosfato**) existente no citoplasma de alguns tecidos (cérebro e músculos), mas inexistente em outros (coração) (**Fig. 10.4**).

De maneira geral, os substratos ligados ao NADH alimentam com elétrons a cadeia respiratória através da NADH desidrogenase (parte do complexo I), e assim podem gerar 3 ATP para cada átomo de oxigênio reduzido (P:O = 3,0). Por outro lado, a oxidação do succinato aciona a cadeia respiratória através do $FADH_2$ e a succinato desidrogenase (parte do complexo II) utilizando apenas dois dos sítios de fosforilação (P:O = 2,0).

Dessa forma, para gerar a mesma quantidade de ATP, deve-se oxidar mais succinato do que malato. Esses números das relações P/O (3 e 2) da oxidação do NADH e $FADH_2$, embora esteticamente interessantes, foram corrigidos recentemente, considerando as condições fisiológicas usuais, para 2,5 e 1,5, respectivamente (Hinkle, 2005). Do ponto de vista de uma máquina termodinâmica, o rendimento das mitocôndrias alcança valores próximos a 40%, o que a caracteriza como a mais eficiente das máquinas conhecidas, inigualada por qualquer outra construída pelo homem. Além disso, parte da energia que aparentemente seria perdida é transformada em calor e desempenha uma função altamente desejável para o organismo, manter constante a temperatura corporal.

Inibidores da cadeia respiratória e diagnóstico laboratorial do desacoplamento da cadeia respiratória

O antibiótico oligomicina inibe a ATP sintase e bloqueia a passagem do fluxo de prótons, impedindo, dessa forma, a fosforilação do ADP. Em uma mitocôndria bem acoplada, isso bloquearia o consumo de O_2. Entretanto, se a mitocôndria estiver desacoplada pelo agrotóxico, ela continuará a respirar, como mostra a **Fig. 10.1B**. Por outro lado, o KCN, ao reagir covalentemente com o Fe^{3+} (da citocromo oxidase do complexo IV), inibe o passo terminal na cadeia transportadora de elétrons, de forma que o consumo de oxigênio cessa imediatamente. Esses dois inibidores foram usados na **Fig. 10.1**, juntamente com o DNOC, para demonstrar que o agrotóxico desacopla a cadeia respiratória.

De fato, acredita-se que os ácidos aromáticos (e lipofílicos) fracos, como o DNOC e o DNF (dinitrofenol), atravessem facilmente a membrana interna da mitocôndria do fígado e outros órgãos na sua forma não dissociada, dissipando o gradiente eletroquímico de H^+ (**Fig. 10.5**).

Dessa forma, em vez de utilizar a energia contida nos alimentos (e posteriormente armazenada no gradiente de H^+) para a síntese do ATP, essa é convertida diretamente em calor. Em decorrência desse fato, a gordura armazenada no tecido adiposo desses lavradores foi rapidamente consumida e a temperatura corporal atingiu os valores mencionados na história clínica.

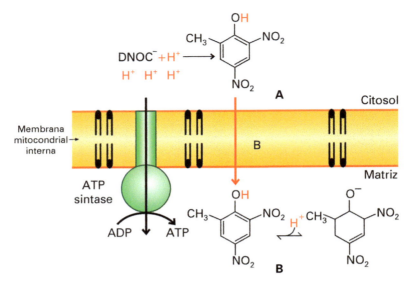

Figura 10.5. Estrutura DNOC (A) e dissipação do gradiente de H⁺ (B).

O *rigor mortis* observado no corpo do primeiro lavrador pode ser explicado considerando a mecânica da bioquímica da contração muscular. Na contração, os filamentos de actina movem-se em relação à cabeça da miosina encurtando a fibra muscular. Isso envolve a hidrólise do ATP em ADP pela atividade ATPásica da miosina. Ao relaxar a fibra para a próxima contração, o ADP deve ser deslocado por uma nova molécula de ATP. Como o DNOC diminui fortemente a concentração do ATP celular, o sistema contrátil não se relaxa e é mantido na forma de um *rigor mortis* que aparece prematuramente.

Tratamento

Instalado o quadro clínico de intoxicação por agrotóxico pouco há a fazer. Restam as medidas gerais para retirar a droga que ainda não foi incorporada nas células pelo esvaziamento do conteúdo estomacal através da indução do vômito (se o acidente tiver sido por ingestão), ou pela troca de roupas e lavagem extensiva da pele (para eliminar o que ainda não foi absorvido). Não havendo nenhum antídoto específico, o que resta é procurar manter as funções normais do organismo (temperatura, hidratação, alimentação parenteral...), por meio da monitoração das funções vitais do organismo e esperar que o veneno seja eliminado antes que algo mais grave ocorra.

ENVENENAMENTO PELOS AGROTÓXICOS

Implicações fisiológicas do desacoplamento da cadeia respiratória

Há certas situações fisiológicas em que a energia acumulada no gradiente de H^+ é propositadamente utilizada para gerar um calor extra. A mais conhecida é a apresentada pelos **recém-nascidos** que possuem tecido adiposo marrom rico em mitocôndrias e contém grandes quantidades de **termogenina** (UCP-1, *uncoupled protein*-1), um transportador de prótons que desacopla naturalmente a cadeia respiratória (**Fig. 10.2D**). Esse tecido (que se situa próximo ao timo do recém--nascido), ao oxidar os lipídios intracelulares, libera sua energia na forma de calor para aquecer os grandes vasos sanguíneos existentes ao redor do órgão e elevar a temperatura corporal quando o recém-nascido deixar o corpo materno. Com o desenvolvimento da criança, o tecido adiposo marrom diminui de tamanho e essa função fica mantida em patamares menos expressivos (**Fig. 10.6**). Situação semelhante é também apresentada por **animais que hibernam**. Durante os meses de inverno, eles diminuem enormemente suas necessidades metabólicas até um valor mínimo, dependendo exclusivamente da oxidação das suas reservas de tecido adiposo para manter as funções vitais. Entre elas a síntese do ATP basal, a obtenção da água metabólica e do calor para manter a temperatura do corpo próxima à daquela normalmente encontrada em outras estações do ano. Essa adaptação metabólica é altamente controlada (da mesma forma que a do recém-nascido) e ao se restabelecer a condição favorável à função mitocondrial principal, a de sintetizar ATP, volta a se tornar predominante.

Um **desacoplamento controlado da fosforilação oxidativa seria altamente desejado no emagrecimento de indivíduos obesos**. Foi exatamente isso o que se buscou com o uso terapêutico do DNF (dinitrofenol) na década de 1930. Infelizmente, esse agente faz o que se espera dele, mas não o faz de maneira controlada, provocando reações colaterais indesejáveis que chegam até à morte. Por essa razão, seu uso terapêutico foi interrompido logo após a formulação dessa proposta.

A ideia de explorar a função do desacoplamento mitocondrial para o tratamento da obesidade voltou a ser considerada por Costford et al. em 2007. Essa perspectiva ficou mais interessante ainda quando o *New England Journal of Medicine*, em editorial (Celi, 2009), apresentou a publicação de três trabalhos independentes que mostravam a presença significativa de tecido adiposo marrom em adultos. O mito que esses tecidos desapareciam após a infância praticamente foi desfeito e, mais significativo ainda, demonstrou-se que os indivíduos obesos tinham uma porcentagem significativamente menor de tecido adiposo marrom que os magros. E que essa porcentagem poderia ser aumen-

BIOMOLÉCULAS E METABOLISMO CELULAR

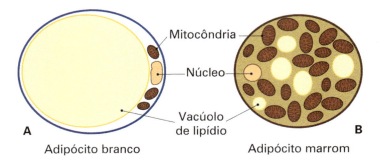

Figura 10.6. Histologia do tecido adiposo. (A) branco, (B) marrom.

tada com o frio. Isso estimulou um novo surto de pesquisas relatadas no fórum do *Cell Metabolism* (Kajimura et al., 2010) que buscavam entender como é regulada a massa do tecido adiposo marrom (e sua atividade UCP-1) existente no organismo. A **Fig. 10.7** resume as principais moléculas que participam das vias de desenvolvimento envolvidas tanto na síntese do adipócito marrom a partir de células embrionárias precursoras induzidas por Mif5+, presentes nos depósitos do tecido adiposo marrom, quanto em adipócitos semelhantes aos marrons provenientes no tecido adiposo branco. Na primeira via estão envolvidos os fatores de transcrição PRDM16 e c/EBPβ (CCAAT/*enhancer-binding protein* β). PRDM16 parece impedir que as células precursoras induzidas por Mif5+ sejam transformadas em células musculares garantindo que seus destinos finais sejam os adipócitos marrons. Para esse objetivo são necessários ainda outros fatores de

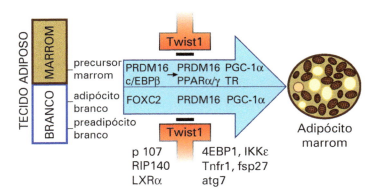

Figura 10.7. Fatores de transcrição e inibidores que atuam nas sínteses do tecido adiposo marrom e das termogeninas (modificado de Seale, 2010).

ENVENENAMENTO PELOS AGROTÓXICOS

transcrição como o PPAR (*peroxissome proliferator activated receptor*) α e β, o seu coativador 1-α (PGC-1α) e o TR (*thyroid receptor*). Esses três últimos fatores também estão envolvidos na via de produção dos adipócitos brancos e parecem atuar na síntese de componentes necessários a ambos os adipócitos. Além deles também atua nas células precursoras dos depósitos do tecido adiposo branco o fator de transcrição FOXC2 (*forkhead box C2*). Finalmente, essas vias do desenvolvimento são reprimidas por genes que atuam em diversas fases do processo: Twist1, pRb, p107, RIP140, LXRα, 4EBP1, IKKε, Tnfr1, atg7 e fsp27.

À medida que entendermos mais sobre como realmente funcionam essas vias poderemos manipular a quantidade e/ou a atividade do tecido adiposo marrom, abrindo dessa forma novas perspectivas terapêuticas para o tratamento da obesidade e do diabetes (ver também caso clínico: "Distúrbios da regulação metabólica na obesidade").

Questões

1 Consulte um livro de Bioquímica e esquematize a cadeia respiratória indicando os locais da fosforilação oxidativa e os pontos de entrada dos substratos usados no experimento mencionado na Fig. 10.1.

2 Por que a respiração mitocondrial depende do ADP? Qual é a razão para a adição conjunta do glutamato e do malato? Por que a velocidade da respiração na presença do succinato e ADP é maior que a do glutamato, malato e ADP? Explique o resultado da adição do KCN.

3 Em circunstâncias normais, o que aconteceria depois da adição da oligomicina? O que os dados obtidos permitem concluir sobre o efeito metabólico do DNOC?

4 Por que a frequência respiratória e a temperatura corporal estavam elevadas antes da morte do segundo lavrador?

5 Explique a ausência de tecido adiposo no cadáver e o rápido aparecimento do *rigor mortis*.

6 Eventualmente, a cadeia transportadora de elétrons pode ser desacoplada da fosforilação oxidativa. À primeira vista, isso parece um desperdício de energia, mas pode ter um papel fisiológico. Em que tecidos esse tipo de desacoplamento ocorre e em que circunstâncias?

7 Desacopladores, como o dinitrofenol, foram sugeridos como drogas para ajudar o emagrecimento. Qual seria o objetivo dessa sugestão e seus perigos?

Bibliografia

Celi FS. Brown adipose tissue: when it pays to be inefficient. N Engl J Med 2009;360(1):1553-1556.

Costford S, Gowing A, Harper ME. Mitocondrial uncoupling as a target in the treatment of obesity. Curr Opin Clin Nutr Metab Care 2007;10:671-678.

Higgins SJ, Turner AJ, Wood EJ. Problem 4: Death on the farm. In Biochemistry for the medical sciences: an integrated case approach. Essex, Longman Scientific & Technical; 1994. p. 21-27.

Hinkle PC. P/O ratios of mitochondrial oxidative phosphorylation. Biochem Biophys Acta 2005; 1706:1-11.

Kajimura S, Seale P, Spiegelman BM. Transcriptional control of brown fat development. Cell Metabolism 2010;10:257-262.

MedlinePlus: pesticides. Disponível na internet www.nlm.nih.gov/medlineplus/ency/pesticides

Mitchell P. Keilin's respiratory chain concept and its chemiosmotic consequences. Science 1979;206: 1148-1159.

Murray RK, Bender DA, Botham KM, Kennelly PJ, Rodwell VW, Weil PA. Harper's illustrated biochemistry. 28th ed. New York: McGraw-Hill-Lange; 2009.

Nelson DL, Cox M. Lehninger's pinciples of biochemistry. 5th ed. New York: Freeman; 2008.

Seale P. Transcriptional control of brown adipocyte development and thermogenesis. Int J Obes 2010;34(Suppl 1):817-822.

Sell H, Deshaies Y, Richard D. The brown adipocyte: update on its metabolic role. Int J Biochem Cell Biol 2004;36:2098-2104.

Yoshida M, Muneyuki E, Hisabori T. ATP synthase, a marvellous rotatory engine of the cell. Nat Rev Mol Cell Biol 2001;2:669.

CAPÍTULO

11

A OXIDAÇÃO DE ÁCIDOS GRAXOS NA **DEFICIÊNCIA SISTÊMICA DA CARNITINA**

Caso clínico

Uma mulher de 24 anos de idade era investigada pela Clínica Mayo há 5 anos. Ela apresentava fraqueza muscular moderada desde tenra idade que se tornou progressivamente pior nos últimos cinco anos. Biópsias de músculos esqueléticos revelaram uma miopatia vacuolar e estudos de histoquímica indicavam gotículas de lipídios (coloridas pelo corante Sudan), preenchendo os espaços citoplasmáticos anormais entre as fibras musculares.

Durante a última internação, foi realizado um teste clínico-laboratorial de jejum por várias horas. No início, a glicose sanguínea estava em 90mg/dL, mas 24 horas após havia caído a 60mg/dL e às 35 horas estava em 40mg/dL, quando o jejum foi interrompido com a administração de glicose. Durante o teste, os níveis de ácidos graxos livres se elevaram de 0,1 a 1,8mEq/L. Entretanto, as concentrações de acetoacetato e β-hidroxibutirato não aumentaram. A concentração da carnitina sérica (antes do jejum) era de 4μmol/L, enquanto os valores normais se situavam entre 25 e 50μmol/L. Dosagens de carnitina nos fragmentos dos tecidos colhidos por biópsias revelaram baixos níveis de carnitina (**Quadro 11.1**).

A paciente recebeu uma dieta rica de carboidratos e pobre em lipídios e foi tratada com a suplementação oral de L-carnitina (2g/dia). Depois de 4 meses desse tratamento, a paciente melhorou seus sintomas e seu quadro laboratorial (ver **Quadro 11.1**).

Quadro 11.1. Níveis de carnitina no músculo, fígado, soro e urina da paciente.

Origem	Controle	Paciente antes da terapia	Após 4 meses
Carnitina muscular (mmol/kg)	2,5	0,02	0,2
Carnitina hepática (mmol/kg)	0,9	0,04	0,5
Carnitina sérica (μmol/L)	33	4,0	18,5
Carnitina urinária (μmol/24 horas)	100	40	1.500

Fundamentação bioquímica

A história desse caso clínico contém elementos retirados da primeira paciente que foi diagnosticada como tendo a síndrome da deficiência sistêmica de carnitina (Engel e Angelini, 1973), complementados com os de outro paciente com a mesma doença (Brass et al., 2007), para atualizar a discussão do que se sabe atualmente dessa enfermidade. Para entendermos as bases bioquímicas subjacentes ao caso, é necessário inicialmente revermos os conceitos do **transporte dos ácidos graxos e da carnitina, a via da β-oxidação dos ácidos graxos e a formação dos corpos cetônicos** (Nelson e Cox, 2008; Rosenthal e Glew, 2009).

Transporte dos ácidos graxos e da carnitina nos tecidos

Pelo fato de serem impermeáveis às membranas celulares (tanto a plasmática quanto a membrana externa da mitocôndria), os ácidos graxos de cadeia longa necessitam de um sistema de transporte especial (Rosenthal e Glew, 2009). A **Fig. 11.1** esquematiza as diferentes etapas desse processo. Inicialmente, os ácidos graxos da corrente sanguínea, ligados à molécula da albumina, são captados e transportados para o interior da célula por um de três sistemas de transportadores específicos (**FATP**, **FAT/CD36** ou **FABpm**), existentes na membrana plasmática dos principais tecidos envolvidos na oxidação dos ácidos graxos: músculos, coração, tecido adiposo e intestino. Adentrando no citoplasma celular, os ácidos graxos são primeiro ativados pela enzima *acil-CoA sintetase* formando os **acil-CoA**. Esses grupos acilas em seguida são transferidos para a molécula da carnitina através da enzima *carnitina palmitoil transferase-I*, *CPT-I*, localizada na membrana externa da mitocôndria. As **acilcarnitinas** são então transportadas para

DEFICIÊNCIA SISTÊMICA DA CARNITINA

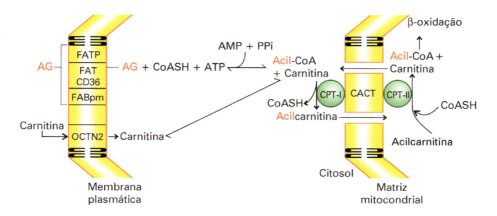

Figura 11.1. Transporte dos ácidos graxos de cadeia longa e ciclo da carnitina.

a matriz mitocondrial por uma proteína, a *carnitina-acilcarnitina translocase*, **CACT**, situada na membrana interna da mitocôndria. Finalmente, no interior da mitocôndria, as acilcarnitinas sofrem a ação da *carnitina palmitoil transferase-II*, **CPT-II** regenerando as **acil-CoA** (agora dentro da matriz mitocondrial) e liberando a **carnitina**, que retornará ao citoplasma, transportada pela *CACT*. As **acil-CoA** mitocondriais estão então em condições de ser oxidadas através da **via da β-oxidação dos ácidos graxos**, localizada dentro das mitocôndrias.

No mecanismo de transporte dos ácidos graxos, a **carnitina** desempenha um papel extremamente importante. Sem ela não haveria o transporte e muito menos a oxidação dos ácidos graxos de cadeia longa no interior das mitocôndrias. Entretanto, a carnitina também necessita de um **transportador especial** (**OCTN2**) para adentrar o citoplasma das células renais e dos demais órgãos com altas taxas de β-oxidação (coração, músculo e intestino). Nos rins, 95% da carnitina que seria excretada pela urina é reabsorvida pelo organismo graças a esse transportador.

A carnitina é sintetizada principalmente no fígado e rim a partir de um derivado da **lisina** (Fig. 11.2). Além dessa síntese endógena, uma quantidade expressiva de carnitina pode ainda ser obtida por meio da dieta. Independente da sua origem, a carnitina que circula pela corrente sanguínea será captada pelo transportador da carnitina (OCTN2), indo para o citoplasma, onde participará do ciclo da carnitina.

Os ácidos graxos de cadeia curta ou média, ao contrário dos ácidos graxos de cadeia longa, não são impermeáveis às membranas e dispensam, portanto, o sistema de transporte da carnitina para chegarem dentro da mitocôndria. Eles

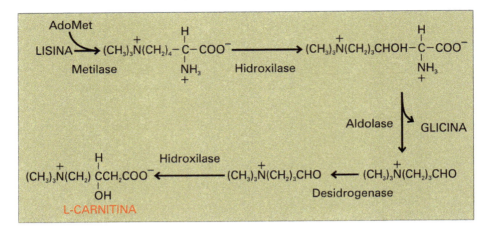

Figura 11.2. Biossíntese da carnitina.

Quadro 11.2. Transporte dos vários tipos de ácidos graxos na mitocôndria.

Tipos	Número de carbonos	Metabolização	Transporte de membrana
Cadeia curta	4-6	Mitocôndria	Difusão
Cadeia média	8-12	Mitocôndria	Difusão
Cadeia longa	14-20	Mitocôndria	Ciclo da carnitina
Cadeia muito longa	> 20	Peroxissomo	Desconhecido

são ativados pela *acil-CoA sintetase* no citoplasma celular e por difusão passiva (**Quadro 11.2**) chegam à matriz mitocondrial onde podem sofrer a β-oxidação (mesmo na ausência da carnitina).

β-oxidação dos ácidos graxos

A via da **β-oxidação dos ácidos graxos** tem esse nome pelo fato de as quatro enzimas envolvidas no processo (**Fig. 11.3**) agirem no terceiro carbono (carbono β) a partir da carbonila (Nelson e Cox, 2008; Rosenthal e Glew, 2009). Ela foi descoberta na década de 1950 pelo bioquímico Feodor Lynen (Prêmio Nobel de Medicina em 1964) e é conhecida também pelo nome de **espiral de Lynen**.

Essas enzimas existem como entidades separadas nas bactérias gram-positivas, mas formam uma entidade polifuncional única (apesar de possuírem quatro centros ativos diferentes) nos mamíferos. Na primeira reação, catalisada por uma

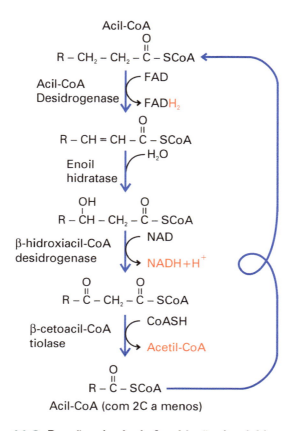

Figura 11.3. Reações da via da β-oxidação dos ácidos graxos.

desidrogenase ligada ao FAD, dois hidrogênios são retirados entre os carbonos α e β formando uma dupla ligação e transportando os hidrogênios na forma de **FADH₂**. Na segunda, há *hidratação* da dupla com a introdução da hidroxila no carbono β. Na terceira, uma nova *desidrogenação* retira os hidrogênios para o **NADH + H⁺** e, finalmente, na quarta reação a molécula cinde-se liberando **acetil--CoA** e formando um acil-CoA com dois carbonos a menos. Esse acil-CoA continua uma nova espiral da via até chegar na última volta, onde o acetoacetil--CoA se cinde em duas moléculas de acetil-CoA.

Em cada volta da espiral, forma-se uma molécula de cada uma das substâncias: **FADH₂, NADH + H⁺ e acetil-CoA.** Cada uma delas é capaz de formar nas mitocôndrias, respectivamente, **2, 3 e 12** ATPs. A oxidação do ácido palmítico (de 18 átomos de carbono), realizando 7 voltas, produz **7FADH e 7NADH + 7H⁺ e 8 acetil-CoA,** perfazendo no total **131** moléculas de ATP ($7 \times 2 + 7 \times 3 + 8 \times 12$). Uma produção muito maior que a obtida na oxidação completa da glicose.

Sessenta a 90% dos ATPs produzidos na fibra muscular cardíaca são provenientes da oxidação dos ácidos graxos através dessa via enzimática. Também as células musculares estriadas preferem a oxidação dos ácidos graxos a qualquer outro nutriente. Apenas as hemácias (que não possuem mitocôndrias) e o tecido nervoso (devido à barreira hematoencefálica) não oxidam os ácidos graxos.

Entre as refeições (e no jejum prolongado) os ácidos graxos provenientes dos depósitos do tecido adiposo chegam ao fígado para serem oxidados. Essa etapa do metabolismo é extremamente importante para se obter os ATPs necessários para a **gliconeogênese** e a **síntese da ureia**.

Formação e utilização dos corpos cetônicos

A oxidação dos ácidos graxos no fígado acumula grandes quantidades de acetil--CoA. Parte desses acetil-CoA será desviada para a síntese de **corpos cetônicos**, de acordo com as reações descritas na **Fig. 11.4**.

Os corpos cetônicos, após sua síntese no fígado, são lançados na circulação onde irão funcionar como uma das principais fontes energéticas durante o jejum. Nos tecidos periféricos (incluindo o cérebro), eles se transformam em acetil-CoA (pela reversão de parte das reações descritas na **Fig. 11.4**) e serão oxidados no ciclo de Krebs.

Lesões moleculares que levam à síndrome da deficiência da carnitina

Mutações que afetem qualquer um dos genes das proteínas, como **OCTN2, CPT-I, CACT e CPT-II**, poderão prejudicar o ciclo celular da carnitina e atrapalhar o transporte dos ácidos graxos de cadeia longa (Longo et al., 2006; Roe e Dong, 2001).

As mutações que afetam **OCTN2** apresentam incidência de 1 em cada 40.000 nascimentos no Japão e provavelmente também nos Estados Unidos e Europa (Koizumi et al., 1999) e levam a uma doença conhecida como **deficiência da carnitina sistêmica ou primária**. Estando com um defeito nessa proteína (Wang et al., 1999), as células tubulares renais deixam de captar a carnitina presente no filtrado renal, permitindo que ela seja excretada na urina. Em consequência, os níveis circulantes de carnitina caem rapidamente, o que dificulta mais ainda o acúmulo intracelular dessa molécula nos músculos, coração, intestino e fígado que também estão afetados. Nessas condições, a oxidação dos ácidos graxos de

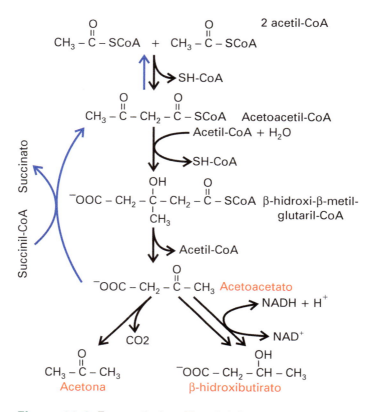

Figura 11.4. Formação (e utilização) dos corpos cetônicos.

cadeia longa no interior das mitocôndrias fica prejudicada pela impossibilidade de se formarem as moléculas efetivas no transporte dos ácidos graxos de cadeia longa, as **acilcarnitinas**. As acil-CoA acumuladas no interior do citoplasma acabam sendo depositadas em gotículas de triacilglicerol entre as fibras musculares (Bruno e DiMauro, 2008), o que explica os sintomas de fraqueza muscular nesses pacientes. Esses indivíduos, quando submetidos a um jejum prolongado (como o descrito no teste clínico-laboratorial realizado com a paciente), não podendo produzir ATPs através da β-oxidação, deixam de ajudar o organismo a economizar glicose durante o jejum, o que leva a episódios de: (**a**) **hipoglicemia**, pelo consumo forçado de glicose; (**b**) **hiperamonemia**, por não haver ATP suficiente para realizar o ciclo da ureia; (**c**) **falta de corpos cetônicos** para alimentar o cérebro. Em casos mais graves essas condições podem levar ao coma, ocasionalmente observado em algumas crianças.

As outras três formas de deficiências no ciclo da carnitina (**CPT-I**, **CACT** e **CPT-II**) também levam à não oxidação dos ácidos graxos de cadeia longa e podem levar aos mesmos sintomas das mutações que afetam a **OCTN2**: a hipoglicemia e a hiperamonia com baixos níveis de corpos cetônicos no sangue, mas não diminuem os níveis de carnitina no sangue (Bonnefont et al., 2004; Rubio-Gozalbo et al., 2004).

Diagnóstico

O diagnóstico laboratorial dessas síndromes começa com a determinação dos valores de **carnitina**, **corpos cetônicos**, **ácidos graxos** e **glicose** durante o teste de jejum realizado pela paciente deste caso clínico. Em alguns centros especializados, podem ser realizados ensaios mais sofisticados envolvendo a captação de carnitina por fibroblastos dos pacientes, cultivados em cultura e, também, a análise de espectrometria de massa dos acil-CoA e acilcarnitinas sanguíneos. Com isso, podem ser facilmente diferenciados os quatro tipos acima mencionados de deficiência de carnitina. Na prática, entretanto, esses exames sofisticados podem ser dispensados.

Tratamento

A base racional para a terapêutica da deficiência de carnitina está fundamentada em duas atitudes: **diminuir a dependência da oxidação de ácidos graxos de cadeia longa e suplementar a dieta da paciente com carnitina**. Para alcançar esses objetivos, recomenda-se que a paciente tenha refeições mais frequentes (evitando jejuns prolongados) e que estas sejam ricas em carboidratos e de baixo conteúdo de gorduras (especialmente aquelas que têm ácidos graxos de cadeia longa). Por outro lado, como os triglicerídios ricos em ácidos graxos de cadeia média ou pequena (óleo de coco e azeite de dendê) **não necessitam de carnitina para chegarem até o interior das mitocôndrias**, eles devem ser preferencialmente recomendados na dieta. Finalmente, a administração de altas doses de carnitina é indicada principalmente nos casos das mutações em OCTN2 (apesar de terem também algum efeito nas outras patogenias). Como pode ser observado no **Quadro 11.1**, embora grande parte da carnitina administrada seja inevitavelmente eliminada na urina, ela acaba permitindo uma boa recuperação dos seus níveis intracelulares, o que melhora a taxa de oxidação dos ácidos graxos de cadeia longa e em consequência os sintomas da doença.

Questões

1 Quais são as razões para o acúmulo intracelular de lipídios no fígado e músculos dessa paciente?

2 Explique a diminuição da oxidação dos ácidos graxos de cadeia longa nessa paciente.

3 Por que a paciente foi incapaz de produzir corpos cetônicos durante a realização do teste de jejum?

4 Você esperaria que a oxidação do piruvato (proveniente da glicose) poderia também estar prejudicada nessa paciente? Por quê?

5 Qual é a causa da hipoglicemia ocasionalmente observada nesses pacientes?

6 Por que o conteúdo da carnitina do músculo esquelético permanece abaixo dos níveis normais a despeito das altas doses de carnitina usadas na terapêutica desse paciente?

7 Qual a base terapêutica para a recomendação dietética de trocar os ácidos graxos de cadeia longa pelos de cadeia menor?

Bibliografia

Bonnefont JP, Djouadi F, Prip-Buus C, Gobin S, Munnich A, Bastin J. Carnitine palmitoyltransferases 1 and 2: biochemical, molecular and medical aspects. Mol Aspects Med 2004;25:495-520.

Brass EP, Paul HS, Sekas G. Systemic carnitine deficiency: a treatable disorder. In Glew RH, Rosenthal MD (eds). Clinical studies in medical biochemistry. 3rd ed. Oxford: Oxford Press; 2007. p. 101-106.

Bruno C, DiMauro S. Lipid storage myopathies. Curr Opin Neurol 2008;21:601-606.

Engel AG, Angelini C. Carnitine deficiency of human skeletal muscle with associated lipid storage myopathy: a new syndrome. Science 1973;179: 899-902.

Koizumi A, Nozaki J, Ohura T, Kayo T, Wada Y, Nezu J et al. Genetic epidemiology of the carnitine transporter OCTN2 gene in a Japanese population and phenotypic characterization in japanese pedigrees with primary systemic carnitine deficiency. Hum Mol Genet 1999;8:2247-2254.

Longo N, San Filipo CA, Pasquali M. Disorders of carnitine transport and the carnitine cycle. Am J Med Genet Part C (Semin Med Genet) 2006; 142C:77-85.

Nelson D, Cox MM. Lehninger principles of biochemistry. 5th ed. New York: Freeman; 2008.

Roe CR, Dong J. Mitochondrial fatty acid oxidation disorders. In Scriver CR, Beaudet AL, Sly WS, Valle D (eds). In The metabolic and molecular basis of inherited disease. 8th ed. New York: McGraw-Hill; 2001. p. 2297-2326.

Rosenthal MD, Glew RH. Medical biochemistry. Wiley; 2009.

Rubio-Gozalbo ME, Bakker JA, Waterham HR, Wanders RJA. Carnitine-acylcarnitine translocase deficiency, clinical, biochemical and genetic aspects. Mol Aspects Med 2004;25:521-532.

Wang Y, Ye J, Ganapa V, Longo N. Mutations in the organic cation/carnitine transporter OCTN2 in primary carnitine deficiency. Proc Natl Acad Sci USA 1999;96:2356-2600.

CAPÍTULO

12

O TRANSPORTE DE LIPÍDIOS DA CORRENTE SANGUÍNEA NA **HIPERCOLESTEROLEMIA FAMILIAR**

Caso clínico

Um indivíduo de 40 anos de idade procurou seu médico por causa de dores fortes no peito. A primeira vez em que elas apareceram foi após uma lauta refeição e a última quando realizava trabalhos de jardinagem em sua casa. Essa dor começava com um aperto no peito que durava cerca de 10 minutos e depois desaparecia com o repouso. Decidiu consultar um médico depois de conversar com seu irmão, de 35 anos, que tinha tido recentemente infarto do miocárdio.

Há três anos o paciente havia sido informado que seu colesterol plasmático era > 400mg/dL. Nessa oportunidade foi aconselhado a evitar alimentos gordurosos e ricos em colesterol, mas não seguiu as recomendações. Não tinha história de hipertensão, diabetes ou doença cardíaca nem nunca fumara. Sua profissão não era do tipo estressante. Seu pai tinha níveis altos de colesterol e teve um ataque cardíaco fatal aos 45 anos de idade. Sua mãe é viva e goza de boa saúde. Tem um filho de 4 anos e uma filha de 2 anos, também sadios.

Ao exame físico não apresentava nenhum sinal anormal, exceto pela presença de algumas massas nodulares, não dolorosas, sobre o tendão de Aquiles. O médico solicitou um eletrocardiograma (ECG) após teste de esforço físico e alguns exames laboratoriais para avaliar o nível de lipídios no sangue. Os exames indicaram: LDL-colesterol = 370mg/dL (valores normais = 100-160mg/dL); HDL--colesterol = 10mg/dL (valores normais = 30-65mg/dL); triglicerídios = 130mg/dL (valores normais = 45-205mg/dL).

Fundamentação bioquímica

A **hipercolesterolemia familiar** é uma doença genética que leva ao aumento do colesterol no sangue e em alguns tecidos devido a um defeito no receptor celular da LDL (*low density lipoprotein*, proteína de baixa densidade) que normalmente capta e remove a LDL da circulação (Cuchel e Rader 2007; Goldstein et al., 2001; MedlinePlus). Na sua forma heterozigota, ela atinge 1 em cada 500 indivíduos e apresenta valores de colesterol total entre 250 e 500mg/dL (valores normais < 200mg/dL). Em sua forma homozigota, a doença é muito mais séria e afeta 1 em cada 1.000.000 de pessoas, apresentando duas vezes mais colesterol que os heterozigotos. Para entendermos as consequências desse defeito e seu tratamento é necessário primeiro analisar o metabolismo normal da LDL (e de outras lipoproteínas), bem como o do colesterol.

Estrutura e composição das lipoproteínas

Os lipídios encontrados nas lipoproteínas do plasma são: **triglicerídios** (TG), **colesterol e seus ésteres** (CO, ECO) e **fosfolipídios** (FL) (**Fig. 12.1**).

Devido à sua grande insolubilidade em solução aquosa, todos esses lipídios são transportados no sangue combinados com as lipoproteínas plasmáticas. Essas partículas contêm na sua região central os lipídios mais insolúveis em água (triacilagliceróis, TG e ésteres de colesterol, ECO). Na superfície da partícula, estão os lipídios mais polares (colesterol, CO e fosfolipídios, FL) e as proteínas chamadas de **apoproteínas** (quando separadas dos seus lipídios). A apoproteína integral mais importante é a apoB. Ela existe na sua forma completa, chamada de **apoB-100**, na maioria das lipoproteínas (VLDL, IDL e LDL). É uma proteína enorme com 4.536 aminoácidos que cobre grande parte da partícula, existindo na proporção de uma molécula da proteína/partícula. Nas células intestinais, a desaminação da citosina 6666 do mRNA do gene da apoB-100 forma um mRNA com edição diferente (Teng et al., 1993), apresentando uma trinca de terminação UAA que interrompe a tradução desse mRNA formando uma outra proteína de 2.152 aminoácidos (os mesmos aminoácidos da extremidade aminoterminal da proteína apoB-100).

A proteína **apoB-48** é a principal apoproteína dos quilomícrons (**Fig. 12.2**). Outras proteínas (apoA, C e E) também participam da constituição de outras partículas transportadoras de lipídios.

O tamanho e a densidade de cada lipoproteína são determinados pela quantidade de lipídios no centro da partícula. Os tipos e as características gerais das lipoproteínas do plasma junto com as apoproteínas associadas estão resumidos no **Quadro 12.1**.

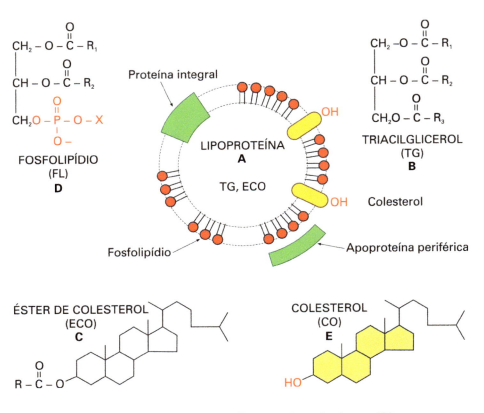

Figura 12.1. Estrutura geral das lipoproteínas do plasma (A) e seus constituintes: TG (B); ECO (C); FL (D) e CO (E).

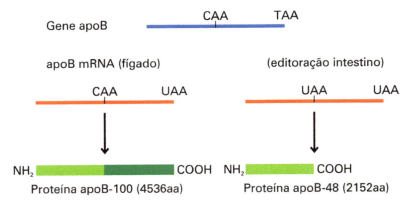

Figura 12.2. Estrutura das apolipoproteínas B.

HIPERCOLESTEROLEMIA FAMILIAR

Quadro 12.1. Principais lipoproteínas do plasma.

Lipoproteínas	Densidade (g/mL)	Tamanho (nm)	Composição (%)					Apoproteínas
			FL	CO	ECO	TG	P	
Quilomícrons	< 1,006	75-1.200	9	1	3	85	2	B-48, A, C, E
VLDL	< 1,006	30-80	18	1	12	50	10	B-100, C, E
IDL	1,006-19	25-35	–	–	89	–	11	B-100 e E
LDL	1,019-63	18-25	20	8	37	10	23	B-100
HDL	1,063	5-12	24	2	15	4	55	A, C e E

VLDL = lipoproteína de densidade muito baixa; IDL = lipoproteína de densidade intermediária; LDL = lipoproteína de baixa densidade; HDL = lipoproteína de alta densidade.

Metabolismo das lipoproteínas

O metabolismo das lipoproteínas ocorre através de duas vias principais, a exógena e a endógena, esquematizadas na **Fig. 12.3**.

Resumidamente, na **via exógena**, os lipídios da dieta são incorporados aos **quilomícrons** produzidos nos enterócitos e lançados primeiramente nos canalículos e dutos linfáticos e, posteriormente, transportados pela corrente sanguínea. A enzima *lipoproteína lipase*, ligada à superfície endotelial dos capilares em vários tecidos extra-hepáticos, libera a maioria dos triglicerídios dos quilomícrons, como também quantidades significativas existentes nas apolipoproteínas A e C. Os quilomícrons remanescentes, contendo essencialmente as apolipoproteínas B-48 e a E, são reconhecidos pelos receptores hepáticos e rapidamente removidos da circulação para o fígado.

Na **via endógena**, os triglicerídios sintetizados nos hepatócitos são secretados para a circulação juntamente com os demais lipídios na forma de VLDL, contendo as apoproteínas B-100, C e E. Os triglicerídios são hidrolisados nos capilares extra-hepáticos, convertendo a VLDL em IDL e depois em LDL, graças à perda da maioria dos triglicerídios e de todas as apolipoproteínas, exceto a B-100. Através da apoB-100 a LDL é captada pelas células dos tecidos extra-hepáticos e do fígado.

Finalmente, uma quinta lipoproteína existente no plasma, a HDL, leva o colesterol dos tecidos extra-hepáticos para o fígado e esta movimentação é chamada de **transporte reverso do colesterol**.

Estrutura do receptor da LDL

O receptor da LDL é uma proteína existente nos tecidos extra-hepáticos e no fígado que interage com a apoB-100 da LDL formando um complexo que será internalizado pelas células.

BIOMOLÉCULAS E METABOLISMO CELULAR

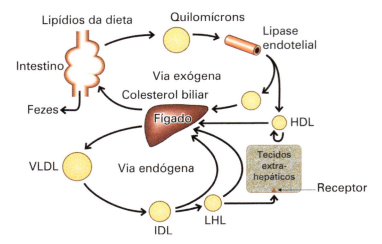

Figura 12.3. **Vias exógenas e endógenas das lipoproteínas** (modificado de Gaw et al., 2008).

O gene que expressa o receptor da LDL apresenta um tamanho de 45.000 pares de bases contendo 18 éxons e 17 íntrons e está localizado na extremidade do braço curto do cromossomo 19. A proteína madura do receptor da LDL possui 839 aminoácidos divididos em cinco regiões (**Fig. 12.4**). A mais externa delas é a que contém os domínios que reconhecem e interagem com os aminoácidos da apoB-100. Nas outras lipoproteínas (VLDL e IDL), esses domínios da apoB-100 estão mascarados e o receptor da LDL não os reconhece. Mais de 1.000 tipos de mutações diversas do gene do receptor são conhecidas e todos podem levar à **hipercolesterolemia familiar**, doença que se caracteriza pela não formação do complexo entre a apoB-100 e o receptor da LDL.

Após a ligação do receptor com a apoproteína B-100 da LDL, o complexo é internalizado por um mecanismo de **endocitose** descoberto por Goldstein e Brown (1982) que lhes deu o Prêmio Nobel de Medicina em 1985 (**Fig. 12.5**). O complexo invagina-se formando uma vesícula endocítica (o endossomo) que adentra o citoplasma. Dentro do endossomo, o receptor LDL dissocia-se e volta para a superfície celular para uma nova captação de LDL. Posteriormente, o endossomo funde-se com o **lisossomo**, a enzima *colesteril hidrolase*, cliva os ésteres de colesterol, produzindo colesterol livre e as proteases lisossômicas hidrolisam a apoproteína B-100 até seus aminoácidos constituintes.

As LDL (depois de serem formadas) demoram cerca de dois dias para serem captadas e 70% delas o são pelo mecanismo acima descrito. Os restantes 30% utilizam outros mecanismos que não reconhecem a LDL normal, mas sim uma forma de LDL acetilada ou oxidada.

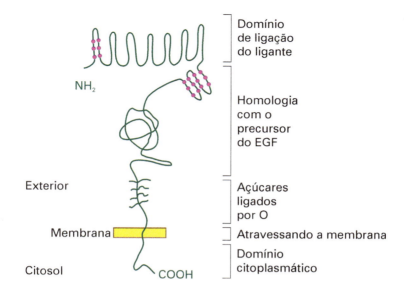

Figura 12.4 Estrutura do receptor da LDL (modificado de Yamamoto et al., 1984).

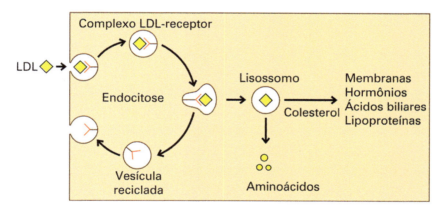

Figura 12.5. Internalização do complexo LDL e seu receptor.

Biossíntese do colesterol

Metade do colesterol que se incorpora diariamente em nosso organismo é adquirido por meio da dieta (cerca de 500mg nas dietas ocidentais mais comuns) e o restante é sintetizado por via endógena (**Fig. 12.6**) em praticamente todas as células do organismo, principalmente as do fígado, enterócitos e células produtoras de esteroides (existentes nas adrenais, testículos e ovários).

119

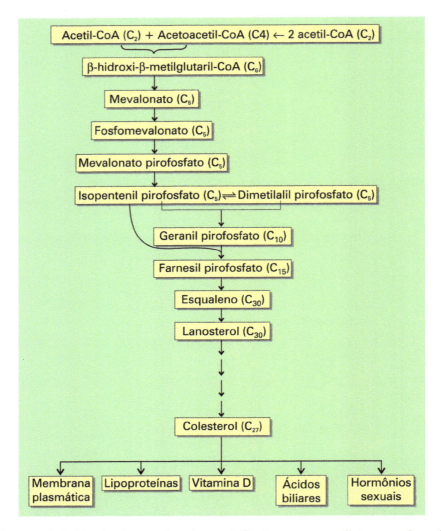

Figura 12.6. Via da síntese do colesterol. O número em parênteses após cada intermediário indica a quantidade de átomos de carbono que possui.

Essa via de biossíntese do colesterol foi descoberta por Konrad Bloch na década de 1960, tendo seu autor recebido o Prêmio Nobel de Medicina em 1965.

A via começa e tem todos os seus 27 átomos de carbono provenientes da molécula do acetil-CoA. Três moléculas de acetil-CoA formam o **βOHβMetil-glutaril-CoA** (de C6) que dará origem ao mevalonato. Um de seus derivados (o isopentenil, de C5) condensa-se seis vezes para formar o esqualeno (C30) que sofre ciclização, formando o lanosterol e depois perde três carbonos dando origem, finalmente, ao colesterol.

O homem não consegue metabolizar o colesterol a CO_2 e H_2O. Seus principais destinos são a membrana plasmática, as lipoproteínas séricas, a síntese da vitamina D, dos hormônios sexuais e dos ácidos biliares. Esses últimos são excretados pelo fígado através da vesícula biliar e intestino (Murray et al., 2009; Nelson e Cox, 2008).

Regulação da via de biossíntese do colesterol

A enzima-chave na regulação da via de biossíntese do colesterol é a β*OH*β*Metilglutaril-CoA redutase,* que é regulada negativamente pelos produtos da via. Essa inibição que era reconhecida há mais de 75 anos só recentemente teve seu mecanismo finalmente esclarecido (história contada por Brown e Goldstein, 2009). Essa inibição faz-se pelo bloqueio da ativação de um fator de transcrição (**SREBP**) envolvido na síntese do mRNA da enzima (**Fig. 12.7**) (Horton et al., 2002).

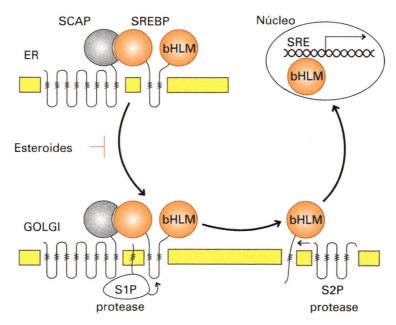

Figura 12.7. Regulação do fator de transcrição (SREBP) por esteróis (reproduzido de Brown e Goldstein, 2009).

O fator de transcrição está originalmente inativo, complexado com uma proteína chamada de **SCAP** no retículo endoplasmático. SCAP é um sensor capaz de estimar os níveis intracelulares de colesterol e outros esteróis. Quando os níveis desses compostos estão elevados, o complexo inativo persiste no retículo endoplasmático. Quando os níveis de colesterol diminuem, o complexo **SREBP-SCAP** migra para o Golgi, onde sofre a ação de duas proteases que liberam a porção N terminal do SREBP que entra no núcleo e participa da ativação da transcrição de vários genes, especialmente da β*OHβMetilglutaril-CoA redutase*. Essa porção N terminal do SREBP tem uma vida média curta, sendo destruída rapidamente pelos proteassomos. Assim que os níveis de colesterol são repostos e a transcrição da enzima não é mais necessária, a porção ativa do SREBP será degradada. Dessa forma, a concentração do colesterol (ingerido e/ou sintetizado pelo organismo) regula a síntese da principal enzima da via biossintetizadora.

A enzima β*OHβMetilglutaril-CoA redutase* possui outros mecanismos de regulação: (a) **um hormonal**, através da fosforilação (e inativação) da enzima por *glucagon* ou da sua defosforilação (e ativação, pela *insulina*); e (b) por **inibidores naturais e sintéticos** derivados de fungos, chamados de estatinas, que são inibidores competitivos da enzima.

Tratamento

O objetivo do tratamento da **hipercolesterolemia familiar** é diminuir os níveis do colesterol sanguíneo, porque há uma grande evidência apontando uma correlação direta entre altos níveis do colesterol presentes nas LDL (o mau colesterol) e o desenvolvimento de doenças ateroescleróticas vasculares (Ginsberg, 1994), especialmente o infarto do miocárdio. Além do colesterol e de ácidos graxos saturados, há outros fatores de risco nessas doenças: (a) cigarro, (b) hipertensão, (c) diabetes, (d) obesidade, (e) sedentarismo, que devem também ser considerados e controlados.

As recomendações dietéticas incluem a redução da porcentagem das gorduras saturadas (para não mais que 7% das calorias totais) e a quantidade de colesterol (até 200mg por dia). Isso pode ser conseguido com a diminuição da ingestão de carnes, ovos e substituição das gorduras animais por óleos de oliva e canola e fibras que diminuem a captação do colesterol no intestino. Uma medida terapêutica nesse sentido é a ingestão por via oral de resinas catiônicas (colestiramina e colestipol) que não são absorvidas e acabam interagindo com os ácidos biliares no intestino, sendo eliminadas juntamente com os ácidos biliares pelas fezes. Como os ácidos biliares deixam de ser reabsorvidos, haverá falta de ácidos biliares no organismo que será compensada por uma redistribuição dos destinos do colesterol visando repor os níveis dos ácidos biliares. Em consequência desse artifício, haverá superprodução de ácidos biliares (que serão afinal sequestrados no intestino pela resina), que acaba diminuindo significativamente os níveis de colesterol.

Recentemente, foi desenvolvido um inibidor para a captação do colesterol nos enterócitos, a **ezetimibe** (Clader, 2004), que se tem mostrado muito eficiente, firmando-se como um dos pilares atuais do tratamento da diminuição dos níveis de colesterol no sangue.

Mas não basta diminuir a captação intestinal do colesterol, pois a biossíntese endógena poderá facilmente compensar essa perda. Será necessário também o uso de medicamentos específicos para diminuir a via de biossíntese do colesterol. Essas drogas são as **estatinas** (lovastatina, pravastatina, fluvastatina e sinvastatina), que são inibidores competitivos da β*OHβMetilglutaril-CoA redutase*, enzima-chave na biossíntese do colesterol (Nelson e Cox, 2008) (**Fig. 12.8**).

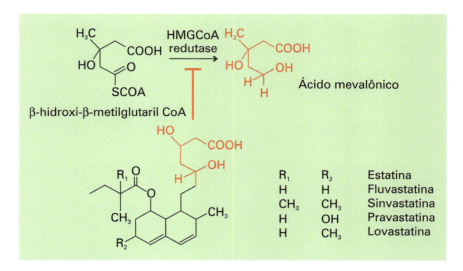

Figura 12.8. Estrutura das estatinas.

O uso combinado da ezetimibe com as estatinas tem-se mostrado mais eficiente que a terapêutica isolada das drogas (Katragada et al., 2010). Além disso, elas aumentam ligeiramente os níveis do HDL (o bom colesterol). Como há uma correlação inversa entre as doenças coronarianas e os níveis de HDL plasmáticos, recomendam-se também outras medidas que levam a aumento nas taxas de HDL, como o uso moderado de vinho tinto e os exercícios físicos.

O tratamento da forma homozigota da hipercolesterolemia familiar é muito mais difícil e envolve em geral a remoção da LDL, VLDL e IDL da corrente sanguínea, passando o plasma (extracorporalmente) por uma coluna contendo um anticorpo específico para a apoproteína B-100 ligado à resina. É um procedimento chamado de **aférese da LDL**. A resina retira essas lipoproteínas da circulação, mas não afeta os níveis da HDL. Sua desvantagem é estar disponível apenas em alguns centros muito especializados e também necessitar de aplicações frequentes (1-2 vezes por semana).

Questões

1 Qual é a causa da hipercolesterolemia familiar?

2 Uma pessoa sem alterações no receptor da LDL pode ter níveis sanguíneos elevados do colesterol tipo LDL? Explique.

3 O tratamento medicamentoso da hipercolesterolemia é baseado na inibição da síntese do colesterol. Identifique em qual passo metabólico da via sintética do colesterol ocorre a inibição. Por quê?

4 O tratamento deste paciente com resina catiônica não absorvível (colestiramina) que se liga aos ácidos biliares intestinais e os elimina pelas fezes levou, após 3 meses de tratamento, à queda nos níveis de colesterol para cerca de 280mg/dL. Quais alterações do metabolismo do colesterol e das lipoproteínas são responsáveis por este efeito?

5 O que são SREBP e SCAP? Que papéis desempenham na regulação da síntese do colesterol?

6 Quais os papéis da ezetimibe e das estatinas no tratamento da hipercolesterolemia familiar?

Bibliografia

Bloch K. The biological synthesis of cholesterol. Science 1965;150:19-28.

Brown MS, Goldstein JL. Cholesterol feedback: from Schoenheimer's bottle to Scap's MELADL. J Lipid Res 2009;50:S15-27.

Clader JW. The discovery of ezetimibe: a view from outside the receptor. J Med Chem 2004;47: 1-9.

Cuchel M, Rader DJ. Low-density lipoprotein receptors and familial hypercholesterolemia. In Glew RH, Rosenthal MD (eds). Clinical studies in medical biochemistry. 3rd ed. Oxford: Oxford University Press; 2007. p. 152-158.

Gaw A, Murphy MJ, Cowan RA, O'Reilly DSTJ, Stewart MJ, Shepherd J. Clinical biochemistry. 4th ed. Churchill-Livingstone-Elsevier; 2008.

Ginsberg HN. Lipoprotein metabolism and its relationship to atherosclerosis. Med Clin North Am 1994;78:1-20.

Goldstein JL, Brown MS. The LDL receptor defect in familial hypercholesterolemia. Med Clin North Am 1982;66:335-362.

Goldstein JL, Hobbs HH, Brown MS. Familial hypercholesterolemia. In Scriver CR, Beauder AL, Sly WS, Valle D (eds). The metabolic and molecular bases of inherited disease. 8th ed. New York: McGraw-Hill. 2001. p. 2863-2913.

Horton JD, Goldstein JL, Brown MS. SREBPs: activators of the complete program of cholesterol and fatty acid synthesis in the liver. J Clin Invest 2002;10:1125-1131.

Katragada S, Rai F, Arora R. Dual inhibition, new paradigms for cholesterol lowering. Am J Ther 2010;17(4):e88-99.

MedlinePlus: cholesterol. Disponível em http://www.nlm.nih.gov/medlineplus/cholesterol.html

Murray RK, Bender DA, Botham KM, Kennelly PJ, Rodwell VW, Weil PA. Harper's illustrated Biochemistry. 28th ed. McGraw-Hill-Lange; 2009.

Nelson DL, Cox MM. BOX 21-3: The lipid hypothesis and the development of statins. In Lehninger principles of biochemistry. 5th ed. New York: Freeman; 2008. p. 842-843.

Teng B, Burant CF, Davidson NO. Molecular cloning of an apolipoprotein B messenger RNA editing protein. Science 1993;260(5115):1816-1819.

Yamamoto T, Davis CG, Brown MS, Schneider WJ, Casay L, Goldstein JL, Russel DW. The human LDL receptor: a cysteine-rich protein with multiple Alu sequences in its mRNA. Cell 1984;39:27-38.

CAPÍTULO 13

DISTÚRBIOS DO CICLO DA UREIA NA **HIPERAMONEMIA HEREDITÁRIA**

Caso clínico

Um homem branco de 30 anos de idade foi internado em um hospital apresentando confusão mental, letargia e esquecimento. Nos cinco dias seguintes, continuava desorientado e apresentara episódios de vômitos, perda de memória e ataxia. Um diagnóstico provisório de encefalopatia de causa desconhecida foi proposto. O exame físico do paciente foi normal, com exceção da parte neurológica. O paciente era incapaz de realizar operações aritméticas simples e lembrava-se de poucas coisas. Os testes laboratoriais iniciais incluíam o exame da função hepática, que estava normal. O nível de amônia plasmática no quinto dia de internação era de 104μM (valores normais de 5 a 50μM) e se elevara a 194μM no dia seguinte. Uma série de exames laboratoriais que visavam estabelecer o diagnóstico do caso clínico (**Quadro 13.1**) permitiu chegar-se ao diagnóstico de hiperamonemia por deficiência da ornitina transcarbamilase (OTC$^-$).

Quadro 13.1. Exames laboratoriais no sangue do paciente/valores normais.

Ureia	0,7mM	2,5-7,0mM
NH$_3$	194μM	10-50μM
Glutamina	1,5mM	0,45-0,75mM
Citrulina	2,0μM	10-34μM
Ácido orótico (urina)	38μM/mM creatinina	2-4μM/mM creatinina

Caso clínico retirado de Brusilow, 1997.

Fundamentação bioquímica

Esse é um caso clínico em que o paciente apresenta um distúrbio do ciclo da ureia. Ao contrário do que se costuma pensar, esses casos não são apenas encontrados nos recém-nascidos. Na verdade, mais de 60% dos casos descritos na literatura surgem após dias do nascimento (Summar et al., 2008), podendo em alguns casos raros, como esse, manifestar-se apenas em adultos. Essas doenças do ciclo da ureia são pertencentes a uma série de **doenças hereditárias** raras (afetando em seu conjunto 1 em cada 10.000 recém-nascidos), originárias de uma mutação em uma das enzimas (ou transportadores de intermediários) do ciclo da ureia (Brusilov e Horwich, 2001; Bachmann et al., 2004; Seminara et al., 2010). Em decorrência dessa deficiência, acumula-se amônia no sangue, que é o principal substrato da via. Outro tipo de **hiperamonemia** (aumento da taxa de amônia no sangue), a **adquirida**, pode ser encontrado nas lesões hepáticas graves (como a hepatite fulminante e a cirrose) e levar à encefalopatia hepática (MedlinePlus). Nesses casos, o fígado lesado acaba indiretamente também afetando o ciclo da ureia (que só existe integralmente nesse órgão) e acumulando amônia.

Ciclo da ureia

Ao contrário do metabolismo dos hidratos de carbono e dos lipídios – capazes de armazenar (quando ingeridos em excesso) grandes quantidades de gordura –, as proteínas não são armazenadas em nosso organismo. Os aminoácidos, obtidos por meio da digestão e absorção das proteínas da dieta, que não forem aproveitados na renovação diária das proteínas endógenas devem ser **catabolizados** (Nelson e Cox, 2008): os esqueletos carbônicos são oxidados a CO_2 e H_2O e os nitrogênios transformados inicialmente em **amônia** (que é tóxica) e depois excretados na urina na forma de **ureia** (menos tóxica).

Na produção da amônia, um papel central cabe ao aminoácido **glutamato** (**Fig. 13.1**). Ele é sintetizado a partir do α-cetoglutarato que recebe um grupo amino de outro aminoácido numa reação catalisada pelas *aminotransferases* (também chamadas de *transaminases,* das quais a ALT, quando o amino é proveniente da alanina, e a AST do aspartato são as mais importantes). Em seguida, o glutamato é desaminado pela *glutamato desidrogenase* liberando a **amônia** para alimentar o ciclo da ureia e regenerando o α-cetoglutarato para continuar a receber o grupo amino dos aminoácidos. Finalmente, o glutamato (na sua forma de amida a **glutamina**) transporta pelo sangue o grupo amino originado dos aminoácidos nos diferentes órgãos (especialmente os músculos) para o fígado, onde será liberado. Outra forma de transporte sanguíneo da amônia é oferecida pela **alanina**.

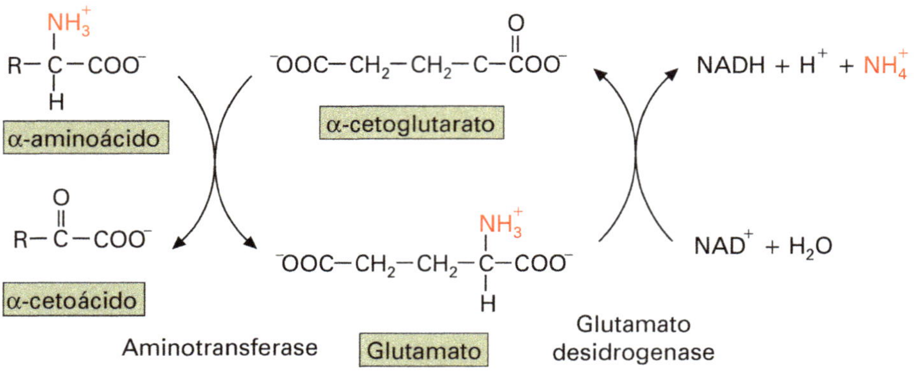

Figura 13.1. Papel do glutamato na alimentação do ciclo da ureia.

A via enzimática que recebe a amônia (na realidade um ciclo de enzimas) foi descrita em 1932 por Hans Krebs (que recebeu o Prêmio Nobel de Medicina de 1953, graças à descoberta desse ciclo e o dos ácidos tricarboxílicos). Ele consta de seis enzimas e dois transportadores envolvidos na síntese da ureia do organismo (Holmes, 1980). Embora algumas de suas reações possam ocorrer também no intestino, rim e eritrócitos, elas funcionam integralmente apenas no fígado dos vertebrados, pois apenas ele possui a enzima arginase, que no final libera a ureia. Na **Fig. 13.2** estão esquematizadas suas principais reações:

A primeira reação (1), a da *carbamoil fosfato sintase* I (CPS-I), ocorre em versão mitocondrial (no ciclo da ureia) e outra citoplasmática (CPS-II, na via das pirimidinas). A partir de CO_2, NH_4^+ e 2 ATP [e na presença do efetor alostérico N-acetilglutamato formado através da reação (2)], forma-se o carbamoil fosfato mitocondrial que pode ou se unir à ornitina para formar citrulina pela ação da enzima (3), a *ornitina transcarbamoilase* (OTC), ou se acumular (no caso de uma mutação OTC^-) indo para o citoplasma para entrar no ciclo das pirimidinas. Defeitos nessa reação mitocondrial são responsáveis por quase 60% dos distúrbios do ciclo da ureia.

A próxima reação é a citoplasmática e nela a citrulina se condensa com o aspartato através da *argininossuccinato sintase* (4). Essa reação consome duas ligações fosfato de alta energia provindas de uma molécula de ATP, que é cindida inicialmente em AMP e PP_i. A quebra posterior do PP_i em 2 P_i puxa a reação para a direita. A reação seguinte é catalisada pela *argininossuccinato liase* (5) que cliva o argininossuccinato em fumarato e arginina. Finalmente, na última reação do ciclo, a *arginase* (6) catalisa a síntese do produto final (a **ureia**) e da ornitina. A ureia sai do fígado, entra na circulação e é eliminada pela urina. A ornitina, por outro lado, entra na mitocôndria e começa uma nova rodada do ciclo da ureia.

HIPERAMONEMIA HEREDITÁRIA

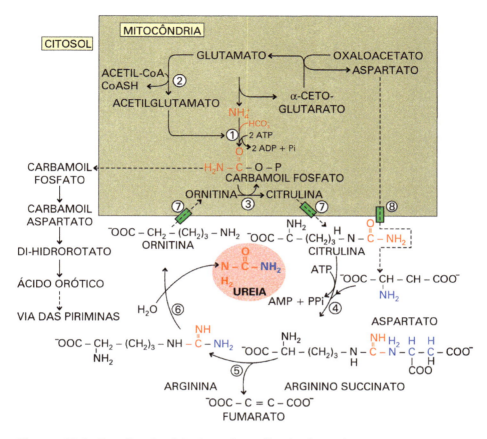

Figura 13.2. Reações do ciclo da ureia no fígado. As enzimas estão numeradas entre parênteses: (1) *carbamoil fosfato sintase*, CPS-I; (2) *acetilglutamato sintase*, ACGS; (3) *ornitina transcarbamoilase*, OTC; (4) *argininossuccinato sintase*, AS; (5) *argininossuccinato liase*, AL; (6) *arginase*. Na figura também estão representados os transportadores da ornitina e citrulina (7) e do aspartato (8). Finalmente, está indicada a via da biossíntese das pirimidinas (citoplasma), que usa o carbamoil fosfato como intermediário.

Além dessas enzimas, podem também sofrer mutações os transportadores da ornitina e citrulina (7) e o do aspartato (8).

A estequiometria geral do ciclo da ureia é:

$$2NH_4 + HCO_3^- + 3ATP^{4-} + H_2O \rightarrow \text{Ureia} + 2ADP^{3-} + AMP^{2-} + 4P_i^{2-} + 2H^+$$

sendo gastos quatro fosfatos de alta energia para sintetizar uma molécula de ureia, tornando o processo altamente irreversível.

Duas funções são atribuídas ao ciclo: (a) A primeira é **sintetizar a arginina**, que normalmente é um aminoácido não essencial para o homem, sendo esse o local da sua síntese endógena. Nos casos dos distúrbios do ciclo (exceto os causados por mutações na reação 6), a arginina passa a ser um aminoácido essencial que deve ser oferecido a esses pacientes durante o tratamento. Se assim não for, será agravado o quadro do distúrbio porque, na tentativa de suprir a arginina necessária diariamente, as proteínas endógenas serão degradadas acumulando todos os outros 19 aminoácidos liberados juntamente com a arginina. (b) A segunda função é **sintetizar a ureia**, principal produto final da excreção de nitrogênio no homem (Quadro 13.2). As quantidades de ureia produzidas são muito variáveis e dependem do estado metabólico geral, pois as enzimas do ciclo da ureia são induzidas ou reprimidas de acordo com as necessidades do organismo. Chegam a oscilar de 10 a 20 vezes seus valores celulares extremos. Em dietas hiperproteicas ou durante o jejum, onde o catabolismo dos aminoácidos está muito aumentado, a produção de ureia também cresce. Ao contrário, em dietas hipoproteicas a síntese de ureia está diminuída.

Quadro 13.2. Produtos nitrogenados excretados na urina.

Composto	Excreção diária (g/dia)
Acido úrico	0,8
Amônia	0,7
Creatinina	1,4
Ureia	30

Diagnóstico clínico e laboratorial

No caso clínico descrito neste artigo, houve um aumento nos níveis da amônia circulante (hiperamonemia) que provocou efeito tóxico no sistema nervoso central. Toda sintomatologia do paciente: a confusão mental (também a incapacidade de realizar operações aritméticas simples), a letargia e o esquecimento estão relacionados a esse fato. Felizmente, os níveis de amônia sanguínea do paciente eram apenas moderadamente elevados (104 e 190μM). (Níveis mais altos, que podem chegar até mais de 1.000μM de amônia no sangue, serão acompanhados de uma sintomatologia mais exuberante: vômitos, visão borrada, edema cerebral, coma e até a morte). Isso sugere que o distúrbio do ciclo da ureia em questão deve ser de nível moderado. De alguma forma, a região mutada da enzima ainda permitiria a expressão de uma atividade residual capaz de metabolizar, ainda que muito parcialmente, a amônia.

HIPERAMONEMIA HEREDITÁRIA

Toda vez que uma enzima de qualquer via (ou ciclo) estiver inibida ou defeituosa, haverá acúmulo nos seus reagentes e diminuição dos produtos dessa reação. Por essa razão, o aumento da excreção de ácido orótico na urina é indicador indireto que a síntese do carbamoil fosfato na mitocôndria estaria ocorrendo normalmente, pois esse intermediário pode alimentar tanto a síntese da ureia quanto a das bases pirimídicas no citoplasma (ver **Fig. 13.2**). A lesão do ciclo estaria, portanto, em qualquer outro ponto do ciclo (da terceira até a sexta enzima, ou nos transportadores dos intermediários através da membrana mitocondrial). O esclarecimento dessa questão foi obtido pela dosagem plasmática dos níveis de citrulina. Por ela estar muito abaixo dos valores normais, o defeito deve estar na terceira enzima do ciclo, a *ornitina transcarbamoilase* (uma mutante OTC⁻). Esse fato poderia ser confirmado por meio de biópsia do fígado seguida da dosagem da *ornitina transcarbamoilase*, que deverá acusar uma atividade enzimática bastante reduzida.

Tratamento

O tratamento da hiperamonemia faz-se em duas etapas: (a) a **fase aguda** e (b) a de **manutenção**. Na primeira, o objetivo é reduzir rapidamente os níveis de amônia circulante porque seu efeito tóxico no cérebro causa sequelas praticamente irreversíveis. Embora as razões pelas quais a amônia é tóxica não sejam de todo conhecidas (Hertz e Kala, 2007), especula-se que seu aumento desviaria os níveis do α-cetoglutarato para glutamato, diminuindo um dos intermediários do ciclo dos ácidos tricarboxílicos no cérebro e em consequência a síntese de ATP. Com isso, poderiam ser explicados os sintomas de depressão do SNC, frequentemente encontrados nesse e em outros pacientes com distúrbios no ciclo da ureia. Por outro lado, os sintomas de excitação seriam devidos às sínteses de glutamina e GABA, provocando eventuais desarranjos nas sinapses cerebrais.

A hiperamonemia caracteriza uma emergência clínica a ser corrigida por hemodiálise (ou diálise peritoneal, se a primeira não estiver disponível). Duas outras medidas devem também ser tomadas: a recomendação de uma **dieta hipoproteica e a administração de arginina** (dispensável se a causa do distúrbio do ciclo for um defeito específico da arginase). Ambas as medidas visam diminuir a intensidade da degradação de proteínas, que também diminuiria se o nível calórico da dieta fosse mantido normal graças a um aumento relativo na ingestão de carboidratos.

Em uma segunda etapa do tratamento, são recomendadas as administrações do fenilacetato (ou do fenilbutirato, que facilmente se transforma em fenilace-

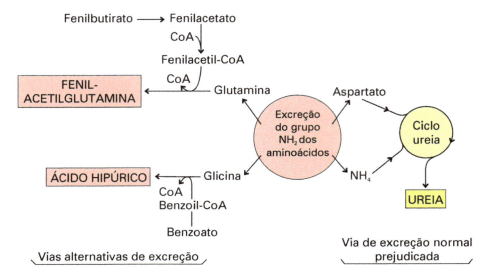

Figura 13.3. Tratamentos para a eliminação da amônia no caso de um distúrbio do ciclo da ureia.

tato e possui um odor mais bem aceito pelos pacientes) e do benzoato (Enns et al., 2007; Cederbaum et al., 2010). Essas drogas introduzem um mecanismo alternativo (ao ciclo da ureia) para a eliminação da amônia (ver **Fig. 13.3**).

Questões

1 A hiperamonemia hereditária pode resultar de defeitos nos genes do ciclo da ureia. Quais enzimas poderiam ser afetadas?
2 Considerando o caso clínico apresentado, qual enzima estaria defeituosa nesse paciente? Por quê?
3 Por que o íon amônio é tóxico para o sistema nervoso central?
4 Que semelhanças e diferenças você esperaria encontrar nas hiperamonemias causadas por hepatite viral e nas herdadas?
5 Explique o racional do tratamento com fenilbutirato.
6 No caso em questão, você esperaria uma melhora do caso pela injeção por via intravenosa de arginina? Por quê?

Bibliografia

Bachmann C, Batshaw M, Hammond J, Tuchman M, Wicken B (eds). New developments in urea cycle disorders. Mol Genet Metab 2004;81(Suppl 1). Todos artigos desta revista.

Brusilov SW. Inborn errors of urea synthesis. In Glew RH e Ninomiya Y (eds). Clinical studies in medical biochemistry. 2nd ed. Oxford: Oxford Press; 1997. p. 260-267.

Brusilov SW, Horwich AL. Urea cycle enzymes. In Scriver C, Beaudet AC, Sly WS, Vale D, Childs B, Kinzler K, Vogelstein B (eds). The metabolic and molecular bases of inheridet disease. 8th ed. New York: McGraw-Hill Companies, Inc; 2001. p. 1909-1963. A fonte de informações mais categorizada da literatura.

Cederbaum S, LeMons C, Batshaw ML. Alternative pathway or division therapy for urea cycle disorders now and in the future. Mol Genet Metab 2010;110(3):219-220.

Enns GM, Berry AS, Berry GT, Rhead WJ, Brusilow SW, Hamosh A. Survival after treatment with phenylacetate and benzoate for urea-cycle disorders. N Engl J Med 2007;356(22):2282-2292.

Hertz L, Kala G. Energy metabolism in brain cells: effects of elevated ammonia concentrations. Metab Brain Dis 2007;22(3-4):199-218.

Holmes FL. Hans Krebs and the discovery of the ornithine cycle. Fed Proc 1980;39(2):216-225.

Krebs H. The citric acid cycle. Nobel Lecture; 1953.

MedlinePlus (Encyclopedia): hereditary urea cycle abnormality e hepatic encephalopathy. Disponível em http://www.nlm.nih.gov/medlineplus/ency/article/000372.htm

Nelson DL, Cox MM. Lehninger Principles of Biochemistry. 5th ed. New York: Freeman; 2008.

Seminara J, Tuchman M, Krivitzky L, Krischer J, Lee HS, LeMons C et al. Establishing a consortium for the study of rare diseases: the urea cycle disorders consortium. Mol Genet Metab 2010;100 (Suppl 1):S97-S105. O restante da revista traz os trabalhos apresentados no 3rd International Sattelite on Urea Cycle Disorders (realizado em La Jolla, Califórnia, em 25-27 de agosto de 2009).

Summar ML, Dobbelaere D, Brusilow S, Lee B. Diagnosis, symptoms, frequency and mortality of 260 patients with urea cycle disorders from a 21-year, multicentre study of acute hyperammonaemic episodes. Acta Pediatr 2008;97:1420-1425.

CAPÍTULO

14

O CATABOLISMO DAS PURINAS NA **GOTA**

Caso clínico

Um senhor de 70 anos de idade foi ao seu médico relatando que na noite anterior acordara com forte dor no artelho do pé direito que persistia desde então. Era uma dor intensa e o pé estava tão hipersensível que não conseguia suportar nem o peso do lençol. Não havia nenhuma outra queixa relatada pelo paciente. Contou ainda que recentemente, ao se aposentar, adquirira o hábito de ingerir todas as noites algumas doses de caipirinha.

Ao exame físico o dedo estava vermelho, inchado e doloroso ao toque, mas nenhuma outra articulação fora afetada. Diante da história do paciente, o médico suspeitou de crise aguda de gota, receitou repouso e anti-inflamatório por via oral. Solicitou ainda que colhesse sangue para a dosagem de ácido úrico. O exame revelou uma taxa de 10mg/dL (valores normais entre 3,3 e 6,9).

Fundamentação bioquímica

A gota é uma doença inflamatória desencadeada pela formação e depósito de cristais de urato em certos tecidos e articulações (Becker, 2001; MedlinePlus; Busso e So, 2010; Terkeltaub, 2010). Ela apresenta a maior incidência de todas as artrites, chegando a atingir 2% da população de adultos nos países ocidentais. E esse percentual está aumentando, visto que as duas últimas décadas registraram aumento de 60% na população com idade superior a 65 anos e mais de 100% após os 75 anos. Nesta faixa etária, a porcentagem de gota atinge 7% da população.

Catabolismo das bases púricas

O ácido úrico é formado como produto final do catabolismo das purinas (**Fig. 14.1**). A via começa quando o AMP dá origem à inosina e depois a hipoxantina e o GMP à guanina e à xantina, respectivamente. E termina quando a hipoxantina se converte em xantina e finalmente em **ácido úrico**, pela ação da enzima, *xantina oxidase*. Nos mamíferos (exceto os primatas superiores), a via metabólica continua com a transformação do ácido úrico em alantoína, composto mais solúvel e facilmente eliminado. Por essa razão esses animais apresentam valores sanguíneos de ácido úrico até dez vezes menores que os primatas.

No homem, essa concentração está próxima da saturante e seu nível resulta do balanço entre a síntese do ácido úrico e sua excreção. Quando a concentração sérica atinge valores acima de 7mg/dL, podem ser formados cristais de urato que eventualmente se precipitam em certos tecidos, especialmente nas orelhas e extremidades dos membros que apresentam temperatura ligeiramente inferior às outras regiões. Por essa razão, a inflamação do artelho do pé é um sinal quase específico para o estabelecimento do diagnóstico de gota. Toda vez que se formam esses cristais, a concentração de ácido úrico obrigatoriamente está acima desses valores saturantes. Entretanto, o oposto não é necessariamente verdadeiro, pois há casos de hiperuricemia (concentrações de ácido úrico acima de 7mg/dL) sem a formação de cristais, parecendo indicar que, além da saturação, um outro fator ainda desconhecido estaria envolvido na formação dos cristais (Gaw et al., 2008).

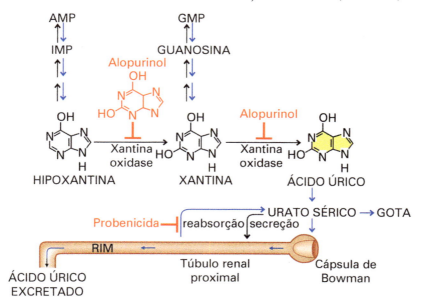

Figura 14.1. Produção e excreção do ácido úrico.

Cerca de 10% dos casos de hiperuricemia são decorrentes de um excesso da produção de purinas através de defeitos na via de biossíntese *de novo* ou da via da salvação, o que leva a um aumento da via de catabolismo das purinas. Noventa por cento dos casos de hiperuricemia são decorrentes da diminuição do sistema de excreção, principalmente renal. Grande parte do ácido úrico filtrado através da cápsula de Bowman (do rim) normalmente é reabsorvida no túbulo renal proximal através de vários sistemas transportadores de ácido úrico. Inibidores desses sistemas (como a **probenecida**) são capazes de aumentar a excreção do ácido úrico na urina.

Outras drogas agem na via de produção do ácido úrico. A principal delas é o **alopurinol**, um inibidor competitivo da xantina oxidase, que catalisa a síntese do ácido úrico. Inibida a enzima, acumula-se tanto a xantina quanto a hipoxantina, que são compostos mais solúveis e podem ser eliminados facilmente pela urina. Recentemente, outra droga, o **febuxostate**, também um inibidor da *xantina oxidase*, começa a ser comercializada no mercado europeu, para ser usada em casos de intolerância ao alopurinol.

Via da biossíntese *de novo* das purinas e sua regulação

A via da biossíntese *de novo* das purinas contém uma série de 14 enzimas que levam à formação do AMP e GMP, mononucleotídios púricos, que participam da estrutura do DNA e dos RNAs, além de uma série de cofatores e nucleotídios importantes. A via é muito ativa em todos os tecidos porque a quantidade de mononucleotídios existentes livres no organismo é uma centena de vezes menor que a existente nas macromoléculas e eles precisam estar presentes quando necessários (**Fig. 14.2**). O mesmo raciocínio também é aplicado para a fase catabólica das purinas.

A via da biossíntese *de novo* é regulada pela ação dos seus produtos finais (AMP, IMP e GMP) sobre a segunda enzima da série (PRPP amidotransferase). Quando esses produtos atingem altas concentrações, eles retroagem com centros regulatórios da enzima e essa passa a ser inibida alostericamente, diminuindo o fluxo de metabólitos através da via. Por outro lado, quando a concentração desses produtos diminui, a enzima deixa de ser inibida e volta a funcionar plenamente para repor os níveis dos mononucleotídios. A **Fig. 14.2** mostra ainda que AMP e GMP inibem as enzimas que os sintetizam, visando equilibrar as quantidades finais das duas purinas. Além desse tipo de regulação, a enzima também é ativada pelo acúmulo dos seus substratos.

Um segundo nível de controle alostérico é exercido na primeira enzima da via, a PRPP sintetase, que normalmente é inibível pelo ADP e GDP. Os casos

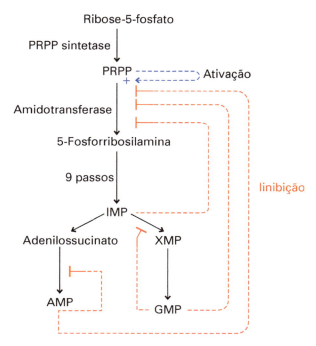

Figura 14.2. Regulação da via da biossíntese *de novo* das purinas.

conhecidos de gota decorrentes da superprodução de purinas estão localizados especialmente em defeitos da **PRPP sintetase**. Mutações do centro regulatório da enzima a tornam insensível às inibições causadas por ADP e GDP (Sperling et al., 1973; Becker et al., 1995; Garcia-Pavia et al., 2003), passando a enzima a funcionar ininterruptamente. Outras mutações no centro catalítico da enzima aumentam a $V_{máx}$ (Becker et al., 1973), que passa a ter uma velocidade duas a três vezes maior, o que acaba se transmitindo para o restante da via.

Finalmente, há mutações nas enzimas *hipoxantina-guanina fosforribosiltransferase* (HGPRTase) e *adenina fosforribosiltransferase*:

Guanina + PRPP → Guanosina monofosfato + PP_i
hipoxantina – guanina fosforribosiltransferase

Hipoxantina + PRPP → Inosina monofosfato + PP_i

Adenina + PRPP → Adenosina monofosfato + PP_i
adenina fosforribosiltransferase

que afetam a via de salvação das purinas e aumentam os níveis de **PRPP** (substrato da *PRPP amidotransferase*). Isso acelerará a biossíntese *de novo* das purinas e finalmente o aumento do catabolismo das purinas.

Patogênese da inflamação gotosa

Os cristais de urato desencadeiam a resposta inflamatória por meio de um mecanismo que aciona o sistema imune inato (Busso e So, 2010). Ele começa com o reconhecimento dos cristais pelos receptores (TLR e CD14) das células fagocíticas que induzem sua fagocitose e a ativação do fator de transcrição NFkB (ver caso clínico: "A atividade física nas doenças cardiovasculares"), que irá transcrever o precursor da citocina, pró-IL-1β (**Fig. 14.3**). A fagocitose dos cristais estimula a formação de um complexo citoplasmático recém-descoberto chamado de **inflamossomo**, constituído de um precursor da protease caspase, da proteína recrutadora da caspase (ASC) e da NALP. O complexo ativa a caspase que atuará sobre o pró-IL-1β formando a citocina ativa que será liberada do monócito e captada pelo receptor IL-1β de células endoteliais próximas. Este sinal será amplificado resultando na liberação de outros mediadores do processo inflamatório que permitirão a migração de neutrófilos para o foco da inflamação. Vários inflamossomos têm sido descritos (Petrilli et al., 2007) para outras respostas inflamatórias.

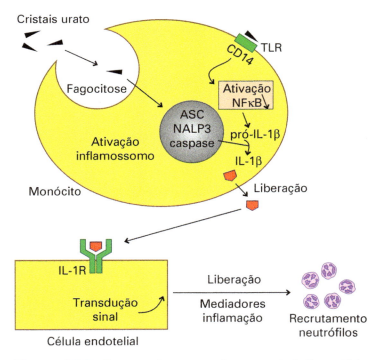

Figura 14.3. Desencadeamento da resposta inflamatória pelos cristais de urato (modificado de Busso e So, 2010).

GOTA

Diagnóstico e tratamento

O diagnóstico de gota é confirmado por meio da dosagem da concentração de ácido úrico no sangue e posteriormente pela identificação de cristais birrefringentes de urato dentro de leucócitos retirados do local da lesão inflamatória (o líquido sinovial da articulação afetada).

Depois do diagnóstico, a primeira preocupação é sair da fase aguda da inflamação. Isso em geral é conseguido com o uso de anti-inflamatório não esteroide, como a **indometacina**. Outros medicamentos usados são a **colchicina** (inibidor de microtúbulos, que nos monócitos desmontam o arranjo das tubulinas impedindo a fagocitose dos cristais de urato) e, eventualmente, **corticosteroides**. Atualmente, estão em ensaios clínicos inibidores da IL-1β, que talvez venham a se provar mais específicos para esse tipo de inflamação.

Terminado o surto agudo, a preocupação seguinte é diminuir o nível de ácido úrico do sangue. Para isso, ainda se usa a droga **alopurinol** desenvolvida há mais de 40 anos por Gertrude Elion e George Hitchings (Prêmios Nobel de Medicina em 1988). Na verdade, o Prêmio Nobel contemplou não apenas a descoberta do alopurinol, mas também o desenvolvimento de muitas drogas relacionadas com a biossíntese das bases púricas e pirimídicas como o **aciclovir** (usada no combate à aids) e uma série enorme de drogas antineoplásicas. Como já foi assinalado na **Fig. 14.1**, o alopurinol é um inibidor da *xantina oxidase* que deixa de sintetizar o ácido úrico. Continua a ser a droga de referência no tratamento da gota, embora tenham sido descritos casos de intolerância à droga. Para esses casos, começa a ser usado na Europa um segundo inibidor da xantina oxidase recentemente desenvolvido, o **febuxostate** (o FDA ainda não autorizou seu uso nos EUA).

Outras medidas preventivas de novos surtos envolvem a diminuição de certos nutrientes nas refeições como as carnes vermelhas e os feijões e a ingestão de álcool. O álcool (ver caso clínico: "O metabolismo do etanol na intoxicação aguda pelo álcool") promove a produção de NADH através da enzima *álcool desidrogenase*, o que acabará por deslocar o equilíbrio da reação da *desidrogenase láctica* para a formação do lactato. A acidemia láctica resultante competirá com o urato pelos transportadores de ânion no túbulo renal proximal e diminuirá a secreção de ácido úrico nessa região, aumentando, portanto, os valores sanguíneos do ácido úrico (**Fig. 14.1**).

Finalmente um último comentário diz respeito às associações que têm sido feitas entre a gota e outras doenças como a hipertensão arterial e a síndrome metabólica (ver caso clínico: "Distúrbios da regulação metabólica na obesidade"). Nesse contexto alguns grupos de pesquisadores médicos estão avaliando a con-

139

veniência de se tratar com alopurinol indivíduos com hiperuricemia (mesmo sem gota) e avaliar se a evolução futura dessas pessoas diminui a probabilidade de desenvolver hipertensão, obesidade ou diabetes.

Questões

1 Como pode ser confirmado o diagnóstico de artrite gotosa nesse paciente?

2 Como a ingestão de álcool pode ter desencadeado o surto agudo de gota?

3 Que outros alimentos da dieta poderiam favorecer o aparecimento da gota?

4 Qual é a fisiopatologia da inflamação gotosa?

5 Qual o objetivo do tratamento na fase aguda da inflamação?

6 Qual é a base bioquímica da ação das drogas usadas para abaixar o nível de ácido úrico na gota?

Bibliografia

Becker MA. Hyperuricemia and gout. In Scriver CR, Beauder AL, Sly WS, Valle D (eds). The metabolic and molecular bases of inherited disease. 8th ed. New York; 2001. p. 2513-2535.

Becker MA, Kostel PJ, Meyer LJ, Seegmiller JE. Human phosphoribosylpyrophosphate synthetase: increased enzyme specific activity in a family with gout and excessive purine synthesis. Proc Natl Acad Sci USA 1973;70:2749.

Becker MA, Smith PR, Taylor W, Mustafi R, Switzer RL. The genetic and functional basis of purine nucleotide feedback-resistant phosphoribosylpyrophosphate synthase superactivity. J Clin Invest 1995;96:2133-2141.

Busso N, So A. Mechanism of inflammation in gout. Arthritis Res Therapy 2010;12:206-213.

Devlin TM. Textbook of biochemistry with clinical correlations. 7th ed. Wiley-Liss: Hoboken; 2006.

Elion GB. The purine path to chemotherapy. Nobel Prize Lecture; 1988.

Garcia-Pavia P, Torres RJ, Rivero M, Ahmed M, Puig JG, Becker MA. Phosphoribosylpyrophosphate synthetase overactivity as a cause of uric acid overproduction in a young woman. Arthitis Rheum 2003;48(7):2036-2041.

Gaw A, Murphy MJ, Cowan RA, O'Reilly DSJ, Stewart MJ, Shepherd J. Hyperuricaemia. In Clinical biochemistry. 4th ed. Edinburgh: Churchill Livingstone, Elsevier; 2008. p. 142-143.

MedlinePlus: gout. Disponível em http://www. nlm.nih.gov/medlineplus/ency/article/000422. htm

Murray RK, Bender DA, Botham KM, Kennelly VW, Weil PA. Harper's illustrated biochemistry. 28th ed. McGraw-Hill Lange; 2009. p. 630-632.

Petrilli V, Dostert C, Muruve DA, Tschopp J. The inflammasome: a danger sensing complex triggering innate immunity. Curr Opin Immunol 2007; 19:615-622.

Sperling O, Persky-Brosh S, Boen P, DeVries A. Human erythrocyte phophoribosyl pyrophosphate synthetase mutationally altered in regulatory properties. Bioch Med 1973;7:389.

Terkeltaub R. Update on gout: new therapeutic strategies and options. Nat Rev Rheumatol 2010; 6:3038.

CAPÍTULO 15

DISTÚRBIOS DA REGULAÇÃO METABÓLICA NA **OBESIDADE**

Caso clínico

Um escriturário de 45 anos de idade, 1,78m de altura, 97kg de peso, 105cm de circunferência abdominal e pressão arterial de 160/90mmHg; procurou o posto de saúde da sua região após sofrer lesão no joelho durante uma partida de futebol no final de semana. Depois de alguns dias de repouso voltou ao ambulatório trazendo os resultados dos exames solicitados na primeira consulta: glicemia em jejum 115mg/dL (valores normais entre 75 e 110), colesterol total 210mg/dL (valores normais abaixo de 200) e triglicerídios em jejum 220mg/dL (valores normais entre 30 e 200). Foi aconselhado então a entrar em um programa de reeducação alimentar para diminuir seu peso. Esse programa constava de dieta hipocalórica mais atividade de exercício físico (caminhada de uma hora diária).

Fundamentação bioquímica

A obesidade é uma doença que se caracteriza por acúmulo de gordura corporal. A quantidade de gordura é indiretamente determinada pelo chamado **índice de massa corporal** (**IMC**). Neste índice, são considerados o peso e a altura de uma pessoa, de acordo com a seguinte fórmula:

$$\text{IMC} = \text{Peso em kg}/\text{Altura}^2 \text{ (em metros)}$$

Os valores do IMC são importantes para avaliarmos o grau de obesidade dos indivíduos. Valores abaixo de 19,5 definem os **subnutridos**, entre 19,5 e 25,0 os **normais**, entre 25 e 29,9 os de **sobrepeso**, entre 30 e 39,9 os **obesos** (moderados até 34,9 e graves até 39,9) e acima de 40 os **obesos mórbidos** (*Obesity Education Initiative*, 1998).

A obesidade pode ainda ser revelada pela medida da circunferência abdominal (> de 94cm nos homens e > de 80cm nas mulheres). Essa informação está tornando-se muito usada pelos médicos, pois há uma estreita correlação entre a obesidade abdominal e a resistência à insulina, a dislipidemia, a inflamação, a hipertensão e as doenças cardiovasculares (Rosenthal e Pasquinelli, 2007). Além disso, a correlação epidemiológica conhecida como **síndrome metabólica** (Grundy et al., 2004, MedlinePlus: *metabolic syndrome*) aponta um dos principais problemas atuais da saúde pública americana, pois cerca de 30% da sua população de adultos é obesa (**Fig. 15.1**) e 35% apresenta sobrepeso. Esses percentuais são alarmantes, pois estão espalhando-se globalmente, constituindo uma verdadeira **epidemia da obesidade**.

Em última instância, a obesidade surge toda vez que o indivíduo ingere mais calorias do que as utilizadas para fazer frente às suas necessidades metabólicas basais e à sua atividade física.

A **taxa** (**necessidade**) **metabólica basal** (**TMB**) é definida como a energia em kcal gasta para manter em funcionamento normal os tecidos do organismo, em repouso absoluto, e pode ser estimada por:

$$\text{TMB} = \text{Peso (em kg)} \times 24$$

Para manter um indivíduo com uma **atividade sedentária** (como o escriturário deste caso clínico) além da TMB, outras kcal, correspondentes aproximadamente a 30% da TMB, serão também necessárias. Valores maiores serão gastos em indivíduos com um grau de **atividade moderada** (40% para trabalhadores braçais) ou **intensa** (50% para atletas).

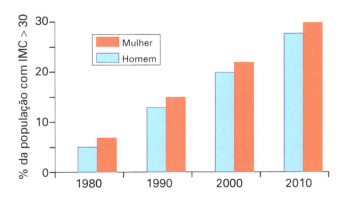

Figura 15.1. Prevalência da obesidade em adultos.

Considerações metabólicas sobre a obesidade

De maneira aproximada, para cada 7.500kcal excedentes ingeridas durante um período, o organismo acumula em geral 1kg de gordura. Inversamente, **para 1kg de gordura perdida, é necessário diminuir a ingestão de alimentos correspondentes a 7.500kcal.**

Estima-se que um adulto normal de 70kg possua 15kg de gordura armazenada no tecido adiposo e apenas 0,2kg de carboidratos armazenados na forma de glicogênio hepático. Praticamente não há reservas de proteínas, embora certas proteínas musculares possam ser mobilizadas para fornecer aminoácidos que serão momentaneamente utilizados na gliconeogênese. Se este mesmo indivíduo dobrasse de peso (passasse de 70 para 140kg), aproximadamente 65kg desse aumento corporal seria devido unicamente à "**nova gordura**" adicionada ao tecido adiposo preexistente (15kg) e os restantes 5kg representariam algum aumento do líquido corporal e um modesto aumento na massa muscular. A lógica metabólica desse indivíduo obeso pode ser resumida na **Fig. 15.2**.

Uma parte dos carboidratos da dieta fornece glicose para repor as reservas de glicogênio e uma fração das proteínas é usada para fornecer aminoácidos para a síntese de proteínas. **Todo excedente alimentar, tanto em carboidratos quanto em proteínas dessa dieta, é convertido em ácidos graxos que, ao lado dos ácidos graxos ingeridos na dieta, são armazenados no tecido adiposo como triacilglicerol.**

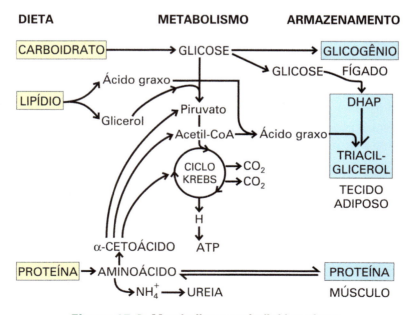

Figura 15.2. Metabolismo no indivíduo obeso.

BIOMOLÉCULAS E METABOLISMO CELULAR

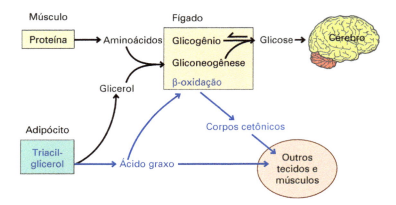

Figura 15.3. Mobilização do tecido adiposo durante dieta hipocalórica.

Por outro lado, nos estados pós-prandiais (após as refeições) e em jejum (também durante uma dieta para emagrecimento), o corpo depende fundamentalmente dos **triacilgliceróis** armazenados no tecido adiposo para fornecer a maior parte da energia necessária ao organismo. A lógica metabólica dessa nova situação está resumida na **Fig. 15.3**.

Os triacilgliceróis dos adipócitos são mobilizados para fornecer os **ácidos graxos livres**, utilizados pelos músculos e a maioria dos tecidos. O suprimento de carboidratos do sangue ao cérebro é mantido pelo fígado que libera a glicose armazenada como glicogênio, bem como aproveita os **aminoácidos** (do catabolismo das proteínas musculares) **e o glicerol** (dos triacilgliceróis do adipócito) **para produzir glicose** (a partir da gliconeogênese). Nestas condições, o fígado utiliza a β-oxidação dos ácidos graxos livres como forma de produzir ATP. As unidades de dois carbonos originadas do acetil-CoA são exportadas como **corpos cetônicos** (acetoacetato e β-hidroxibutirato) e fornecem um suprimento adicional de nutrientes para o músculo. Durante o jejum prolongado, os corpos cetônicos também se tornam uma fonte de nutrientes significativa para o cérebro, poupando a glicose para funções mais nobres.

Regulação hormonal e nervosa do apetite e da saciedade

O peso de um indivíduo, a despeito de profundas flutuações diárias tanto na ingestão de alimentos quanto na atividade física dos indivíduos, é mantido dentro de certo valor durante anos, graças a uma série imensa de mecanismos desenvolvidos pelo organismo exatamente para essa finalidade. Esses mecanismos trazem informações de diversas partes do organismo para que o sistema nervoso central possa avaliar quando será acionada uma resposta global indutora do **apetite** ou seu oposto à **saciedade**.

Esses mecanismos, embora intensamente estudados, não são ainda inteiramente conhecidos. O mais interessante deles demonstrou que o tecido adiposo, especialmente o abdominal, não é apenas um depósito passivo para o armazenamento de energia, mas também um **órgão endócrino ativo** (Kershaw e Flier, 2004). Produzem uma variedade de peptídios ativos chamados de **adipocinas**, que afetam o metabolismo tanto no nível local como sistêmico. A primeira delas, a **leptina** (proteína de 167 aminoácidos), foi descoberta em 1994 e é produzida em níveis proporcionais à massa do tecido adiposo. Quando ela aumenta, o hormônio age no hipotálamo, interagindo com seu receptor situado em neurônios especializados que lançam uma informação para o cérebro **diminuir o apetite** e outra para o sistema nervoso simpático para **aumentar a termogênese** (**Fig. 15.4**). Quando os níveis da leptina diminuem, o hipotálamo envia mensagens com informações opostas (aumentar o apetite e diminuir a termogênese).

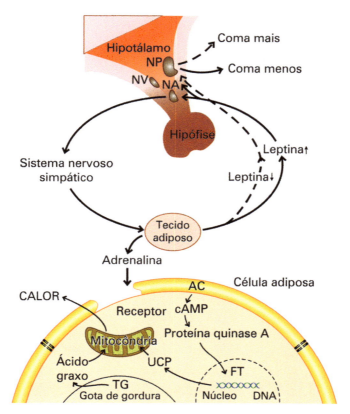

Figura 15.4. Regulação hipotalâmica da ingestão de alimentos e dos gastos energéticos. NP = núcleo paraventricular; NV = núcleo ventromedial; NA = núcleo arqueado; AC = adenililciclase; FT = fator de transcrição; TG = triglicerídio; UCP = proteína desacopladora.

Além da leptina, uma série grande de hormônios começa a ser identificada. O hormônio **PYY** (34 aminoácidos), produzido por células endócrinas na parede de revestimento do intestino delgado, aumenta seus níveis após a refeição e inibe o apetite de maneira semelhante à leptina.

Por outro lado, a **grelina** (28 aminoácidos) produzida no estômago também age no hipotálamo, agora produzindo o efeito oposto, para estimular o apetite. Participam desses circuitos ainda os hormônios: *neuro*peptídio *Y* (**NPY**) e melanocortina (α MSH), a **adiponectina**, a **resistina**, a colecistocinina (**CCK**), bem como seus receptores. O quadro completo ainda está longe de ser esclarecido e de maneira geral a pesquisa atual concentra-se tanto na descoberta de novos mecanismos capazes de informar o hipotálamo (Coll et al., 2007; Guan et al., 2010) quanto na ativação da termogênese no tecido adiposo marrom (ver referências no caso clínico: "O desacoplamento da fosforilação oxidativa no envenenamento pelos agrotóxicos").

Tratamento

O paciente deste caso clínico, ao lado da obesidade, apresentava um quadro clínico com sinais laboratoriais considerados limítrofes para o surgimento: da **diabetes** (glicemia ligeiramente acima dos valores normais), **dislipidemia** (triglicerídios e colesterol, idem), e a **hipertensão arterial** (idem). Nessas condições, o médico procurou convencer o paciente a entrar em um programa de reeducação alimentar para reverter essa situação antes que outras complicações cardiovasculares ocorressem (infarto do miocárdio ou acidente vascular cerebral).

Dieta e exercícios diários

A maioria dos indivíduos com sobrepeso e obesidade branda é tratada com uma **dieta hipocalórica e exercícios físicos diários**. Isso visa restringir as calorias ingeridas e aumentar os gastos energéticos com um programa regular contra o sedentarismo (Epstein et al.,1985). A recomendação é útil tanto para acelerar a perda de peso do paciente quanto para manter seu novo peso com uma boa disposição física. Caso se queira perder peso rapidamente, alguns aconselham uma dieta hipocalórica e cetogênica que contenha pouco carboidrato e relativamente maiores quantidades de proteínas. Nessa condição, deve-se ingerir muita água para diluir e eliminar a amônia produzida através da gliconeogênese (ver o caso clínico: "A gliconeogênese na hipoglicemia neonatal"). Entretanto, como ficou claramente documentado por Sacks et al. (2009), as quatro maneiras possíveis de se oferecer uma dieta hipocalórica (diminuindo drasticamente um dos componentes da dieta: carboidratos, lipídios, proteínas ou a mistura dos três) são igualmente eficazes. O único segredo da dieta é ser hipocalórica.

Duas estratégias em geral podem ser utilizadas:

(1) **Para emagrecer rapidamente** – oferece-se o número de calorias necessárias para manter a taxa metabólica basal (TMB) do "**peso ideal do paciente**" e a atividade física desejada. No caso clínico desse escriturário o peso ideal seria aquele que apresentasse IMC de 25 (limite superior para indivíduos normais). Lembrando-se que o **IMC = peso/altura^2**, o peso ideal a ser alcançado seria de 79kg. Para isso a quantidade de calorias a ser ingerida por dia seria:

$$\text{TMB} + 30\% \text{ TMB} = (79 \times 24) + 0{,}3\ (79 \times 24) = (1.896) + 0{,}3\ (1.896) = 2.465\text{kcal/dia}$$

Em geral, essa estratégia (um corte radical) costuma ser de difícil aceitação para o paciente, mas, como o emagrecimento rápido traz uma recompensa psicológica que estimula a continuação da dieta, ela é muitas vezes interessante.

(2) **Para emagrecer lentamente** – propõe-se perda semanal entre 0,5 e 1kg e calcula-se a dieta para se atingir esse peso. Para perder 2kg/mês, teríamos no primeiro mês (97 para 95kg):

$$\text{Quantidade de calorias/dia} = \text{TMB} + 30\% \text{ TMB} = (95 \times 24) + \\ + 0{,}3\ (93 \times 24) = (2.280) + 0{,}3\ (2280) = 2.964\text{kcal/dia}$$

É uma estratégia mais lenta e os pacientes geralmente desistem do programa por não acreditarem que alcançarão seu objetivo. Além desse inconveniente, os cálculos devem ser refeitos mensalmente, já que o paciente perde peso gradativamente durante o tratamento.

O exercício físico em geral recomendado é a caminhada. Durante o período de perda de peso o ideal é caminhar de 60 a 90 minutos diariamente, perfazendo de 5 a 7km. Com isso, poderão ser queimadas outras 250 a 350kcal (50kcal por km andado) diariamente. Ao se atingir o peso ideal, uma **caminhada de manutenção** poderá ser realizada durante 30-40 minutos. Um estudo realizado pela Associação de Cardiologia Americana descobriu que o programa de atividade física que apresenta maior adesão dos pacientes é o realizado pela manhã, antes do começo do trabalho diário.

Uso de drogas

O número de drogas cientificamente liberadas para combater a obesidade é ainda relativamente pequeno. Em futuro próximo, quando o controle hormonal sobre o apetite for inteiramente conhecido, teremos certamente uma variedade maior e mais eficiente de drogas. Hoje as drogas disponíveis se limitam ao: (**a**) **orlistat**, um inibidor da lipase pancreática que afeta a digestão e a consequente captação das gorduras da dieta; e (**b**) **sibutramina**, um inibidor da captação da noradrenalina, serotonina e dopamina que acaba diminuindo o apetite.

Cirurgia

Finalmente, a cirurgia barimétrica com a retirada de parte do estômago do paciente está na moda para tratar os casos de obesidade mórbida que são de tratamento clínico muito difícil.

Recomendações práticas para a definição de dieta hipocalórica

A partir das considerações mencionadas acima e do conteúdo energético dos alimentos (**Quadro 15.1**), é possível idealizar uma dieta de restrição calórica que diminua a ingestão entre 500 e 1.000/kcal/dia. Faça sua proposta levando em consideração que em uma dieta equilibrada cerca de **50% das kcal devem provir dos carboidratos, 20% das proteínas e 30% das gorduras.**

Quadro 15.1. Valor energético dos diversos tipos de nutrientes.

Carboidratos	4kcal/g
Proteínas	4kcal/g
Lipídios	9kcal/g
Etanol	7kcal/g

Ao escolher seus alimentos não deixe de considerar as recomendações expressas na **Fig. 15.5** (retirada de Willet, 2005). Os itens perfilados nos degraus mais baixos da pirâmide são considerados gradativamente mais importantes do que os situados nos patamares superiores. Essa figura resume uma gama imensa de observações científicas acumuladas nos últimos 15 anos e difere substancialmente da recomendada pelo Departamento de Agricultura dos Estados Unidos (USDA) em 1992, infelizmente ainda mantida na última versão desse órgão de financiamento das pesquisas na Agricultura (citado em Chiuve e Willett, 2007) (**Fig. 15.6**).

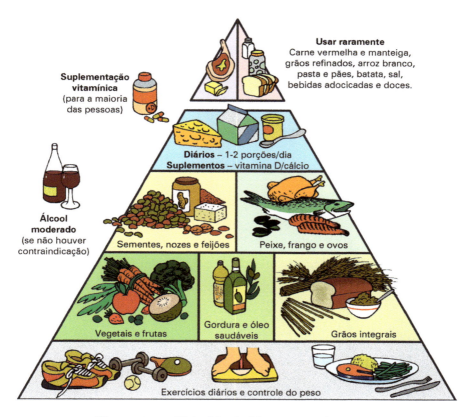

Figura 15.5. Pirâmide da Alimentação Saudável.

A explicação mais plausível para o Departamento da Agricultura dos USA manter as recomendações anteriores (**Fig. 15.6**) é seu atual conflito de interesses entre dois objetivos: a produção de safras altamente lucrativas (mas de valor nutritivo pouco recomendável) e o financiamento de uma pesquisa desinteressada compromissada apenas com o avanço do conhecimento nutritivo.

Perspectivas terapêuticas futuras

Recentemente, três linhas de investigações experimentais distintas estão trazendo grandes esperanças para o tratamento futuro da obesidade. Na primeira delas, Matam et al. (2010), trabalhando com uma cepa específica de ratos que apresentava um defeito no receptor de uma célula imunológica (que se supõe estar envolvida no controle de infecção intestinal), observaram que os animais submetidos à dieta *ad libitum* adquiriam rapidamente obesidade. Introduzindo

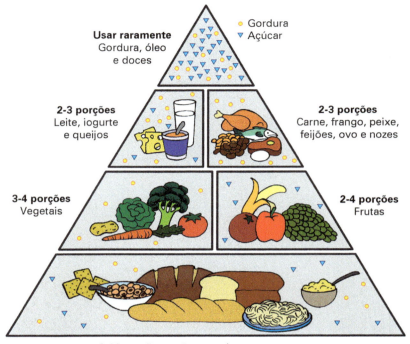

Figura 15.6. Pirâmide Alimentar do Departamento de Agricultura dos USA.

as fezes destes animais misturadas à dieta dos ratos normais, observou-se que esses últimos também ficavam obesos e só emagreciam quando fossem medicados com altas doses de antibióticos. Seria a obesidade uma doença infecciosa causada por uma bactéria ainda não identificada, à semelhança do que ocorreu com a úlcera gástrica? O termo epidemia da obesidade teria enfim uma razão mais forte que até então ninguém suspeitava?

Uma segunda linha de investigação, ao procurar compostos que agiriam diminuindo o apetite, Guam et al. (2010) sintetizaram um composto que interage fortemente com um receptor da **bombesina** e induz ao emagrecimento dos animais experimentais. Esse composto seria agonista de que componente natural?

Finalmente, em 2009, o *New England Journal of Medicine* publicou, em um mesmo volume, três artigos científicos independentes que demonstravam a presença de **tecido adiposo marrom** em adultos. (O trabalho aqui citado é o de Virtanen et al., 2009, onde poderão ser consultados os demais artigos que a revista considerou da mesma importância). Esse tecido existiria em menor quantidade nos indivíduos obesos que nos magros e isso era uma novidade, pois

OBESIDADE

acreditava-se que estivesse presente apenas nos recém-nascidos. Na verdade, o tecido aumenta sua massa com o frio e definitivamente está envolvido na termogênese que mantém os animais adultos (ou recém-nascidos) aquecidos. Os mecanismos envolvidos na síntese da **termogenina** (molécula que força o desacoplamento da cadeia respiratória) e na transformação de tecido adiposo branco em marrom estão sendo estudados para se descobrir uma forma de acioná-los de maneira controlada (ao contrário do efeito dos pesticidas no caso clínico: "O desacoplamento da cadeia respiratória no envenenamento por agrotóxicos").

A continuação dessas pesquisas certamente trará consigo um maior entendimento da obesidade e das formas de tratá-la, evidentemente sempre associada ao controle da dieta e dos exercícios físicos.

Questões

1 Como é definida a obesidade?

2 Quais estratégias podem ser consideradas para alcançar a redução de peso proposta?

3 Um estudante de Medicina, querendo permanecer acordado por mais tempo para se preparar para o exame de seleção da Residência Médica, adquiriu o hábito de ingerir 4 latinhas de Coca-Cola/dia, contendo 40g de sacarose por lata. Quanto ganhou de peso no final do semestre?

4 Terminados os exames e querendo retornar ao peso ideal passou a caminhar 6 quilômetros por dia, durante todos os dias. Sabendo-se que para cada quilômetro andado são gastas 50kcal, quanto tempo será necessário para retornar ao peso ideal?

5 Por que algumas pessoas que ingerem grandes quantidades de alimento podem permanecer magras?

Bibliografia

Chiuve SE, Willett WC. The 2005 food guide pyramid: an opportunity lost? Nature Clin Pract 2007;4(11):610-620.

Coll AP, Farooqi S, O'Rahilly S. The hormonal control of food intake. Cell 2007;129:251-262.

Epstein LH Wing RR, Penner BC, Kress MJ. Effect of diet and controlled exercise on weight loss in obese children. J Pediatr 1985;107:358-361.

Grundy SM, Brewer HB, Cleeman JI, Smith SC, Lenfant C. Definition of metabolic syndrome: report of the National Heart, Lung and Blood Institute/American Heart Association conference on scientific issues related to definition. Circulation 2004;109:433-438.

Guan XM, Chen HH, Dobbelaar PH, Dong Y, Fong TM, Gagen K et al. Regulation of energy homeostasis by bombesin receptor subtype-3: selective receptor agonists for the treatment of obesity. Cell Metab 2010;11(2):101-112.

Kershaw EE, Flier JS. Adipose tissue as an endocrine organ. J Clin Endocrinol Metab 2004;89: 2548-2556.

Leibel RL, Chua SC, Rosenbaum M. Obesity. In Scriver CR, Beaudet A, Sly W, Valle D (eds). The metabolic and molecular bases of inherited disease. 8th ed. New York: McGraw-Hill, Inc; 2001. p. 3965-4028.

Matam VK, Aitken JD, Carvalho FA, Cullender TC, Mwangi S, Srinivasan S et al. Metabolic syndrome and altered gut microbiota in mice lacking toll-like receptor 5. Science 2010;328:228-231.

MedlinePlus: (i) obesity; (ii) physical activity e (iii) metabolic syndrome. Disponível em http: www.nlm.nih.gov/medlineplus.html

Murray RK, Bender DA, Kennelly PJ, Rodwell VW, Weil PA. Harper's illustrated biochemistry. 28th ed. New York: McGraw-Hill-Lange; 2009.

Nelson DL, Cox MM. Lehninger principles of biochemistry. 5th ed. New York: Freeman. 2008. p. 930-940.

Obesity Education Initiative: Clinical Guidelines on the identification, evaluation, and treatment of overweight and obesity in adults: The evidence report 1988. NIH Publication 98-4083. Disponível em: http://www.ncbi.nlm.nih.gov/books

Rosenthal MD, Pasquinelli L. Obesity: a growing problem. In Glew RH, Rosenthal MR (eds). Clinical studies in medical biochemistry. 3rd ed. Oxford: Oxford University Press; 2007. p. 245-254.

Sacks FM, Bray GA, Carey VJ, Smith SR, Ryan DH, Anton SD et al. Comparison of weight-loss diets with different compositions of fat, protein and carbohydrates. N Engl J Med 2009;360(9):859-873.

Virtanen KA, Lidell ME, Orava J, Heglind M, Westergren R, Niemi T et al. Functional brown adipose tissue in healthy adults. N Engl J Med 2009; 360:1518-1525.

Willett WC. Eat, drink and be healthy. New York: Simon and Schuste; 2005.

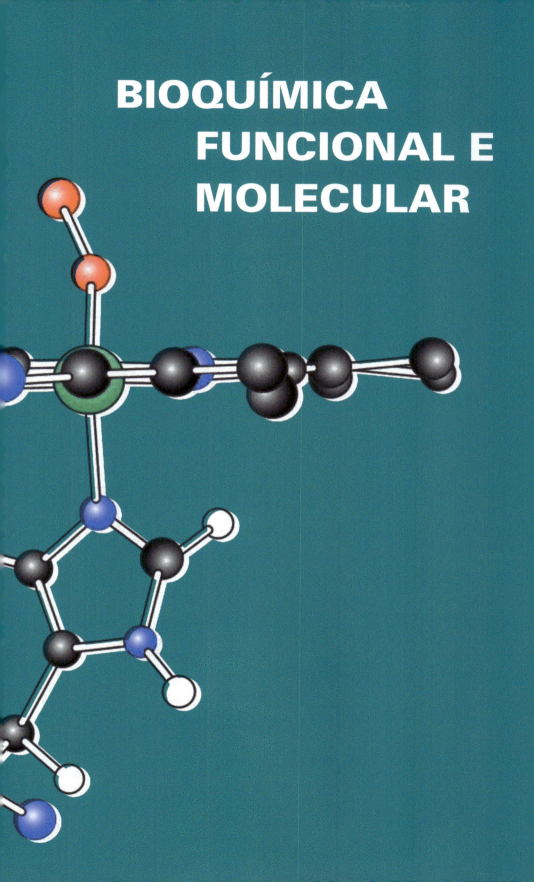

BIOQUÍMICA FUNCIONAL E MOLECULAR

CAPÍTULO
16

A DEFICIÊNCIA DA INSULINA NA **CETOACIDOSE DIABÉTICA**

Caso clínico

Adolescente de 14 anos foi internada quase inconsciente no hospital. Sua mãe informou que ela não tinha queixas até cerca de dois meses, quando apresentou infecção na garganta. Desde então, passou a apresentar fraqueza, tonturas frequentes e nítida perda de peso, embora tivesse bom apetite e se alimentasse muito bem. Tinha muita sede e passou a levantar várias vezes à noite para urinar. No dia da internação apresentou vômitos e mal se mantinha em pé. Sua pele estava fria e a respiração era profunda e muito rápida, tendo odor característico de frutas maduras (acetona). A pressão arterial em posição supina estava em 90/60mmHg e sentada em 70/50mmHg (normalmente apresentava 120/80mmHg e não havia diferenças marcantes dependentes da posição do corpo). O pulso estava em 110 batimentos por minuto. O teste da fita para glicose, realizado em uma gota de sangue da paciente, indicava altos níveis de açúcar e a presença de glicose e corpos cetônicos foi identificada em amostra da urina. O diagnóstico de diabetes agravado por quadro de cetoacidose foi considerado e colheu-se uma amostra de sangue venoso em jejum para a determinação acurada da concentração de vários componentes que revelaram: glicose (35mmol/L; valores normais entre 4 e 6), sódio (135mmol/L; valores normais entre 136 e 142), potássio (4,5mmol/L; valores normais entre 3,5 e 5), cloreto (100mmol/L; valores normais entre 102 e 109), bicarbonato (10mmol/L; valores normais entre 22 e 30), pH (7,0, valores normais entre 7,35 e 7,45), ureia (12mmol/L, valores normais entre 2 e 7) e creatinina (200μmol/L, valores normais entre 40 e 80). Esses exames foram repetidos várias vezes durante a internação para acompanhamento do tratamento (caso clínico adaptado de Murray et al., 2009).

Fundamentação bioquímica

Este caso clínico trata de uma das principais (e mais graves) emergências médicas encontradas entre as doenças do equilíbrio acidobásico, a **cetoacidose diabética**, afetando desde 1 entre 100 pessoas (Finlândia) até 1 em 10.000 (China). Oitenta por cento dos casos surgem pela primeira vez até os 18 anos de idade (Winter, 1996) e 10% dos seus episódios clínicos são fatais.

Homeostase da glicose

Para se entender os principais sintomas da doença e também sua gravidade, é necessário conhecer como é regulada a concentração sanguínea da glicose em organismo normal (**Fig. 16.1**) e em diabético.

Normalmente, a glicose sanguínea é mantida em valores rigidamente controlados por meio de um balanço entre a ação de vários hormônios (insulina, glucagon, adrenalina, corticosteroides e hormônio de crescimento), enzimas e substratos. Essa regulação depende, por um lado, da entrada de glicose na corrente sanguínea (principalmente pela ingestão por meio da dieta e também pela produção endógena pelo fígado) e por outro pela sua metabolização nos tecidos periféricos. Essa utilização periférica da glicose pode ser dependente da insulina (músculo e tecido adiposo) ou não dependente (cérebro e rim).

Ao se elevar acima dos valores normais (**hiperglicemia**), a concentração de glicose circulante informa e induz o pâncreas a secretar um hormônio proteico, a **insulina** (**Fig. 16.2**).

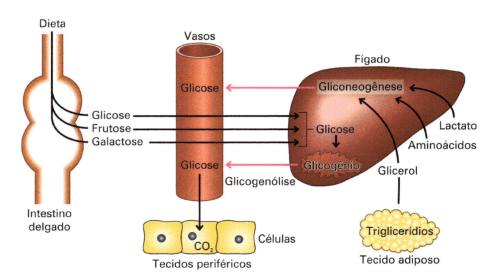

Figura 16.1. Homeostase da glicose.

CETOACIDOSE DIABÉTICA

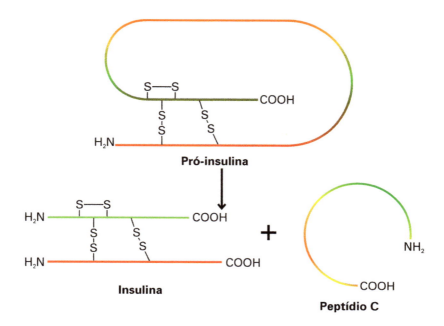

Figura 16.2. Esquema da molécula de insulina. É constituída de duas cadeias peptídicas formadas pela clivagem de um precursor maior que libera o peptídio C.

A insulina age nos receptores celulares da glicose (ver **Quadro 8.1**, no caso clínico: "A gliconeogênese na hipoglicemia neonatal") dos tecidos dependentes de insulina forçando a mobilização dos transportadores de glicose GLUT4 do citoplasma para a superfície das células (**Fig. 16.3**), facilitando, dessa forma, a captação de glicose.

No intervalo entre as refeições, os valores sanguíneos da glicose caem e os tecidos não dependentes da insulina continuam a captar a glicose, embora com velocidades significativamente menores. A secreção de insulina cessa e o pâncreas começa a secretar o **glucagon** que estimula tanto a gliconeogênese hepática para formar glicose no fígado a partir dos outros nutrientes (aminoácidos, glicerol e lactato, **Figs. 16.1 e 8.1**) quanto a liberação de ácidos graxos do tecido adiposo para o fígado. Essas flutuações na concentração da glicose sanguínea continuam toda vez que açúcares são ingeridos, já que frutose e galactose são facilmente transformadas no fígado em glicose que circula como a moeda corrente entre os carboidratos (**Fig. 16.1**).

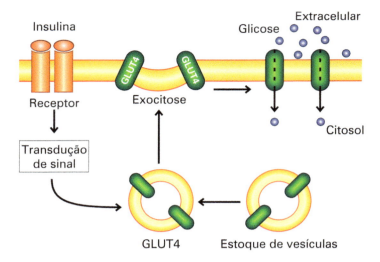

Figura 16.3. Transporte de glicose dependente de insulina. A insulina, ao interagir com seu receptor celular, estimula a mobilização de vesículas citoplasmáticas contendo o transportador de glicose GLUT4 para se fundir com a membrana plasmática, aumentando, dessa forma, o número de transportadores na membrana.

Consequências metabólicas da hiperglicemia

Nos indivíduos diabéticos, que apresentam ou deficiência massiva de insulina (**diabetes tipo 1**, presente em cerca de 10% dos casos de diabetes) ou deficiência relativa (**diabetes tipo 2**, em 90% dos casos), os valores de glicose sanguínea elevam-se substancialmente e, quando ela atinge a concentração de 10mmol/L, seu excedente passa a ser eliminado pela urina (**glicosúria**). Isso força (osmoticamente) a perda de água pela urina (**poliúria**), levando à **desidratação** que provocará ingestão compensatória anormalmente alta de água (**polidipsia**). A perda dessa glicose pela urina representa perda substantiva de nutrientes que leva à perda de peso (especialmente no caso do diabetes tipo 1) e ao consequente apetite exagerado (**polifagia**). A desidratação poderá levar à hipotensão que liberará adrenalina e cortisol que diminuirá ainda mais a captação de glicose nos tecidos dependentes de insulina, elevando a glicemia.

Por outro lado, o baixo índice **insulina/glucagon** no organismo aumenta a liberação dos triacilgliceróis dos depósitos de tecido adiposo. Com isso, há modificação do perfil metabólico no organismo que passa a depender mais da β-oxidação dos ácidos graxos no fígado para obter energia na forma de ATP (**Figs. 16.4 e 16.5**). Em decorrência dessa mudança, acumula-se acetil-CoA que, em

CETOACIDOSE DIABÉTICA

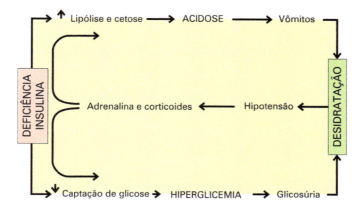

Figura 16.4. Fisiopatologia da cetoacidose diabética.

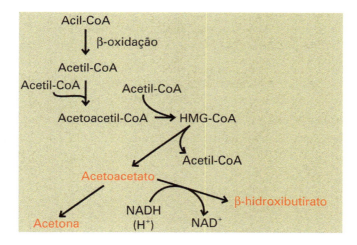

Figura 16.5. Formação dos corpos cetônicos. Acidose metabólica.

parte, será transformado nos corpos cetônicos: **acetoacético**, **β-hidroxibutírico** e **acetona**. Os dois primeiros compostos caem na circulação e poderão ser metabolizados em outros órgãos e em parte eliminados pela urina. O terceiro composto, por ser volátil, é eliminado pelos pulmões, facilitando o diagnóstico da doença por causa do hálito característico de acetona desses pacientes. De qualquer forma, a presença dos ácidos acetoacético e β-hidroxibutírico no sangue leva o paciente a uma **acidose** que induzirá vômitos, aumentando ainda mais a desidratação que se fecha em um círculo vicioso autoalimentado (**Fig. 16.4**).

159

Acidose metabólica

O acúmulo dos corpos cetônicos no sangue, seguido da dissociação dos ácidos acetoacético e β-hidroxibutírico, leva a um abaixamento do pH sanguíneo e à condição conhecida como **cetoacidose diabética**, que é uma das mais graves consequências do diabetes tipo 1.

$$CH_3-CO-CH_3COOH \leftrightarrow CH_3-CO-CH_3COO^- + H^+$$
acetoacético

$$CH_3-COH-CH_3COOH \leftrightarrow CH_3-COH-CH_3COO^- + H^+$$
β-hidroxibutírico

Consequências tardias da hiperglicemia

A elevada (e continuada) presença de glicose no sangue acaba forçando o desenvolvimento de uma reação não enzimática entre o grupo aldeído da glicose e o grupo amino das proteínas que leva à formação de uma base de Schiff e posterior formação de ligações covalentes cruzadas com várias proteínas celulares (Brownlee, 1992) (**Fig. 16.6**). Acredita-se que as inativações dessas proteínas são as principais causas das lesões teciduais que levam à insuficiência renal, à cegueira, à baixa cicatrização de feridas e às lesões cardiovasculares que aparecem como as principais consequências a longo prazo do diabetes.

Patogenia

A causa principal do diabetes tipo 1 parece ser uma doença autoalérgica desencadeada por uma infecção e que gradualmente vai destruindo as células β das ilhotas de Langerhans do pâncreas. A esse *fator ambiental* adiciona-se uma *predisposição genética* para o estabelecimento da doença (Winter, 1996). Em alguns casos, a doença pode ser consequência de uma pancreatite crônica. Em todos os casos, o resultado final sempre é uma massiva diminuição (ou mesmo interrupção) da produção de insulina no organismo.

Diagnóstico

A sintomatologia clínica clássica caracterizada por **poliúria, polidipsia, glicosúria, polifagia,** com eventual **perda de peso**, está presente em todos os casos de diabetes (de maneira mais exuberante no diabetes tipo 1) e encaminha fortemente o diagnóstico para essa doença. O estabelecimento do diagnóstico definitivo

CETOACIDOSE DIABÉTICA

depende da determinação acurada dos valores da concentração de glicose plasmática. Valores séricos em jejum acima de 7mmol/L (126mg/dL; valores normais entre 4 e 6) ou 11mmol/L (200mg/dL) a qualquer hora do dia (ou após 2 horas da ingestão de uma carga de 75g de glicose em um "teste de tolerância à glicose") são considerados suficientes para o estabelecimento do diagnóstico (ADA, 2004).

Outros exames são importantes para nortear certos aspectos do tratamento e para melhorar o prognóstico da doença. O primeiro deles é a determinação da presença de corpos cetônicos na urina. Além de ser característico na emergência clínica do diabetes tipo 1, ele é raramente encontrado no diabetes tipo 2. Outro exame útil para acompanhar a eficácia do tratamento do diabetes é a determinação da porcentagem da **hemoglobina glicosilada** nos pacientes (**Fig. 16.6**). Sabendo-se que a hemoglobina apresenta uma vida média de cerca de 120 dias, é possível estimar-se o período de glicemia não controlada (e causadora da glicosilação) durante o tratamento dos pacientes. Valores acima de 7% de hemoglobina glicosilada são considerados perigosos e indicadores da necessidade de se alterar o esquema de tratamento para garantir um período maior de glicemia normal.

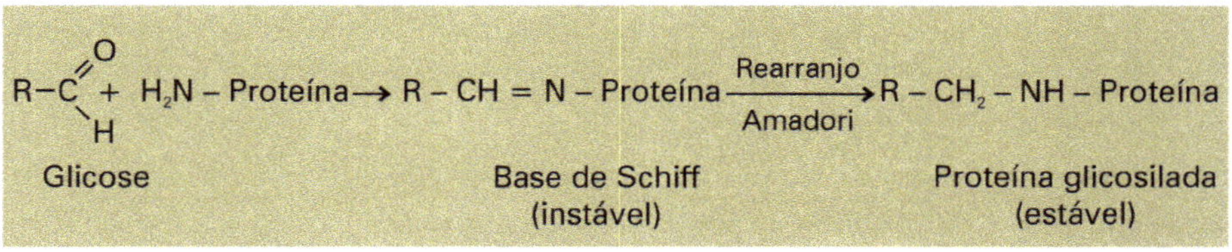

$$R-\overset{\overset{O}{\|}}{\underset{H}{C}} + H_2N - \text{Proteína} \rightarrow R - CH = N - \text{Proteína} \xrightarrow[\text{Amadori}]{\text{Rearranjo}} R - CH_2 - NH - \text{Proteína}$$

Glicose   Base de Schiff   Proteína glicosilada
(instável)   (estável)

Figura 16.6. Reação não enzimática da glicose com os grupos amino das proteínas (especialmente a hemoglobina).

Tratamento

A essência do tratamento repousa em três medidas essenciais: (**a**) **as reposições de fluidos;** (**b**) **de eletrólitos (principalmente o K⁺)**; e finalmente (**c**) a **diminuição da hiperglicemia**, que visam combater a cetoacidose metabólica, que é a causa mais frequente de morte dos pacientes.

A **reposição de fluidos** é essencial mesmo que os valores das concentrações dos íons sanguíneos não sejam tão distantes dos valores normais, como foi observado na história deste caso clínico. O melhor indicador da necessidade da reposição de fluidos continua a ser o sinal clínico da **hipotensão ortostática**. Para diferenças de até 10mmHg da pressão diastólica deve ter havido uma perda de 3-4L de líquido extracelular. Essa reposição faz-se com a administração por via intravenosa de solução salina isotônica durante um período de no mínimo 36 horas. A essa solução salina usualmente se adicionam KCl (se a concentração do K^+ for menor que 5mEq/L), além de infusão de insulina 0,1U/kg de peso/h. Em todos os casos, a cada 2 horas são novamente estimados o pH e as concentrações dos íons e da glicose sanguíneos e providenciados os reajustes necessários.

Só depois de controlado o quadro agudo emergencial, que se caracteriza pelo retorno à normalidade de todos os parâmetros bioquímicos (exceto os níveis de insulina), é que se definem os esquemas de manutenção mais definitivos com a aplicação de uma ou duas injeções diárias do hormônio, visando cobrir as novas necessidades do organismo durante as 24 horas do dia. Eventualmente, poderão ser necessárias três a quatro administrações de insulina para diminuir a porcentagem de **hemoglobina glicosilada** e diminuir os riscos das complicações futuras do diabetes.

Até muito recentemente não havia cura do diabetes tipo 1 no horizonte. Essa situação talvez esteja próxima de mudar com a proposta de Voltarelli et al. (2008) de um esquema de tratamento (ainda experimental) para uma variante do diabetes tipo 1. Essa variante representa uma forma mais branda de diabetes (que não apresenta cetoacidose) e mostrou-se reagir positivamente ao tratamento. Resumidamente, o tratamento utiliza **transplante de células-tronco homólogas** que são incorporadas ao organismo receptor e passam a sintetizar de novo a insulina que havia sido interrompida. Isso pode ser documentado com o surgimento do peptídio C (proveniente do processamento da pró-insulina recém--produzida). O esquema experimental está sendo simplificado e talvez logo possa ser testado também para pacientes com diabetes tipo 1 que apresentem cetoacidose.

Questões

1 Esquematize a sequência de eventos que leva ao desenvolvimento da cetoacidose diabética no caso de diabetes tipo 1.

2 O que as oscilações no índice **insulina/glucagon** têm a ver com esse processo?

3 Qual a principal ação da insulina na reversão do processo?

4 Por que o tratamento também cuida da reposição de líquido e de eletrólitos?

5 A que se deve a morte dos pacientes na fase aguda da doença?

6 Quais as principais consequências tardias dessa doença?

Bibliografia

ADA (American Diabetes Association, 2004). Clinical practice recommendations. Diagnosis and classification of diabetes mellitus. Diabetes Care 2004;27:S5-10.

Brownlee M. Glycation products and the pathogenesis of diabetes complications. Diabetes Care 1992;15:1835-1843.

Gaw A, Murphy MJ, Cowan RA, O'Reilly DSJ, Stewart MJ, Shepherd J. Clinical biochemistry. 4th ed. Philadelphia: Churchill Livingstone Elsevier; 2008. p. 64-65.

MedlinePlus: diabetic ketoacidosis e diabetes. Disponível em http://www.nlm.nih.gov/medlineplus/ency

Nelson DL, Cox MM. Lehninger's principles of biochemistry. 5th ed. New York: Freeman. 2008. p. 929-930.

Maclaren NK, Kukreja A. Type I diabetes. In Scriver CR, Beaudet AL, Sly WS, Valle D (eds). The metabolic and molecular bases of inherited disease. 8th ed. 2002. p. 1471-1488.

Murray RK, Bender DA, Botham KM, Kennelly PJ, Rodwell VW, Weil. Case 6: Diabetic ketoacidosis (DKA). In Harper's illustrated biochemistry. 28th ed. New York: McGraw-Hill; 2009. p. 627-628.

Panja S, Chelliah A, Burge MR. Type 1 diabetes mellitus. In Glew RH, Rosentahl MD (eds). Clinical studies in medical biochemistry. 3rd ed. Oxford: Oxford Press; 2007. p. 345-359.

Voltarelli JC, Couri CEB, Stracieri ABPL, Oliveira MC, Moraes DA, Pieroni F et al. Autologous hematopoietic stem cell transplantation for type 1 diabetes. Ann NY Acad Sci 2008;1150:220-229.

Winter WE. Type I insulin dependent diabetes mellitus: a model for autoimmune polygenic disorders. Adv Dent Res 1996;10(1):81-87.

CAPÍTULO 17
O METABOLISMO DA BILIRRUBINA NA **HEPATITE VIRAL**

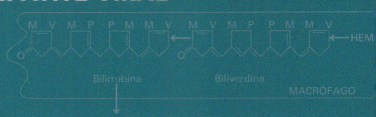

Caso clínico

Um senhor apresentou-se ao consultório queixando-se de dores abdominais, náuseas, fraqueza e perda de apetite. Estava ligeiramente febril (37,9ºC) e apresentava coloração amarelada na esclerótica dos olhos (icterícia). Sua esposa há 10 anos era portadora de hepatite crônica e estava sendo acompanhada regularmente pela clínica.

Foram solicitados exames laboratoriais que apresentaram os seguintes resultados: transaminase da alanina (ALT = 2.200U/L; valores normais = 1 a 40); transaminase do aspartato (AST = 1.800U/L; valores normais = 1 a 35); bilirrubina total = 180µmoles/L (valores normais = 3 a 22); bilirrubina indireta = 110µmoles/L (valores normais = 2,8 a 20); fosfatase alcalina = 300U/L (valores normais = 80 a 280); albumina = 48g/L (valores normais = 41 a 51); tempo de protrombina = 13 segundos (< 15); γ-glutamiltranspeptidase = 38U/L (< 36).

Fundamentação bioquímica

O médico que atendeu esse paciente, por causa da história clínica e da cor amarelada da esclerótica, suspeitava de infecção viral que atingira o fígado e afetara o metabolismo do heme. Esse tipo de infecção atinge cerca de 20% da população mundial e frequentemente sequer chega a ser percebido, mas pode evoluir para casos clinicamente graves, levando até à morte. O melhor entendimento clínico desse tipo de hepatite necessita do conhecimento detalhado do metabolismo da bilirrubina.

Metabolismo da bilirrubina

A **Fig. 17.1** esquematiza as principais etapas da via de degradação do heme. Ela começa nos macrófagos do sistema retículo endoplasmático (constituído pelos macrófagos teciduais, do baço e do fígado) que atacam os eritrócitos senescentes liberando o **heme**, pigmento vermelho da molécula da **hemoglobina** (ver fórmula na **Fig. 1.3**).

Cerca de 300mg/dia de heme são produzidos diariamente por meio desse processo. Outros 10% proveem da degradação de outras proteínas que possuem o heme como núcleo prostético: a **mioglobina** e os **citocromos**. O primeiro passo dessa via é a oxidação do heme pelo sistema microssomal da *hemeoxigenase* dos macrófagos, inicialmente linearizando o anel do heme e depois produzindo a molécula da **biliverdina** (pigmento verde). Em seguida, essa é reduzida a **bilirrubina** (pigmento lipofílico, de cor amarela). As cores de cada um desses pigmentos são dadas pelo tipo de alternância de duplas e simples ligações existentes entre os átomos dos anéis pirrólicos dos pigmentos. Deve-se salientar que as mudanças de

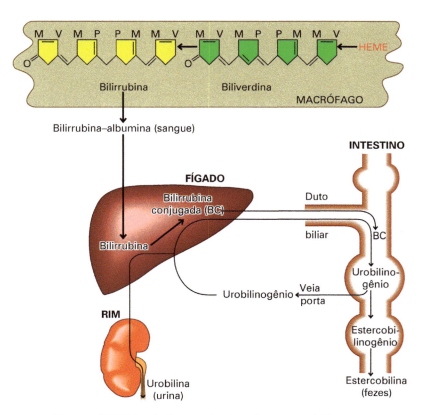

Figura 17.1 Via da formação dos pigmentos biliares.

cores observadas em um **hematoma** (extravasamento de sangue localizado do leito vascular) com o passar do tempo (**vermelha, verde** e **amarela**) são devidas ao acúmulo sequencial desses pigmentos, à medida que se processam as reações descritas na **Fig. 17.1**, dentro dos macrófagos próximos ao hematoma.

Dos macrófagos, a bilirrubina (por ser pouco solúvel em água) é transportada pelo sangue até o hepatócito, ligada à molécula da **albumina**. No fígado, **a bilirrubina é conjugada** (pela enzima *bilirrubina-glicuroniltransferase*) com duas moléculas do ácido glicurônico, tornando-se muito mais solúvel (**Fig. 17.2**).

Esse conjugado (e não a bilirrubina livre) é excretado para os canalículos biliares e depois para o duto biliar. Ao chegar ao duodeno, a bilirrubina conjugada é inicialmente hidrolisada e depois reduzida por bactérias intestinais formando o **urobilinogênio** (pigmento incolor). Esse composto pode ser reabsorvido pela veia porta onde é novamente excretado com a bílis e volta ao intestino (formando o ciclo êntero-hepático do urobilinogênio).

Parte do urobilinogênio hepático é eliminada na urina na forma de um derivado, a **urobilina** (pigmento amarelo), que empresta sua cor à urina. Um último destino do urobilinogênio intestinal é ser oxidado formando o **estercobilinogênio** e depois a **estercobilina** (pigmento marrom) que dá cor às fezes.

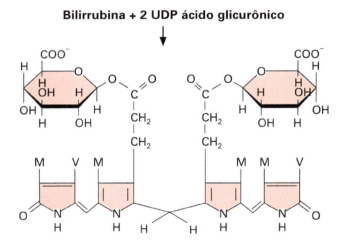

Figura 17.2. **Formação da bilirrubina conjugada.**

Método de dosagem da bilirrubina

A bilirrubina sanguínea é dosada através da reação de van den Bergh onde ela reage com o ácido sulfanílico diazotado formando a azobilirrubina B (constituída pelos isômeros I e II) que são estimados colorimetricamente (**Fig. 17.3**). A

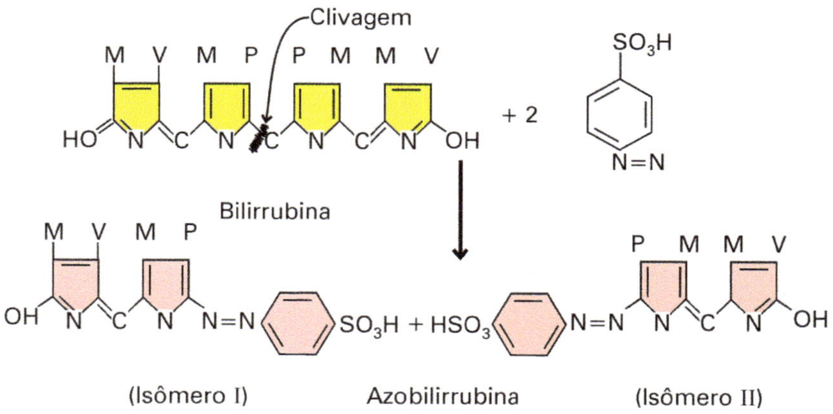

HEPATITE VIRAL

Figura 17.3. Reação de van den Bergh para a dosagem da bilirrubina.

bilirrubina conjugada, que é solúvel em água, reage rapidamente com o reativo e é chamada de **bilirrubina direta**. Por outro lado, a bilirrubina não conjugada necessita para reagir com o reagente de van den Berg primeiro ser solubilizada pelo metanol. Na presença do álcool acabamos medindo a **bilirrubina total** (soma da bilirrubina conjugada e da não conjugada), e com isso poderemos calcular a bilirrubina não conjugada (**bilirrubina indireta**) pela diferença entre a total e a direta.

Os valores normais sanguíneos para a bilirrubina total estão entre 3 e 22μmoles/L, sendo que apenas 20% desse total é usualmente devido à bilirrubina conjugada.

Diagnóstico diferencial das icterícias

Icterícia é o nome dado ao sinal clínico resultante da cor amarelada da pele e da esclerótica dos pacientes (usualmente observável quando a concentração sanguínea da bilirrubina atinge valores acima de 50μmoles/L), devido a uma das alterações possíveis no padrão normal da degradação do heme. É um sinal importante presente em três situações inicialmente diferentes, mas que eventualmente poderão estar associadas:

(a) **Icterícia hemolítica** – o fígado possui uma capacidade máxima de conjugar e excretar a bilirrubina na bilis muito maior do que lhe é normalmente exigido (cerca de 450mmol/L/dia). Em certas circunstâncias clínicas (doenças hemolíticas como a anemia falciforme e a esferocitose hereditária, descritas em outros casos clínicos deste livro), o fígado recebe

167

uma carga que excede de muito sua capacidade de metabolização. Nessas circunstâncias, a carga que o fígado não consegue metabolizar se acumula (no sangue, pele e esclerótica) na forma de **bilirrubina não conjugada**.

(b) **Icterícia obstrutiva** – aqui o acúmulo de bilirrubina não é dado pelo aumento da produção de bilirrubina, mas sim pela interrupção do seu escoamento natural, devido a uma obstrução no duto biliar. Não podendo entrar no duodeno, a bilirrubina acumula-se na forma de **bilirrubina conjugada** no sangue. É o caso da icterícia observada em casos de pancreatite aguda (descrita na **Fig. 2.1**), de tumores da cabeça do pâncreas e de cálculos biliares (daí o nome de **icterícia cirúrgica**, a ser corrigida no momento adequado por cirurgia de retirada dos cálculos). Esses pacientes apresentam também como característica clínica adicional as **fezes claras** (pela ausência do pigmento **estercobilina**).

(c) **Icterícia hepatocelular** – nesses casos, há uma diminuição da capacidade do fígado em excretar a bilirrubina conjugada na bílis e essa acaba voltando à circulação, da mesma forma que a bilirrubina que não se conjugou. As fezes, por outro lado, recebendo menos bilirrubina conjugada apresentam-se com uma **cor de argila**. São os casos clínicos de lesão do tecido hepático, comuns em vários tipos de intoxicações e na hepatite viral.

Um caso especial de icterícia hepatocelular é a do recém-nascido, no qual geralmente há deficiência da enzima *bilirrubina-glicuroniltransferase* ao nascimento (especialmente em prematuros), que usualmente se normaliza nas primeiras semanas após o parto. Em casos graves, a bilirrubina (acima de 200μmoles/L no sangue) que não consegue se ligar à albumina acaba acumulando-se em outros tecidos ricos em gordura, como o sistema nervoso central, no qual irá causar *encefalopatia tóxica* (*kernicterus*) (Fahj e Vanderjagt, 2007). Esses recém-nascidos precisam ser irradiados com luz ultravioleta, que transforma a bilirrubina em outros isômeros mais solúveis que podem ser excretados (sem conjugação) na bílis.

$$\text{Bilirrubina} \xrightarrow{\text{luz ultravioleta}} \text{lumirrubina}$$

Outros casos ainda mais graves (com valores de bilirrubina acima de 300μmoles/L de sangue), além da imaturidade da enzima *bilirrubina-glicuroniltransferase,* podem ser associados a um tipo de anemia hemolítica (por exemplo, a causada pela presença de anticorpos contra o fator Rh). Esses casos exigem transfusão de sangue do recém-nascido.

168

Os casos epidemiologicamente mais importantes das icterícias hepatocelulares são os causados pela **infecção viral**. A proliferação viral desarranja a ultraestrutura celular do hepátocito, afetando em maior ou menor grau (dependendo da intensidade da infecção) o metabolismo do órgão. Com isso ficam comprometidas a conjugação e a excreção da **bilirrubina** nos canalículos biliares, bem como a síntese das proteínas hepáticas: **protrombina e albumina**. Exames laboratoriais que estimem a presença desses compostos no sangue, juntamente com o extravasamento para a corrente sanguínea de duas enzimas intracelulares do hepatócito, as **transaminases** (ALT e AST), são críticos para o diagnóstico da hepatite viral. No seu conjunto, esses exames juntamente com as dosagens da **fosfatase alcalina** e da **gamaglutamiltranspeptidase** (que são afetadas principalmente nas hepatites obstrutivas) constituem as chamadas **provas da função hepática** (Gaw et al., 2008).

Provas da função hepática

O fígado desempenha um papel central no metabolismo intermediário das proteínas, carboidratos e lipídios. Muitas das principais vias metabólicas desses compostos estão presentes apenas no hepatócito e não podem ser compensadas por nenhum outro órgão quando houver insuficiência hepática. Uma avaliação global de como o órgão está funcionando é importante para o acompanhamento de várias doenças hepáticas. Usualmente são avaliados os seguintes componentes:

(a) **Transaminases (ou aminotransferases)** – são enzimas intracelulares que catalisam as reações envolvidas nas fases iniciais da oxidação dos aminoácidos (ver caso clínico: "Distúrbios do ciclo da ureia na hiperamonemia hereditária").

$$\text{Oxaloacetato + glutamato} \leftrightarrow \text{aspartato} + \alpha\text{-cetoglutarato}$$
$$ALT$$

$$\text{Oxaloacetato + piruvato} \leftrightarrow \text{alanina} + \alpha\text{-cetoglutarato}$$
$$AST$$

Durante a lesão das membranas plasmáticas do hepatócito pela infecção viral, o conteúdo intracelular da célula é extravasado para a corrente sanguínea (Nelson e Cox, 2008). Essa lesão pode também ocorrer devido a intoxicação aguda grave, insuficiência cardíaca aguda, choque e hipóxia. O acompanhamento dessa lesão por meio da dosagem das transaminases no sangue é uma informação muito útil na clínica por causa da sua alta sensibilidade. Os valores normais da transaminase da alanina variam no intervalo de 1 a 40U/L e os da transaminase do aspartato entre 1 e 35U/L. Nos casos de lesões hepáticas graves, podem atingir valores 100 vezes acima dos valores normais. Apesar dessa alta sensibilidade, a **especificidade do exame é relativamente baixa** pelo fato de as transaminases estarem presentes também em outros órgãos, o que pode dificultar o diagnóstico diferencial. Por exemplo, lesões das membranas das células cardíacas causadas pela necrose do tecido devido ao infarto do miocárdio também liberam essas enzimas na corrente sanguínea após alguns dias de infarto do miocárdio (por isso elas são também chamadas de enzimas tardias do infarto).

(b) **Protrombina** – o tempo de protrombina avalia a atividade desse fator da coagulação sanguínea, sintetizado pelo fígado. Como a protrombina apresenta alto grau de renovação proteica, seu nível sanguíneo cairá rapidamente toda vez que o fígado for lesado, afetando o tempo de coagulação. Por essa razão, o aumento (e também a diminuição) do tempo de protrombina costuma ser um bom indicador da evolução dos casos de hepatite aguda.

(c) **Albumina** – ao contrário da protrombina, a albumina apresenta uma taxa de renovação relativamente baixa (tempo de meia-vida de 20 dias), o que recomenda a monitorização dos seus valores sanguíneos apenas para os casos de hepatite que começam a entrar na fase crônica da doença. Nessa fase, os valores sanguíneos da albumina cairão abaixo dos normais situados no intervalo de 41-51g/L, podendo levar ao aparecimento de edemas e/ou ascites.

(d) **Bilirrubinas** – já analisadas anteriormente.

(e) **Fosfatase alcalina** – é uma enzima sintetizada pelas células que forram os canalículos biliares e que aumentam sua síntese em resposta ao aumento da pressão hidrodinâmica nos canalículos biliares durante hepatite obstrutiva. Nessas condições, os níveis da fosfatase alcalina chegam a dobrar em relação aos valores normais, situados entre 80 e 250U/L. Outros órgãos, especialmente os ossos, também produzem a fosfatase alcalina.

(e) **α-glutamiltransferase** – é uma enzima microsomal sintetizada pelo fígado e rim. Sua atividade aumenta em relação aos valores normais de até 36U/L, em resposta às hepatites obstrutivas.

Tipos de hepatites virais

Seis tipos diversos de vírus (A a G) podem causar as hepatites virais, sendo três (A, B e C) os mais comuns e perigosos. Por afetarem cerca de 20% da população mundial, constituem um dos mais sérios problemas de saúde pública da atualidade. A **hepatite do tipo A** é causada por um vírus de RNA que é transmitido entre as pessoas pelo contato com as fezes do portador. É muito comum em países que apresentam condições sanitárias deficientes. Em geral, essa hepatite não passa para a fase crônica e pode ser evitável com vacina bastante eficaz administrada nas regiões endêmicas.

As **hepatites dos tipos B e C** são muito mais sérias porque, além de poderem transformar-se em hepatites crônicas ativas, frequentemente levam à cirrose ou ao carcinoma hepático. São transmitidas através do contato sexual, apresentando um grau de infecciosidade 100 vezes maior que a do vírus da aids. Os vírus que as causam são do tipo de DNA. Contra o vírus da hepatite B foi desenvolvida uma vacina muito eficaz que já está incluída na rotina da vacinação das crianças e está melhorando significativamente os prognósticos futuros desse tipo de hepatite. O esclarecimento do agente causal e de todo conhecimento básico que levou à produção dessa vacina é um dos melhores exemplos de como uma pesquisa básica nem remotamente relacionada com sua aplicação médica atual (visava apenas melhor entender o fenômeno do polimorfismo das proteínas em biologia) acaba tendo uma grande importância na Medicina. O principal cientista envolvido nessa importante conquista da medicina moderna foi o médico (e bioquímico) Baruch Samuel Blumberg, que recebeu o Prêmio Nobel de Medicina de 1976. Além de funcionar como vacina na prevenção da hepatite viral do tipo B (e da sua eventual cirrose), essa vacinação inventada em 1969 acabou sendo altamente eficaz na prevenção de um dos tipos de carcinoma hepático (Blumberg, 1997). A mesma estratégia (vacinação contra o câncer) está sendo aplicada na prevenção do câncer do colo do útero causado pelo vírus do papiloma.

Infelizmente, ainda não foi desenvolvida uma vacina eficaz contra a hepatite C, que continuará a ser um problema para os próximos anos. As demais infecções virais são menos frequentes e importantes do ponto de vista da saúde pública (Passos, 2003).

Evolução e tratamento das hepatites virais

A maioria dos casos de hepatites virais evolui favoravelmente e não causa problemas médicos maiores (se é que chegam a ser diagnosticadas). Uma parte delas, entretanto, evolui para a fase crônica da doença (como foi o caso da esposa do paciente deste caso clínico), podendo apresentar surtos de agudização, quando aumenta a proliferação viral e o risco de contaminar sexualmente seus parceiros. Esses casos são tratados com sucesso ainda relativo por agentes antivirais como o interferon e a ribavirina (Foster, 2009). A evolução mais comum e perigosa da hepatite crônica é o desenvolvimento da **cirrose hepática** (caracterizada por extensa fibrose do fígado) e do **carcinoma hepático**. Por essa razão, a maior parte dos pacientes que se submetem a transplante hepático é oriunda de hepatite do tipo B ou C que não chegou a se resolver favoravelmente na fase aguda.

Uma variante de hepatite aguda muito séria é a **fulminante** (Mishiro et al., 1997), em que a infecção viral é mais intensa, afeta múltiplos órgãos e frequentemente leva à morte. O sinal mais característico dessa variante é o coma hepático, onde pela diminuição das sínteses das enzimas do ciclo da ureia acumula-se amônia no sangue que será tóxica ao sistema nervoso central, levando à perda de consciência (veja caso clínico: "Distúrbios do ciclo da ureia na hiperamonemia hereditária"). Em mais de 50% dos casos de falência hepática instala-se insuficiência renal que exige hemodiálise (à qual se adicionam albumina e protrombina para compensar a deficiência da síntese hepática endógena). É um tratamento que necessita de unidade de terapia intensiva, equipe altamente especializada e frequentemente exige transplante de fígado de urgência.

Questões

1 Por que aumentam os níveis sanguíneos das transaminases nos casos das hepatites virais?

2 Indique outros tipos de lesões teciduais que poderão ser diagnosticados pela dosagem dessas ou outras enzimas no sangue?

3 Construa uma tabela com dados laboratoriais que possam diferenciar as icterícias hemolíticas, obstrutivas e hepatocelulares clássicas.

4 O que é uma hepatite fulminante e que exame laboratorial seria importante para monitorar sua gravidade?

Bibliografia

Blumberg BS. Australian antigen and the biology of hepatitis B. Science 1977;197(4298):17-25. Palestra de Prêmio Nobel.

Blumberg BS. Hepatitis B virus, the vaccine, and the control of primary cancer of the liver. Proc Nat Acad Sci USA 1997;94:7121-7125.

Fahl JC, Vanderjagt DL. Neonatal hyperbilirubinemia. In Glew RH, Rosenthal MD (eds). Clinical studies in medical biochemistry. 3rd ed. Oxford: Oxford University Press; 2007. p. 234-244.

Foster GR. Recent advances in viral hepatitis. Clin Med 2009;9(6):613-616.

Gaw A, Murphy MJ, Cowan RA, O'Reilly DSJ, Stewart MJ, Shepherd J. Liver function tests. In Clinical biochemistry. 4th ed. Philadelphia: Churchill, Livingstone Elsevier; 2008. p. 54-55.

MedLinePlus: hepatitis e cyrrhosis www.nlm.nih.gov/medlineplus/hepatitis.html

Mishiro S, Kanai K, Kojima M. Fulminant hepatitis B. In Clinical studies in medical biochemistry. 2nd ed. Oxford: Oxford University Press; 1997. p. 67-77.

Nelson D, Cox MM. Lehninger principles of biochemistry. Box 18-1. Assays for tissue damage. 5th ed. New York: Freeman Co; 2008. p. 678.

Passos ADC. Aspectos epidemiológicos das hepatites virais. Medicina 2003;36:30-36.

CAPÍTULO

18

A ATIVAÇÃO DA PROTEÍNA G NA **CÓLERA**

Caso clínico

Uma estudante universitária ao passar suas férias no interior da Índia começou a apresentar quadro de diarreia intensa, quase ininterrupta. Suas condições gerais declinaram rapidamente e logo no dia seguinte foi encaminhada com urgência para o hospital da cidade mais próxima. À admissão ela estava extenuada, o turgor da pele tinha desaparecido, sua pressão arterial estava 60/40mmHg (valores normais de 120/80mmHg) e seu pulso era débil e muito rápido. O médico de plantão diagnosticou cólera, colheu uma amostra das fezes para realizar o exame de cultura bacteriana e começou o tratamento da diarreia imediatamente.

Fundamentação bioquímica

A cólera é uma doença infecciosa que há séculos aflige endemicamente a Índia. No começo do século XIX, ela se espalhou pela China e Rússia. Em um segundo surto chegou à Europa Ocidental e cruzou o Atlântico, estabelecendo-se em Nova York e depois se estendeu até a América Central. Por volta da metade do século XIX, com o advento da revolução sanitária, ela foi praticamente erradicada no Hemisfério Ocidental. Em sua atual aparição epidêmica (a sétima que se tem notícia) ela ressurgiu na Indonésia (1960), atingiu a África e chegou ao Peru em 1990. Nesse episódio, acometeu mais de 1 milhão de pessoas, levando à morte cerca de 10.000 (WHO, 2006). A doença é causada por uma toxina produzida pela bactéria *Vibrio cholerae*, que se instala no epitélio das células do trato intestinal, sendo propagada através das fezes que contaminarão facilmente a população circundante caso não haja boas condições sanitárias. Quando este capítulo estava sendo escrito (outubro de 2010), ela surgiu no Haiti e nesse primeiro mês já matou mais de 1.000 pessoas em um surto que, pelas condições do país, provavelmente durará anos para ser erradicado.

Fisiopatologia da toxina da cólera

A **toxina da cólera** é constituída de uma **subunidade A** contendo dois polipeptídios (A_1 de peso molecular 22.000 e A_2 com 5.400) e uma **subunidade B** formada de 5 monômeros idênticos de 11.600, apresentando peso molecular total de 85.400kDa. No intestino delgado, a toxina fixa-se por meio dos polipeptídios da subunidade B ao **gangliosídio G_{M1}** presente na membrana plasmática das células da mucosa intestinal. Depois de se ligar ao seu receptor, a toxina é internalizada por meio de um endossomo e transportada através de um longo circuito passando pelo Golgi, retículo endoplasmático e finalmente o citosol, onde encontrará seu alvo final, a **proteína G** (que recebe esse nome por estar ligada a um nucleotídio de guanosina).

Ao atingir seu alvo, o componente A_1 da subunidade A da toxina da cólera catalisa a transferência da porção **ADP-ribose do NAD⁺** para uma das subunidades da proteína G, a α (**Fig. 18.1**). Essa ADP-ribosilação inibe a atividade GTPásica da proteína G, tornando-a **permanentemente ativada** (ver **Figs. 18.2 e 18.3** para entender os detalhes). Com isso, a atividade **adenililciclase** é continuamente estimulada aumentando a [**cAMP**] e, em consequência, a atividade da **proteína quinase A** (**PKA**) da célula epitelial do intestino. Finalmente, a PKA fosforila várias proteínas, entre elas o transportador de cloreto (a proteína **CFTR**, *cystic fibrosis transmembrane conductance regulator*) e o trocador Na⁺-H⁺, inibindo sua ação. O resultado da fosforilação dessas duas proteínas é perda excessiva de NaCl para o interior da luz intestinal, o que, por efeito osmótico, levará a uma grande movimentação de água para o intestino e provocará a eliminação de fezes líquidas (**Fig. 18.1**). Esse é o dogma central da ação da toxina (Lencer e Tsai, 2003; Broeck et al., 2007) contestado por Lucas (2008), na parte final do esquema. Esse autor advoga que outros alvos da PKA provavelmente estão envolvidos no aumento da permeabilidade da membrana plasmática a esses íons (e não apenas à secreção ativa de cloreto e do íon sódio) e devem ser os principais responsáveis pela movimentação osmótica da água para a luz intestinal. Uma discussão sobre quais seriam os mecanismos acionados pela PKA *in vivo* pode ser apreciada nos artigos de Murek et al., 2010, e Lucas, 2010, incluindo as réplicas dos envolvidos.

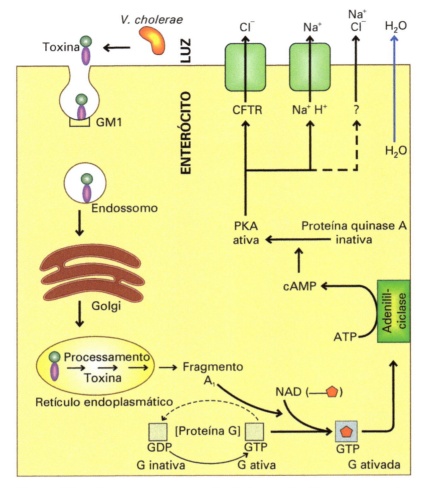

Figura 18.1. Esquema geral da ação da toxina da cólera na célula do epitélio intestinal.

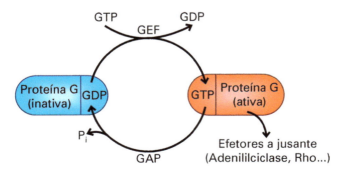

Figura 18.2. Fatores que regulam a atividade da proteína G.

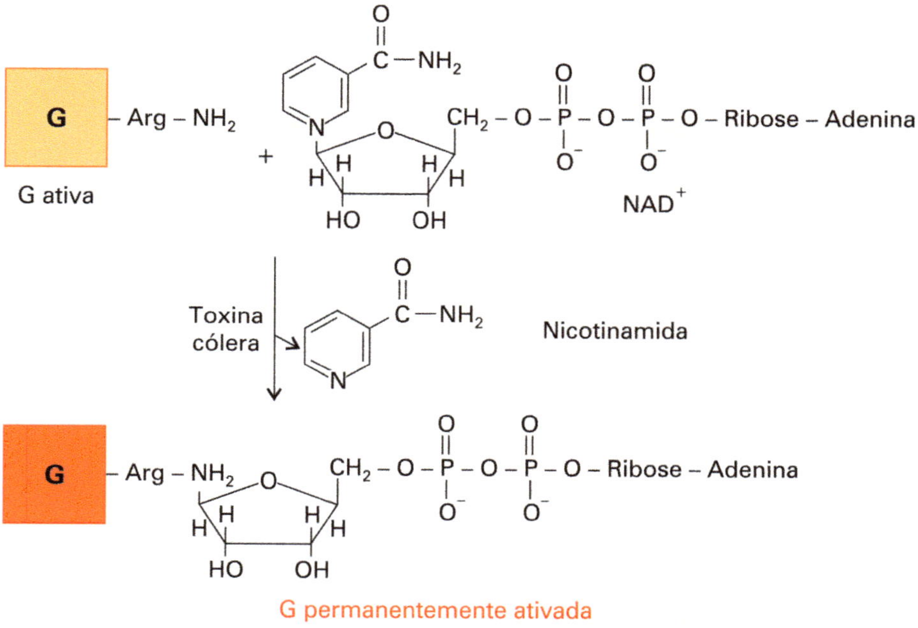

CÓLERA

Figura 18.3. Ativação permanente da proteína G pela toxina da cólera.

Mecanismo da ativação da proteína G

A ativação normal da proteína G está representada na **Fig. 18.2**. Na presença de um fator de troca de nucleotídios de guanosina (**GEF**, *guanosine exchange factor*), proteínas G inativas (ligadas ao GDP) trocam seu nucleotídio de *GDP* para *GTP*, modificando sua conformação espacial (**Fig. 18.4**) e tornando-se ativas. O tempo que essa proteína G permanecerá ativa depende de uma proteína **GAP** (*GTPase activator protein*) que aumenta em cerca de 10^5 vezes uma segunda atividade da proteína G (a GTPásica) que irá hidrolisar o GTP, revertendo sua conformação para a forma inativa, ligada ao GDP.

A regulação da atividade da proteína G, acima descrita, é profundamente afetada pela ação da toxina da cólera. Graças à atividade enzimática do seu peptídio A_1, a toxina catalisa a transferência da porção ADP-ribose do NAD^+ para um grupo amino de uma arginina na subunidade α da proteína G (**Fig. 18.3**). Essa **ADP ribosilação inativa a atividade GTPásica intrínseca da proteína G** que nem na presença de GAP conseguirá desativar a proteína G, mantendo-a permanentemente na forma ativada.

177

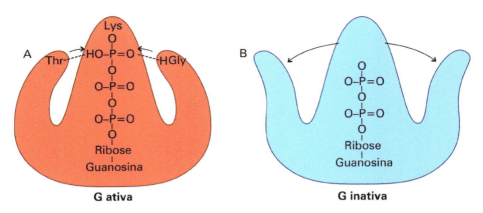

Figura 18.4. Mudanças de conformação da proteína G na sua forma ativa (A) e inativa (B).

Quando ligadas ao GTP, todas as proteínas G adquirem uma conformação que expõe regiões previamente escondidas, passando a interagir e a ativar outras proteínas das vias de sinalização situadas a jusante (por exemplo, a adenililciclase). O determinante crítico dessa conformação especial da proteína G é o fosfato γ **do GTP**. Na proteína G ativa (**Fig. 18.4A**), esse fosfato interage com uma Lys da alça central da molécula e seus dois oxigênios formam pontes de hidrogênio com resíduos de Thr (em uma alça lateral) e Gly (na outra). Quando o GTP for clivado em GDP, esse fosfato γ é liberado e as pontes de hidrogênio anteriormente mencionadas são rompidas. A proteína G então se relaxa, adquirindo a forma inativa (**Fig. 18.4B**) que esconderá os sítios anteriormente acionadores dos componentes da via de sinalização situados a jusante da via. Como vimos na **Fig. 18.3**, a enzima que cliva o GTP é a atividade GTPásica intrínseca da própria proteína G associada ao seu fator de regulação, o GAP.

Diversidade das proteínas G

No genoma humano há cerca de 200 proteínas G que diferem em tamanho, localização celular e função. Todas possuem uma característica comum: **podem ativar-se e, depois de algum tempo, elas próprias normalmente se inativam**, funcionando como um interruptor binário (liga/desliga) em várias funções biológicas importantes. Entre elas estão incluídas as **proteínas G triméricas** presentes nos receptores de membrana, a **proteína G descrita neste caso clínico**, as **proteínas G pequenas** como a **Ras** (mencionadas no caso clínico: "O transportador de múltiplas drogas na resistência à quimioterapia do câncer de mama") e outras que funcionam no **transporte de moléculas** para o núcleo (**Ran**), no ciclo celular (**Rho**), na síntese de proteínas (fator de iniciação **IF2** e de elongação **EF-Tu** e **EF-G**). Todas essas proteínas G possuem a mesma estrutura básica descrita na **Fig. 18.4** e usam dos mecanismos descritos nas **Figs. 18.2 e 18.3** para mudarem sua conformação da forma ativa (ligada ao GTP) para a inativa (ligada ao GDP). As linhas gerais das funções dessas proteínas G foram estabelecidas por Gilman e Rodbell em inúmeros trabalhos independentes, que acabaram sendo contemplados no Prêmio Nobel de Medicina de 1994.

Sintomatologia da doença

É comum encontrar-se casos de cólera que nos seus primeiros 6-7 dias da doença o paciente chega a eliminar água equivalente até uma ou duas vezes o seu peso corporal. Além do Na^+, grandes quantidades de HCO_3^-, Cl^- e K^+ são eliminadas através das fezes diarreicas (**Fig. 18.1**). É a perda desses componentes que explica o aparecimento dos principais sinais desse caso clínico: a perda do turgor da pele (sinal de desidratação), a diminuição da pressão arterial pela redução do volume sanguíneo e o aumento da frequência cardíaca (observada no pulso rápido e débil da paciente). Esses sinais podem agravar-se e levar à morte, caso uma terapia de reposição de líquidos não for imediatamente iniciada.

Tratamento

O estabelecimento de tratamento para controlar a mortalidade associada à cólera e às doenças diarreicas, de maneira geral, representou uma das maiores conquistas na medicina no século XX (Carpenter, 1990). Esse tratamento exemplifica ainda como a ciência básica pode ser traduzida em medidas extremamente práticas e simples para salvar vidas (Malnic, 1994).

Nas décadas de 1950 e 1960, estudos sobre a fisiologia da absorção de sódio pelas células do tecido epitelial do intestino (Riklis e Quastel, 1958, entre outros) demonstraram claramente a existência de um mecanismo que exigia a absorção concomitante tanto de glicose como do cátion (**Fig. 18.5**). Daí, para o estabelecimento de uma prescrição única que misturasse os dois componentes, foi um passo simples que permitiu a reposição de água em larga escala na população.

Hoje, o tratamento dos pacientes internados está dividido em duas fases (Guerrant et al., 2003): (**a**) na primeira, administra-se por via intravenosa solução de hidratação contendo 5g de NaCl, 4g de $NaHCO_3$ e 1g de KCl por litro de água, para controlar rapidamente a pressão arterial e a frequência cardíaca; (**b**) em

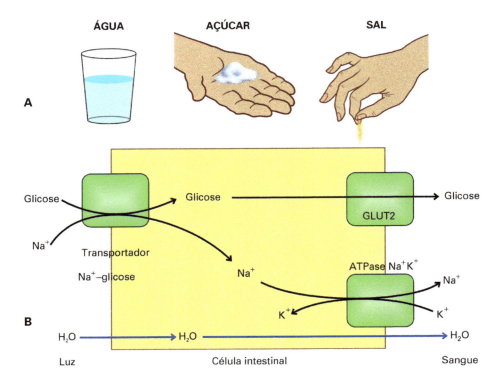

Figura 18.5. Reposição de eletrólitos e da água por via oral. (**A**) Recomendação da WHO. (**B**) Mecanismo do transporte: a glicose é transportada juntamente com o Na⁺ da luz intestinal para o interior do organismo, trazendo consigo a água.

seguida, passa-se para reposição de líquidos por via oral dissolvendo-se o conteúdo do saquinho da Organização Mundial da Saúde contendo 20g de glicose, 3,5g de NaCl, 2,5g de $NAHCO_3$ e 1,5g de KCl em um litro de água. Só depois de instaladas essas medidas o médico tratará da infecção propriamente dita, com a administração de antibiótico para combater o *Vibrio cholerae*. Em geral, após 4-5 dias de tratamento a consistência das fezes começa a melhorar e em uma semana o paciente recebe alta médica.

Questões

1 Quais processos da membrana do epitélio intestinal são afetados pela toxina da cólera? Quais seus efeitos?

2 Explique por que se deve incluir a glicose na reposição de água e eletrólitos pela via oral.

3 Quais são os sinais de desidratação nesse caso.

4 Por que a administração do antibiótico ficou secundária e restrita a um segundo tempo no tratamento?

Bibliografia

Broeck DV, Horvarth C, De Wolf MJS. Vibrio colerae: cholera toxin. Int J Biochem Cell Biol 2007;39:1771-1775.

Carpenter CCJ. The erratic evolution of cholera therapy: from folklore to science. Clin Ther 1990; 12:2228.

Guerrant RL, Carneiro Filho BA, Dillingham RA. Cholera, diarrhea and oral rehydration therapy: triumph and indictment. Clin Infect Dis 2003;37: 398-405.

Gilman AG. G proteins and regulation of adenylyl cyclase. Nobel Lecture; 1994.

Lencer WI, Tsai B. The intracellular voyage of cholera toxin: going retro. Trends Biochem Scien 2003;28(12):639-645.

Lucas ML. Enterocyte chloride and water secretion into the small intestine after enterotoxin challenge: unifying hypothesis or intellectual dead end ? J Phys Biochem 2008;64(1):69-88.

Lucas ML. Diarrhoeal disease through enterocyte secretion: a doctrine untroubled by proof. Exp Physiol 2010;95(4):479-485.

Malnic G. As ciências biomédicas básicas na solução de problemas da saúde. Estudos Avançados da USP 1994;8(20):33-35.

MedlinePlus: cholera. Disponível em http: www. nlm.nih.gov/medlineplus/ency/article/000303. htm

Murek M, Kopic S, Geibel J. Evidence for intestinal chloride secretion. Exp Physiol 2010;95(4):471-479.

Murray RK, Bender DA, Botham KM, Kennelly PJ, Rodwell VW, Weil PA. Case 3: Cholera. In Harper's illustrated biochemistry. 28th ed. New York: McGraw-Hill-Lange; 2009. p. 619-620.

Nelson DL, Cox MM. Box 12-2. G proteins: binary switches in health and disease. In Lehninger principles of biochemistry. 5th ed. New York: Freeman; 2008. p. 425-427.

Riklis E, Quastel JH. Effects of cations on sugar absorption by isolated surviving guinea pig intestine. Can J Biochem Physiol 1958;36:347-362.

Rodbell M. Signal transduction: evolution of an idea. Nobel Lecture; 1994.

WHO. Cholera 2005. Wkly Epidemiol Rec 2006; 81(31):297-307.

CAPÍTULO 19

A ATIVIDADE FÍSICA NAS DOENÇAS CARDIOVASCULARES

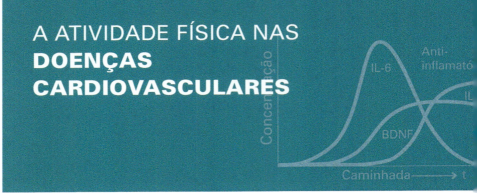

Caso clínico

A paciente queixava-se há quatro anos de dores precordiais relacionadas ao esforço físico e ao estresse emocional. Apresentava obesidade, hipertensão arterial e dislipidemia. Estava sendo medicada adequadamente para essas doenças, mas continuava a sentir dores. Por essa razão foi submetida à cintilografia após esforço físico que revelou **isquemia microvascular do coração**, pois a paciente, embora não possuísse nenhum quadro de obstrução coronariana significativa, apresentava um defeito de perfusão moderado em uma área que atingia 40% da superfície do ventrículo esquerdo. Foi convidada a participar de um programa de reabilitação cardiovascular durante quatro meses, quando realizou treinamento aeróbico e continuou a medicação farmacológica. Após esse treinamento, foi submetida ao mesmo teste anterior que registrou um defeito de perfusão residual em apenas 3% daquela área, e sem nenhuma queixa de dor durante o teste. Um segundo teste para avaliar o fluxo pós-isquêmico da artéria braquial (para detectar disfunção endotelial) revelou também nítida melhora comparada aos valores observados antes do treinamento. A melhora desses parâmetros nos dois testes foi acompanhada da melhora da qualidade de vida da paciente (caso clínico relatado em Carvalho et al., 2011).

Fundamentação bioquímica

Uma série de doenças crônicas de grande importância médica tais como o diabetes melito tipo 2, as doenças cardiovasculares de maneira geral, a obesidade, os cânceres do colo e da mama, a demência e a depressão constituem um conjunto de enfermidades que têm sido recentemente consideradas doenças da inatividade física (Pedersen, 2009). A essência do argumento é de natureza epidemiológica e surgiu com a constatação estatística de diminuição significativa da incidência de doenças cardiovasculares na população que realizava (rotineiramente) exercícios físicos moderados (Blair e Morris, 2009). Essa conclusão também foi sugerida para as outras doenças acima mencionadas (Pedersen, 2009). Segundo esse autor, a inatividade física levaria ao acúmulo de gordura visceral e/ou à posterior ativação da rede de vias inflamatórias que promoveria o desencadeamento dos mecanismos básicos envolvidos na gênese de cada uma daquelas doenças (**Fig. 19.1**). O exercício físico teria ação anti-inflamatória que de alguma forma interferiria com esses processos.

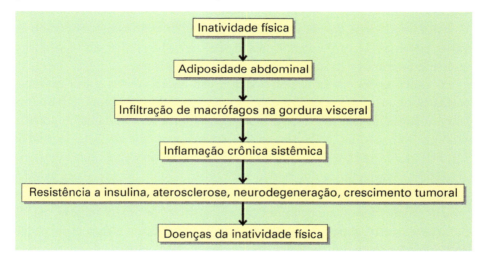

Figura 19.1. Cadeia de eventos iniciados com a inatividade física.

Citocinas e desenvolvimento da inflamação nas doenças crônicas

Inflamação é toda resposta tecidual a um estímulo nocivo, seja lesão física, seja infecção. Essa resposta inclui o aumento do número de células imunes na área lesada (para conter os agentes patogênicos, remover as células mortas e iniciar o processo de cicatrização), bem como a produção de diversas **citocinas** que direcionarão a resposta inflamatória. São conhecidas pelo menos 50 citocinas (proteínas ou peptídios) produzidas em diversos tipos celulares que funcionam como mensageiros de uma célula a outra, levando informações à semelhança dos hormônios (Newsholme e Leech, 2010). Analisaremos neste texto apenas as citocinas envolvidas com o processo de inflamação.

As principais características locais da resposta inflamatória são: **hiperemia, edema, calor** e **dor.** A hiperemia deve-se à vasodilatação de pequenas arteríolas que aumentam o fluxo sanguíneo na área lesada trazendo consigo as células imunes. O edema é devido ao aumento da permeabilidade dos capilares que acaba extravasando o plasma para o espaço extracelular. O calor é ocasionado pelo aumento do metabolismo local, e a dor ajuda a minimizar o uso da área e, dessa forma, protegê-la do agravamento da lesão. Nessa fase aguda do processo participa ativamente a molécula da **bradicinina**, nonapeptídio descoberto por cientistas brasileiros e estudado principalmente por um deles, Maurício Rocha e Silva na USP – Ribeirão Preto.

Quando a inflamação não se resolve a contento na fase aguda, ela se torna **crônica**. E todas as doenças acima mencionadas apresentam inflamação crônica de baixa intensidade, que se caracteriza por apresentar aumento moderado de várias citocinas (cerca de duas a quatro vezes os valores normais) e pequeno aumento no número das células imunes na área inflamada.

As citocinas podem ser classificadas em **pró-inflamatórias** e **anti-inflamatórias**. Entre as primeiras estão o TNF-α, a IL-6 (*interleucina-6*), a IL-1β e o IFN (mencionadas no caso clínico: "A resposta metabólica ao traumatismo grave"). Nas anti-inflamatórias (acionadas pelo exercício físico) estão: IL-8, IL-15, BDNF, LIF, FGF21, FL-1 e IL-6 (Brandt e Pedersen, 2010; Izumiya et al., 2008; Ouchi et al., 2008). Delas, a única que possui uma posição ambígua (pertence às duas categorias) é a IL-6, que pode ser produzida tanto nos macrófagos presentes nos tecidos inflamados quanto no músculo esquelético. No tecido adiposo, ela faz parte de uma das **adipocinas** que ajudaram a caracterizar o tecido como **órgão endócrino** (ver caso clínico: "Distúrbios da regulação metabólica na obesidade"). No músculo, ela é uma das **miocinas** que está definindo um novo tipo de órgão endócrino. Na **Fig. 19.2** estão apresentados os perfis temporais das citocinas envolvidas em uma reação inflamatória crônica e as encontradas após exercício físico de intensidade moderada.

Além da IL-6, que chega a aumentar seus níveis séricos até 100 vezes dos valores basais após uma sessão de exercícios moderados, nenhuma outra citosina pró-inflamatória é produzida durante a atividade física. Apesar de a IL-6 ser a miocina mais estudada, os mecanismos pelos quais ela desempenha sua ação anti-inflamatória ainda não são inteiramente conhecidos. Outra miocina, a IL-15, parece atuar na regulação do metabolismo de lipídios no tecido adiposo. Um aumento da sua concentração sanguínea produz diminuição da gordura visceral, mas não da gordura subcutânea. Deve-se destacar ainda a BDNF (*brain derived neurotropic factor*), que parece desempenhar um papel na regulação da sobrevivência, crescimento e manutenção dos neurônios, bem como nos processos de

DOENÇAS CARDIOVASCULARES

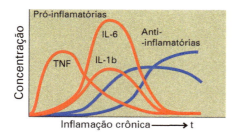 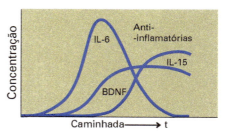

Figura 19.2. Perfil temporal das citocinas produzidas em inflamação crônica e após exercício físico moderado (reproduzido de Pedersen, 2009).

aprendizado e da memória. Pacientes com depressão e síndrome de Alzheimer apresentam baixos níveis plasmáticos da BDNF (ver também o caso clínico: "Defeitos da conformação e agregação de proteínas na doença de Alzheimer").

Patologia da inflamação vascular

A inflamação vascular é uma resposta fisiopatológica comum a uma série de doenças cardiovasculares: aterosclerose, infarto do miocárdio, insuficiência cardíaca congestiva, aneurisma da aorta... (Brasier, 2010). A mais estudada delas, a aterosclerose, está passando por uma mudança de foco no seu entendimento. Enquanto persiste central para a compreensão da doença a **lesão (e disfunção) endotelial da artéria**, a resposta a essa agressão deixa de ser vista como mero distúrbio no metabolismo das lipoproteínas que leva ao seu acúmulo na parede arterial e começa a ser considerada decorrência da própria inflamação do vaso (Mullenix, 2005; Newsholme e Leech, 2010).

A essência do processo inflamatório na íntima da parede arterial pode ser esquematizada na **Fig. 19.3**. Ele começa com uma disfunção endotelial (causada por inúmeros fatores de risco como fumo, hipertensão, poluentes, bactérias e citocinas) que induz a célula endotelial lesada a produzir *m*oléculas de *a*desão *c*elular (*v*ascular, VCAM-1, e *i*ntracelular, ICAM-1) que promovem o **recrutamento** e a **adesão** de monócitos à célula endotelial. Outras moléculas produzidas no endotélio lesado estão envolvidas no aumento da **permeabilidade celular** (MCP-1, m*onocyte chemotactic protein*), permitindo a passagem dos monócitos e de lipoproteínas de baixa densidade para o interior do vaso. Lá, os monócitos diferenciam-se em macrófagos e esses se transformam em células espumantes após terem fagocitado as lipoproteínas circundantes. Essa é a dinâmica da formação da **placa de ateroma inicial**.

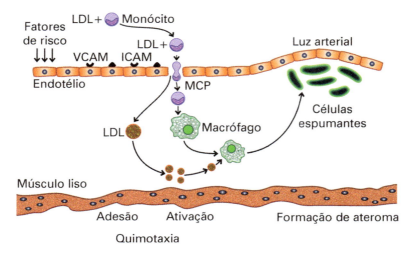

Figura 19.3. Representação esquemática do processo aterosclerótico.

O principal problema do endotélio vascular lesado é a formação de um tampão, o **trombo**, que, associado à placa do ateroma inicial, pode interromper o fluxo arterial levando à morte as células situadas a jusante da área lesada e instalando quadro agudo de infarto do órgão comprometido (miocárdio, cérebro...). Na **Fig. 19.4** está esquematizada a forma pela qual o endotélio lesado produz um fator tecidual que estimula a cascata da coagulação do sangue, levando à formação de uma rede de fibrina que retém as células sanguíneas, incluindo as plaquetas agregadas, formando o trombo. Na figura também está representado um endotélio íntegro (para contrastar com o lesado) que produz substâncias anticoagulantes (heparina), inibidores da formação do trombo (prostaglandinas), um potente relaxador de músculo liso (NO) e um ativador do plasminogênio tecidual. Esse fator induz à formação da plasmina que possui atividade fibrinolítica capaz de dissolver o coágulo de fibrina. Se o endotélio estiver lesado, essas substâncias não serão formadas e o trombo se instala.

Central para o entendimento molecular da progressão do processo inflamatório é a via de ativação do **fator de transcrição NFκB** (n*uclear factor* k*appa* b*eta*, Brasier, 2010). Ela está presente em todas as fases do processo inflamatório, tanto no endotélio lesado quanto no macrófago no interior do vaso. Ela pode começar com o acionamento do **receptor TLR** (*toll-like receptor*, principalmente pelo TNF-α e/ou a endotoxina LPS bacteriana, **Fig. 19.4**). Outros receptores (para a angiotensina II e antígenos virais de RNA) são eventualmente acionados e levam a uma via final comum que termina com a ativação do fator de transcrição NFκB

DOENÇAS CARDIOVASCULARES

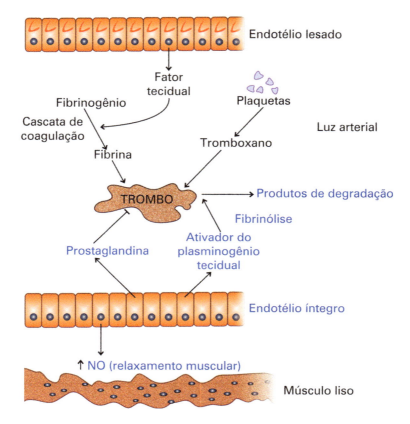

Figura 19.4. Formação do trombo no endotélio lesado (reproduzido de Newsholme e Leech, 2010).

e sua translocação para o núcleo da célula. Esse fator promove a síntese das moléculas de adesão (VCAM e ICAM), de permeabilidade capilar e das citocinas TNF-α, IL-1β e IL-6, que realimentarão o círculo vicioso da inflamação. Participam ainda do processo inflamatório as proteínas da fase aguda do fígado: proteína C-reativa, angiotensinogênio e fibrinogênio γ, todas sintetizadas após indução pela citocina IL-6.

É interessante assinalar que a via da síntese da IL-6 muscular (**Fig. 19.6**) é distinta da realizada nos tecidos inflamados (**Fig. 19.5**). Nos músculos esqueléticos, a atividade física traz consigo um aumento da contração muscular que aumenta a concentração do Ca^{2+} intracelular e induz a p38 MAPK e/ou a calcineurina a ativarem fatores de transcrição que desencadearão a síntese da IL-6 e outras citocinas anti-inflamatórias.

BIOQUÍMICA FUNCIONAL E MOLECULAR

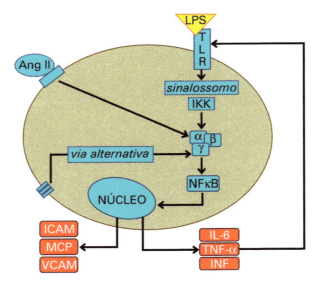

Figura 19.5. Vias de ativação do fator de transcrição NFκB.

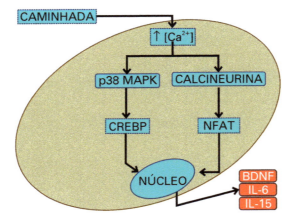

Figura 19.6. Indução da síntese da IL-6 no músculo.

Disfunção microvascular coronariana

O processo inflamatório anteriormente descrito tem sido estudado nos grandes vasos de diâmetro entre 0,5 e 5mm que, em geral, oferecem pequena resistência ao fluxo arterial e passam a afetar significativamente a pressão arterial apenas quando apresentam estenose acima de 70%. Grande parte da resistência ao fluxo arterial é oferecida pelos vasos de diâmetro menor, que direta ou indiretamente

DOENÇAS CARDIOVASCULARES

também são afetados pela inflamação vascular (Beltrame et al., 2009). Neles, a disfunção endotelial pode ser detectada (e foi documentada no caso clínico que ilustra este texto) por meio de dois ensaios: cintilografia do miocárdio após esforço físico e vasodilatação seguinte à constrição da artéria braquial. É interessante registrar que ambos os ensaios melhoraram significativamente após tratamento que adicionou apenas um novo ingrediente na lista de fármacos que a paciente já recebia, o treinamento físico da paciente. Essa medida terapêutica tem sido utilizada em outras doenças cardiovasculares (Klingenberg e Hansson, 2009; Francescomarino et al., 2009; Ribeiro et al., 2010) e esse caso clínico demonstra que ela também funciona para a isquemia microvascular do miocárdio.

É interessante observar que a atividade física agiu independente da diminuição dos fatores de risco tradicionais das doenças cardiovasculares (hipertensão, colesterol, obesidade, ver Carvalho et al., 2011). Isso também tem sido observado em outras doenças cardiovasculares (Joyner e Green, 2009), demonstrando que eles não precisam necessariamente ser corrigidos para a atividade física funcionar. A terapêutica combinada de combater os fatores de risco com os fármacos adequados e incluir a prática de exercícios físicos é a mensagem atual recomendada.

Deve-se registrar que a atividade física recomendada para prevenir as doenças crônicas da inatividade física é relativamente moderada: andar (com uma velocidade entre 4,5 e 6km/h) 5 dias por semana durante 40-30 minutos ou correr 3 vezes por semana durante 20 minutos (Pratt, 2005). A atividade terapêutica será alcançada após treinamento adequado com orientação médica.

Questões

1 Descreva seu entendimento do que seriam doenças da inatividade física.

2 Utilizando-se do esquema descrito na Fig. 19.3, onde começaria o processo de inflamação crônica do processo aterosclerótico.

3 Qual o papel desempenhado pelo fator de transcrição NFκB na aterosclerose?

4 Explique como a formação de um trombo pode levar a infarto do miocárdio ou a acidente vascular cerebral.

5 No que a isquemia microvascular do miocárdio assemelha-se ao processo aterosclerótico.

6 Como a avaliação da função endotelial aferida na artéria braquial pode nos informar sobre o endotélio dos pequenos vasos do miocárdio?

Bibliografia

Beltrame JF, Crea F, Camici P. Advances in coronary microvascular dysfunction. Heart Lung Circulat 2009;18:19-27.

Blair SN, Morris JN. Healthy hearts and the universal benefits of being physically active: physical activity and health. Ann Epidemiol 2009;19:253-256.

Brandt C, Pedersen BK. The role of exercicse-induced miokines in muscle homeostasis and the defense against chronic diseases. J Biomed Biotechnol Artigo ID 520258. 2010.

Brasier AR. The nuclear factor-κB-interleukin-6 signalling pathway mediating vascular inflammation. Cardiovasc Res 2010;86:211-218.

Carvalho EEV, Crescêncio JC, Elias Jr L, Brito LBA, Gallo Jr L, Simões MV. Improved endothelial function and reversal of myocardial perfusion defects after aerobic physycal training in a paciente with microvascular myocardial eschemia. Am J Phys Med Reahabil 2011;90(1):59-64.

Francescomarino SD, Sciartilli A, Valerio VD, Baldassarre AD, Gallina S. The effect of physical exercise on endothelial function. Sports Med 2009; 39(10):797-812.

Izumiya Y, Bina HA, Ouchi N, Akasaki Y, Kharitonenkov A, Walsh K. FGF21 is an Akt-regulated myokine. FEBS Letters 2008;582(27):3805-3810.

Joyner MJ, Green DJ. Exercise protects the cardiovascular system: effects beyond traditional risk factors. J Physiol 2009;587(23):5551-5558.

Klingenberg R, Hansson GK. Treating inflammation in atherosclerotic cardiovascular disease: emerging therapies. Europ Heart J 2009;30:2838-2844.

MedlinePlus: physical activity. Disponível em http://www.nlm.nih.gov/medlineplus/ency/article/001941.htm

Mullenix PS. Atherosclerosis as inflammation. Ann Vasc Surg 2005;19(1):130-137.

Newsholme E, Leech T. Functional biochemistry in health and disease. Chapter 22: Atherosclerosis, hypertension and heart attack. Wiley-Blackwell; 2010.

Ouchi N, Oshima Y, Ohashi K. Follistatin-like 1, a secreted muscle protein, promotes endothelial cell function and revascularization in ischemic tissue through a nitric oxide synthase dependent mechanism. J Biol Chem 2008;238(47):32802-32811.

Pedersen BK. The diseasome of physical inactivity – and the role of miokynes in muscle – fat cross talk. J Physiol 2009;587:5559-5568.

Pratt M. Atividade física. In Cecil tratado de medicina interna. 22ª ed. 2005. p. 60-63.

Ribeiro F, Alves AJ, Duarte JA, Oliveira J. Is exercise training an effective therapy targeting endothelial dysfunction and vascular wall inflammation? Int J Card 2010;141:214-221.

CAPÍTULO 20

A RESPOSTA METABÓLICA AO **TRAUMATISMO GRAVE**

Caso clínico

Uma senhora de meia-idade foi levada inconsciente a uma unidade de emergência hospitalar após sério acidente rodoviário, onde sofreu múltiplas e sérias lesões. Depois dos primeiros esforços dos médicos para retirá-la do choque hemorrágico, foi realizada cirurgia de emergência para corrigir uma fratura exposta na sua perna. Após a cirurgia recebeu alimentação parenteral contendo antibiótico de largo espectro e passou a ser monitorada em suas funções vitais.

Fundamentação bioquímica

O organismo reage a uma lesão física externa com **resposta inflamatória** que pode ser simples como a vermelhidão na pele, ao redor de uma picada de insetos, até alterações hemodinâmicas e metabólicas profundas encontradas nos indivíduos que sofreram grandes **acidentes** rodoviários, **cirurgias**, **queimaduras** e **infecções**. Em todas essas circunstâncias, denominadas genericamente de **traumatismos**, a essência da resposta será muito parecida, pois envolve o mesmo mecanismo básico acionado pelo estresse que se instala logo depois do trauma (Newsholme e Leech, 2010; Gaw et al., 2008; MedlinePlus).

Fases da resposta metabólica

O atual entendimento da resposta do organismo ao traumatismo deveu-se ao trabalho do bioquímico escocês David Cuthbertson (revisões dos seus trabalhos iniciais realizados nas décadas de 1930, 1940, 1950 e 1960 podem ser encontradas em Cuthbertson 1980a e b.) Ele propôs, analisando a resposta do organismo às fraturas ósseas, que essa resposta se caracterizaria por duas grandes fases (Fig. 20.1):

(a) **Fase de declínio** (*ebb phase*) – na qual os pacientes apresentariam inicialmente um quadro clínico caracterizado pela presença de face pálida, pulso pouco perceptível e rápido e extremidades frias e pegajosas (Hill e Hill, 1998). Sinais clínicos de resposta metabólica acionada pelo estresse desencadeado pelo agente traumatizante (Selye, 1950). Essa resposta começa com a liberação dos hormônios adrenalina, glucagon e glicocorticoides que em um primeiro instante diminuem o fluxo sanguíneo e o consumo de oxigênio no tecido lesado e também a temperatura corporal. Paralelamente são acionados mecanismos que elevam os níveis sanguíneos da glicose, dos ácidos graxos e da glutamina e diminuem os da insulina. Nos casos mais brandos, essa fase pode durar de 12 a 24 horas.

Ultrapassada essa etapa, o organismo começa a entrar lentamente na fase:

(b) **Fase da recuperação** (*flow phase*) – além da presença continuada dos componentes metabólicos (elevação da glicose, glutamina e ácidos graxos sanguíneos e diminuição da insulina) encontrados na fase de declínio, começam a se elevar o fluxo cardíaco, o consumo de oxigênio e a temperatura do paciente. O fluxo cardíaco nos casos de traumatismo moderado costuma dobrar, e nos casos mais graves, triplicar, alcançando níveis comparáveis ao de um atleta correndo uma prova de maratona (15L de sangue por minuto em um adulto de porte médio).

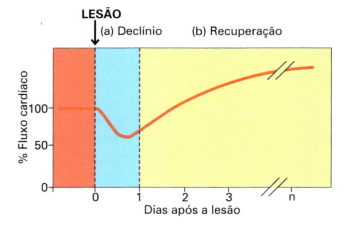

Figura 20.1. **Fases da resposta metabólica ao traumatismo** (reproduzido de Gaw et al., 2008).

Essa segunda e última fase termina com o reparo da lesão e, dependendo da intensidade e do tipo de traumatismo, pode estender-se por alguns dias, semanas ou meses.

Um dos elementos centrais da **resposta metabólica ao traumatismo** é a **glutamina**, o aminoácido mais abundante do organismo, constituindo cerca de dois terços dos estoques de aminoácidos intracelulares. Sua maior quantidade está armazenada nas células do tecido muscular (onde atinge concentrações de 20mmol/L) (Griffiths et al., 1999). Durante o traumatismo, a glutamina é transportada para a circulação (0,6mmol/L no plasma), de onde se distribuirá para o resto do organismo, principalmente o fígado, as células do tecido imune e do tecido lesionado (**Fig. 20.2**). Nesses órgãos ela funcionará como um dos principais substratos energéticos de onde os tecidos irão obter a energia necessária para o reparo das lesões causadas pelo traumatismo. Além dessa função, ela também atua como moduladora da resposta imune (Newsholme et al., 1985) e metabólito essencial para a síntese das purinas e pirimidinas, necessárias aos processos proliferativos que irão ocorrer tanto no sistema imune quanto no tecido lesado.

Além da glutamina, são também importantes substratos energéticos durante o traumatismo a glicose e os ácidos graxos. A **glicose** será formada a partir da hidrólise do glicogênio e da gliconeogênese, estimulada pela ação dos glicocorticoides (ver caso clínico: "A gliconeogênese na hipoglicemia neonatal"), que

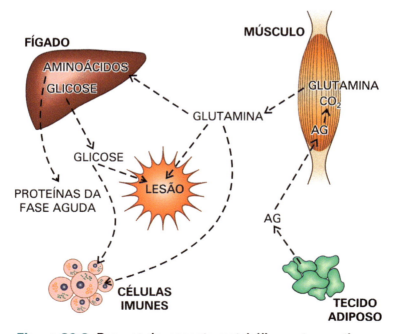

Figura 20.2. Resumo da resposta metabólica ao traumatismo.

direcionarão os aminoácidos provenientes do tecido muscular, e o glicerol do tecido adiposo, para sua síntese. Do fígado, a glicose será liberada para a circulação e se distribuirá para os tecidos, especialmente aqueles dependentes de glicose, como o cérebro, o tecido imune e os glóbulos vermelhos. Os **ácidos graxos,** provenientes da hidrólise dos triglicerídios do tecido adiposo, graças à estimulação da lipase tecidual sensível a hormônios como a adrenalina, serão liberados para a circulação e se distribuirão para todos os tecidos, nos quais desempenharão um papel fundamental no suprimento energético. Esse papel é essencial porque, devido ao baixo nível de insulina plasmática durante todo o traumatismo, a glicose não adentrará a maioria das células e os tecidos serão dependentes do consumo de ácidos graxos ou de seus derivados produzidos no fígado, os **corpos cetônicos**. Alguns ácidos graxos insaturados, provenientes da hidrólise dos triglicerídios, serão também aproveitados na fase de proliferação e reparo dos tecidos lesionados para permitir a síntese das membranas.

A extensa utilização tanto da glutamina quanto dos ácidos graxos dos seus depósitos aponta para uma consequência até pouco tempo quase ignorada pelos médicos, o enorme **emagrecimento dos pacientes** que sofrem traumatismos de intensidade moderada e grave. Até recentemente, a maioria dos hospitalizados nas unidades de terapia intensiva eram pacientes praticamente subnutridos por desconhecimento da essência da resposta metabólica ao traumatismo (Newsholme e Leech, 2010).

Outro componente importante da resposta metabólica ao traumatismo é o envolvimento do **tecido imune**. Ele sempre participará da resposta metabólica a todos os tipos de traumatismo, embora seja mais lembrado nos casos que envolvem infecção. Na **Fig. 20.3** estão indicadas as principais moléculas sintetizadas pelas células do tecido imune acionadas pelo traumatismo: o *fator de necrose tumoral* (**TNF**), as *interleucinas-1 e 6* (**IL-1** e **IL-6**) e o *interferon* (**IFN**). Várias dessas moléculas estão também envolvidas na estimulação das degradações tanto dos triglicerídios, quanto das proteínas musculares.

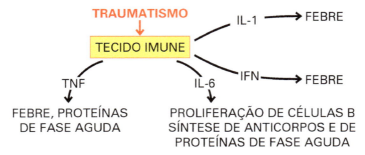

Figura 20.3. Moléculas do tecido imune induzidas pelo traumatismo e suas funções.

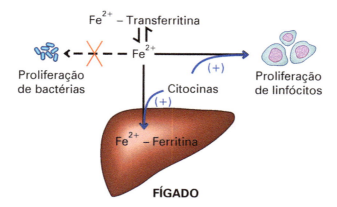

Figura 20.4. Efeito das citocinas no destino do Fe^{2+} durante infecção.

Outro elemento acionado por essas moléculas do tecido imune (citocinas) é o aparecimento da **febre**, embora o mecanismo pelo qual ocorra o desacoplamento da cadeia respiratória no tecido adiposo marrom (ver caso clínico: "O desacoplamento da fosforilação oxidativa no envenenamento pelos agrotóxicos") ainda não esteja muito claro. De qualquer maneira, a febre desempenha um papel positivo na recuperação de qualquer tipo de traumatismo, ainda que o reconhecimento desse fato seja mais explícito apenas no caso das infecções (**Fig. 20.4**).

As citocinas estimulam a captação do Fe^{2+} pelas células do fígado e dos linfócitos em proliferação, desviando a utilização desse íon das bactérias que, nessas condições de baixas concentrações séricas de Fe^{2+}, diminuiriam sua taxa de multiplicação.

Tratamento

A essência da recomendação bioquímica para o tratamento de qualquer tipo de traumatismo é a **adequação da condição nutricional dos pacientes**. Ela melhora a cicatrização das feridas, diminui o risco de infecções e ameniza o emagrecimento pós-traumatismo. A administração de glutamina (ou um seu derivado sintético, a alanilglutamina) tem sido preconizada e utilizada na Europa há longo tempo (Newsholme et al., 1985), aparentemente com bons resultados. Nos Estados Unidos (que ainda não a adota), uma extensa avaliação clínica dessa prática terapêutica está em andamento (Weschmeyer, 2008). Dependendo do tipo de traumatismo, o tratamento pede a adoção de outras medidas terapêuticas.

Grandes cirurgias – as grandes cirurgias eletivas ou as de emergência (como a descrita neste caso clínico) ocasionam forte estresse que em geral dura pelo menos algumas semanas (às vezes, meses), até o organismo se recuperar da intervenção operatória. A primeira preocupação dos cirurgiões que trataram dessa paciente foi estancar a hemorragia com a **reposição do sangue** perdido durante o acidente. Essa medida lembra aquela adotada pelos médicos militares durante a Primeira Guerra Mundial que, despretensiosamente, descobriram ser ela a forma mais eficaz para combater o choque hemorrágico que se instalava nos feridos atingidos pelos estilhaços das bombas. A mortalidade desses pacientes que era de 80% caiu para 20% (na Segunda Guerra Mundial), ajudada também pelo uso complementar da penicilina para tratar a infecção das feridas cirúrgicas.

Corrigida a fratura exposta da perna e medicada por via intravenosa com antibiótico de largo espectro e nutrientes, a paciente foi transferida para a recuperação. No período de convalescença da paciente, a evolução do processo traumático foi acompanhada pela dosagem sérica da proteína C-reativa (**Fig. 20.5**). Essa e as outras **proteínas da fase aguda** são sintetizadas no fígado durante o traumatismo (induzidas pela ação das citocinas), atingem valores 10 vezes maiores que os basais e apenas declinam quando se encerra o processo traumático. Graças a esse comportamento, sua dosagem no sangue é um bom critério laboratorial para a avaliação da recuperação da paciente.

Queimaduras – queimaduras extensas, atingindo mais de 40% da superfície do corpo, não são incomuns e exigem tratamento longo, que pode durar anos. Ao lado da reposição nutricional, cuidados especiais com a perda de água pela pele e a prescrição de alguns hormônios para modular a resposta metabólica (Williams et al., 2009) e abreviar o tempo de tratamento são atualmente rotineiros.

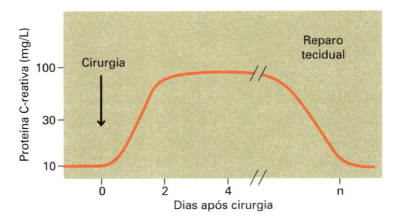

Figura 20.5. Níveis da proteína C-reativa após a cirurgia.

Com a perda de grandes extensões da pele, o organismo aumenta sua temperatura interna em média 2ºC, graças ao aumento da metabolização de substratos, para compensar a perda de calor para o meio ambiente. Mecanismo parecido é acionado pelo organismo para se adaptar à climatização a um ambiente frio. Na prática, pode-se amenizar a perda térmica desses pacientes com a elevação da temperatura ambiente. Elevando-se a temperatura ambiente de 20 a 33ºC, diminui-se substancialmente o cociente dos gastos energéticos basais entre os queimados. A perda de água, usualmente de 4L de água/m² de área queimada por dia, deve ser reposta, mas também diminui com o aumento da temperatura ambiente.

Finalmente são usados hormônios anabolizantes (testosterona ou seu equivalente sintético, oxandrolona) para contrabalançar os efeitos catabólicos dos glicocorticoides e da adrenalina, que atingem níveis séricos 10 vezes maiores nos queimados. O uso de antagonistas dos β-receptores (como o propranolol) é adequado para esse fim.

Infecções – infecções com bactérias, fungos, protozoários ou vírus provocam uma reação do organismo caracterizada pelo aumento da temperatura, anorexia e letargia chamada de **sepse**. Como essa resposta está também presente nos outros tipos de traumatismo (mesmo os que não possuem infecção evidente), ela passou a ser conhecida como **síndrome da resposta inflamatória sistêmica (SIRS)**. O uso de antibióticos de largo espectro e também da proteína C-reativa recombinante ajuda a combater as infecções e são as opções terapêuticas à disposição (Cray et al., 2009).

Além disso, traumatismos graves podem também favorecer o aparecimento de uma infecção generalizada através da diminuição da barreira física existente no intestino grosso separando as bactérias e toxinas presentes no lúmen intestinal do restante do organismo (**Fig. 20.6**). Com isso, as bactérias caem na cavidade peritoneal e eventualmente chegam ao sangue, espalhando-se por todo o organismo (**septicemia**).

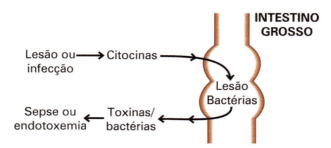

Figura 20.6. Lesão no intestino grosso causada por excesso de citocinas.

Esses pacientes acabam desenvolvendo **falência múltipla de órgãos** (**MOF**), com o comprometimento de muitos órgãos situados a distância do traumatismo, o que frequentemente leva à morte. Não há terapia eficaz para esses casos que eventualmente só respondem aos corticoides ou aos anticorpos específicos para as citocinas.

Questões

1 Um paciente com 40% da superfície da sua pele queimada apresentaria qual dos seguintes padrões metabólicos?

	Balanço nitrogenado	Gliconeogênese	Oxidação de ácido graxo
A)	positivo	aumentada	aumentada
B)	negativo	aumentada	aumentada
C)	positivo	aumentada	diminuída
D)	negativo	aumentada	diminuída
E)	positivo	diminuída	aumentada
F)	negativo	diminuída	diminuída

2 Quais seriam os principais nutrientes das células de um organismo submetido a traumatismo?

3 De onde viria a glutamina utilizada durante a resposta metabólica ao traumatismo?

Bibliografia

Cray C, Zaias J, Altman NH. Acute phase response in animals: a review. Comparative Medicine 2009; 59(6):517-526.

Cuthbertson DP. Alterations in metabolism following injury: part I. Injury 1980a;11:175-189.

Cuthbertson DP. Alterations in metabolism following injury: part II. Injury 1980b;11:286-303.

Gaw A, Murphy MJ, Cowan RA, O'Reilly DSJ, Stewart MJ, Shepherd J. Clinical biochemistry. The metabolic response to injury. 4th ed. Philadelphia: Churchill Livingstone Elsevier; 2008. pp. 108-109.

Griffiths RD, Hinds CJ, Little RA. Manipulating the metabolic response to injury. Br Med Bull 1999; 55(1):181-195.

Hill AG, Hill GL. Metabolic response to severe injury. Br J Surg 1998;85:884-890.

MedlinePlus: sepsis. Disponível em http www. nlm.nih.gov/medlineplus/sepsis.html

Newshome EA, Leech T. Functional biochemistry in health and disease. Chapter 18: Survival after trauma: metabolic changes and response of the immune system. Wiley-Blackwell; 2010.

Newsholme EA, Crabtree B, Ardawi SM. Glutamine metabolism in lymphocytes: its biochemical, physiological and clinical importance. Q J Exp Physiol 1985;70:473-489.

Selye H. Stress and the general adaptation syndrome. Br Med J 1950;1:1383-1392.

Wieschmeyer PE. Glutamine: role in critical illness and ongoing clinical trials. Curr Opin Gastroenterol 2008;24:190-197.

Williams FN, Jeschke MG, Chinkes DL, Suman OE, Branski LK, Herdon DN. Modulation of the hypermetabolic response to trauma: temperature, nutrition and drugs. J Am Coll Surg 2009;208(4): 489-502.

CAPÍTULO 21

O TRANSPORTADOR DE MÚLTIPLAS DROGAS E A **RESISTÊNCIA À QUIMIOTERAPIA NO CÂNCER DE MAMA**

Caso clínico

Mulher de 46 anos de idade, com carcinoma mamário metastático, foi tratada inicialmente com determinado esquema quimioterápico. Uma das drogas utilizadas foi o metotrexato. A resposta inicial ao tratamento foi excelente, verificando-se regressão do tumor e melhora da condição clínica geral. No ano seguinte, entretanto, a saúde da paciente começou a se deteriorar e ficou claro que o tumor já não respondia às drogas quimioterápicas usadas anteriormente. Ela foi então submetida a um esquema distinto, contendo fluoruracila, vincristina e doxorrubicina. Entretanto, o tumor era resistente a essas drogas, observando-se rápido declínio do quadro clínico da paciente. Finalmente ela passou a receber flavopiridol e até agora a resposta clínica tem sido satisfatória.

Fundamentação bioquímica

Desde a utilização dos primeiros antibióticos para o tratamento das infecções bacterianas na década de 1940 (ver caso clínico: "A molécula da peptidoglicana: calcanhar de Aquiles da bactéria nas infecções"), um falso senso de segurança surgiu na consciência da população e também dos médicos que acreditavam que o combate final contra todas as infecções logo se concretizaria. Hoje sabemos que essa atitude era exageradamente otimista, pois com o passar dos tempos apareceram (e foram selecionados) organismos resistentes àqueles antibióticos aos quais eram anteriormente sensíveis. Esse problema (a resistência) não é restrito aos agentes antimicrobianos (Higgins, 2007). Quarenta por cento dos tumores humanos desenvolvem resistência às drogas usadas no tratamento quimioterápico. No início, o tecido canceroso reage como esperado, depois já não responde tão bem e logo se torna resistente a uma série grande de drogas, inclusive aquelas às quais o organismo nunca havia estado exposto anteriormente. A resistência múltipla a drogas é o conceito fundamental a ser analisado neste capítulo. Antes de tratarmos desse importante assunto para o tratamento dos tumores, vamos resumir os principais aspectos da divisão celular normal.

Via de sinalização para a divisão celular normal

As células epiteliais duram em média entre 4 e 10 dias, quando então passam pelo processo de divisão celular. A via de sinalização acionada para promover essa renovação está descrita na **Fig. 21.1**. Quando o **fator de crescimento (*growth*) *epitelial*, EGF**, alcança a membrana plasmática da célula epitelial, ele interage com o **receptor da *t*irosina quinase (*kinase*), RTK**, que recebe esse nome por fosforilar resíduos de tirosina existentes tanto na sua própria estrutura (no domínio intracelular do receptor) quanto em outras moléculas que ele passa a re-

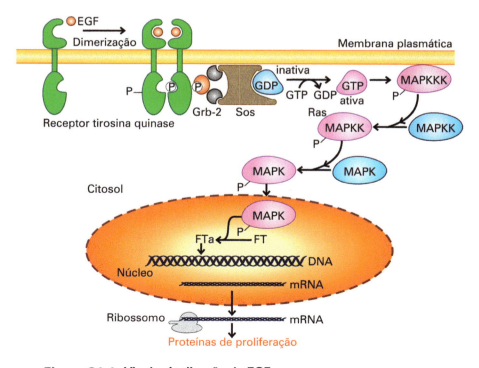

Figura 21.1. **Via de sinalização do EGF.**

crutar no citoplasma. O genoma humano possui cerca de 500 **quinases,** das quais aproximadamente 100 são **tirosinas quinases**, a maioria delas envolvida no controle do crescimento celular. O EGF promove a dimerização do receptor que será ativado, passando a fosforilar resíduos na molécula do seu dímero e depois em moléculas de um adaptador, **Grb-2,** que ele acaba recrutando no citoplasma. Grb-2 acaba atraindo uma segunda molécula, o **fator de troca de nucleotídios de guanosina** (**Sos**) que fará a ativação de uma proteína G pequena, a **Ras** (nome derivado de *rat* **sarcoma vírus**). Finalmente Ras ativada se ligará a outros componentes da via como as proteínas quinases da cascata da **MAPK** (*mitogen acti- vated protein kinases*). Essa é uma família de proteínas quinases começando com a **MAPKKK** que, ativada por Ras e ligada à membrana plasmática, fosforila a **MAPKK** e finalmente esta fosforila a **MAPK,** que migra para o núcleo onde ativará (por fosforilação) os fatores de transcrição (**Jun, Fos e E2F**) que serão críticos para o controle normal da divisão celular.

E2F desencadeia a síntese de várias enzimas envolvidas na duplicação da molécula do DNA a ser distribuído entre as células-filha durante a divisão celular, enquanto **Jun** e **Fos** estão envolvidos nas sínteses de várias **ciclinas** e de **proteínas quinases dependentes de ciclinas** (**CDKs**).

As leveduras expressam apenas uma CDK, que funciona em todo ciclo celular, e várias ciclinas, cada uma específica para uma das fases do ciclo. Existem ciclinas de **G1** (e G0), **S** (de síntese do DNA), **G2** e finalmente **M** (de mitose). Separadas das ciclinas, as quinases são inativas, daí dizerem que essas são dependentes das primeiras.

O mecanismo de ativação das CDKs pelas ciclinas pode ser exemplificado na **Fig. 21.2**, durante a fase M do ciclo celular. Após a síntese da ciclina M, essa interage com a quinase que inicialmente fosforilará sua própria molécula na Tyr[15] e depois na Thr[160]. Com a desfosforilação da Tyr[15] por uma fosfatase (Cdc25, também ativada pela quinase), mais moléculas da CDK serão inteiramente ativadas. Nesta fase, várias proteínas fase-específicas da célula serão ativadas pela fosforilação (as que quebram o envelope nuclear; pareiam os cromossomos na porção central do citoplasma; arrastam o material genético de cada célula para os polos; reconstroem um novo invólucro nuclear e, finalmente, separam as duas células-filha) e até o começo da sua própria inativação. A inativação ocorrerá por meio da fosforilação (e ativação) da **DBRP,** *proteína reconhecedora da sequên- cia* (*box*) **de** *destruição* que identificará a sequência aminoterminal (da ciclina M) adicionando unidades de ubiquitina na molécula, que é o sinal celular para a destruição proteolítica através dos proteossomos. Destruída a ciclina da fase agora anterior (fase M), a nova ciclina (da fase posterior) será sintetizada e o mecanismo apresentado na **Fig. 21.2** recomeçará para ativar a nova quinase.

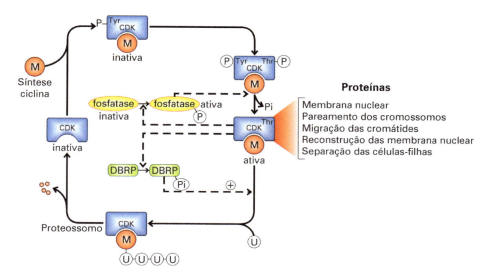

Figura 21.2. Mecanismo de ativação e inativação da CDK da fase M (modificado de Nelson e Cox, 2008).

Nas células eucarióticas de mamíferos existem pelo menos 10 ciclinas e 7 CDKs distintas atuando durante todo o ciclo celular. O tempo de entrada em cena de cada par de ciclina-CDK será dado pela destruição da ciclina e quinase anteriores, seguida da síntese da nova CDK e de sua ciclina. Após fosforilar todos os substratos fase-específicos de cada etapa do ciclo celular, ocorrerá a progressão no ciclo, desde que os eventos celulares necessários até aquele ponto tenham ocorrido normalmente. Isso será avaliado em certos pontos do ciclo (**pontos de checagem**). Caso haja falha, por exemplo, na replicação do DNA, será acionada uma **quinase específica** que interromperá temporariamente o ciclo celular pela fosforilação (e ativação) de uma **fosfatase** que inativará a CDK da fase (antes da destruição da sua ciclina), até que o reparo do defeito seja normalizado e o ciclo possa prosseguir.

Divisão celular na célula cancerosa

Ao contrário da via de sinalização normal para a divisão celular, que apenas ocasionalmente será acionada pelo seu fator de crescimento, nas células tumorais a via descrita na **Fig. 21.1** (na presença de uma **proteína mutada,** o **oncogene**) enviará continuamente sinais para a célula se dividir, o que forçará uma divisão celular descontrolada. Um exemplo de oncogene é a forma mutada do **receptor**

do EGF, que acabará sinalizando para a divisão celular, esteja ou não presente o EGF. Aproximadamente 30% de todas as mulheres com câncer invasivo da mama possuem esse receptor mutado, apresentando uma atividade enzimática aproximadamente 100 vezes maior do que a atividade de tirosina quinase do receptor normal. Outra tirosina quinase também grandemente aumentada em outros tumores é uma mutante do **receptor do VEGF, receptor do *fator de crescimento* (*growth*) do endotélio *vascular***, que sinaliza para a formação de novos vasos para alimentar os tumores com nutrientes. Outro exemplo de acionamento dessa via é encontrado em aproximadamente 25% de todos os tipos de câncer, onde uma mutação na proteína **Ras** destrói sua atividade GTPásica intrínseca, que resultará na permanente ativação da **MAPKKK** e subsequente síntese das proteínas utilizadas para movimentar o ciclo celular. Outros oncogenes são as próprias **proteínas quinases mutadas**.

As mutações poderão afetar também **proteínas supressoras de tumores** (que normalmente controlam a via de proliferação), tornando-as incapazes de exercer essa função de controle. **Nessas mutações, a via fica permanentemente acionada e os tumores se instalam**. São conhecidas aproximadamente 30 proteínas supressoras de tumores que agem por meio de mecanismos peculiares a cada uma delas. As mais conhecidas são a **proteína P53, a proteína do retinoblastoma e a proteína P21**.

Tratamento dos tumores

As células que proliferaram sem obedecer às limitações reguladoras do ciclo celular invadem os tecidos próximos e espalham-se por todo o organismo (**metástases**). As principais formas de controlá-las terapeuticamente são por meio da remoção cirúrgica dos tumores, a radioterapia e a quimioterapia. Em mais da metade dos tratamentos dos tumores são usadas **drogas quimioterápicas** (especialmente nos tumores metastáticos). Duas categorias principais de drogas são usadas: aquelas que agem sobre a **replicação do DNA** e as que atuam a montante das **proteínas quinases** no ciclo celular.

As fórmulas moleculares do **metotrexato** e da **fluoruracila**, bem como a dos seus análogos naturais, o **ácido fólico** e a **uracila**, respectivamente, estão apresentadas na **Fig. 21.3**. Essas drogas agem nos processos de síntese das bases púricas e pirimídicas, substratos para a replicação normal da molécula de DNA. Sem essas bases, o processo fica totalmente prejudicado, inviabilizando a proliferação celular de células tanto normais quanto tumorais. Toda estratégia da terapia se baseia no fato de as células normais em geral se dividirem muito menos e estarem sobre estrito controle do ciclo celular, enquanto as tumorais perderam

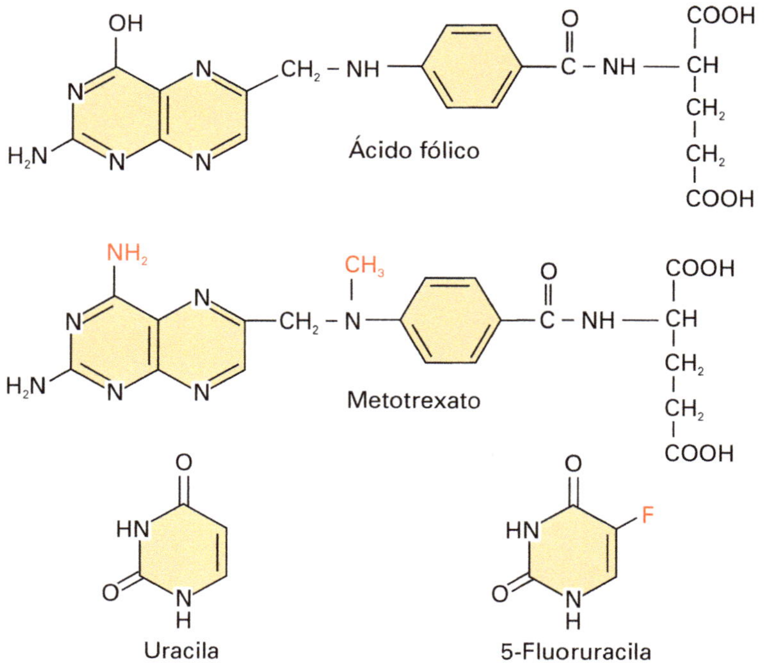

Figura 21.3. Fórmulas estruturais do metotrexato, ácido fólico, fluoruracila e uracila.

essa limitação e proliferam continuadamente. Entretanto, células normais que apresentam grande renovação celular, como as células sanguíneas, as da pele e do epitélio intestinal, serão também afetadas pelo tratamento e isso deve ser considerado pelo médico.

O **metotrexato** inibe a *di-hidrofolato redutase* que, a partir do di-hidrofolato, regenera o 5',10'-metilenotetra-hidrofolato necessário tanto para a síntese da **timidina** quanto para a de dois intermediários da síntese das purinas (que no final da via acabarão formando **AMP** e **GMP**). Dessa maneira, três das quatro bases do DNA deixam de ser formadas e a replicação da molécula fica inviável. A **5'-fluoruracila**, análogo da uracila, acaba enganando a *timidilato sintase* (por inibição competitiva) que nessas condições fica impossibilitada de sintetizar a timidina (Assaraf, 2006) (**Fig. 21.4**).

Já a **doxorrubicina**, uma droga que se intercala entre as fitas do DNA e dificulta a abertura da molécula para a replicação, e a **vincristina**, uma droga despolimerizadora da molécula de tubulina (polímero que separa as duas moléculas-

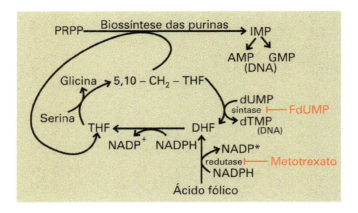

Figura 21.4. Mecanismo da ação do metotrexato e da fluoruracila.

-filha do DNA, depois da replicação) impedindo que essa direcione as cromátides para os polos celulares, acabam cada uma à sua maneira, por inibir a replicação do DNA.

Além dessas drogas, uma série grande de outras tem sido usada visando atrapalhar, de alguma forma, a replicação do DNA das células tumorais: **cisplatina, vimblastina, mercaptopurinas, melfalano, estrógenos e prednisona.**

Finalmente, uma última abordagem usada na quimioterapia é encontrar inibidores ou bloqueadores de etapas a montante das **proteínas quinases** envolvidas no ciclo celular. Uma dessas drogas é o **flavopiridol**, inibidor genérico **das CDKs**. Outras drogas dessa categoria são **anticorpos monoclonais** específicos para os receptores de **EGF** e **VEGF**. Aproximadamente oito dessas drogas foram autorizadas a serem comercializadas entre 1998 e 2006 (Nelson e Cox, 2008). Outra centena dessas drogas está em fase de testes pré-clínicos. Essa história seria mais um ótimo exemplo de aplicação prática da bioquímica no tratamento de uma das principais doenças que afligem a humanidade se a natureza não fosse um pouco mais complexa.

*R*esistência a *m*últiplas *d*rogas (MDR)

A proteína responsável por essa resistência é uma **glicoproteína** integral da membrana de 170.000 dáltons (**MDR**), descoberta no início da década de 1980, com uma estrutura assemelhada ao **transportador ABC** (*ATP binding cassete*), com 12 segmentos transmembranas e dois domínios de ligação ao ATP (**Fig. 21.5**).

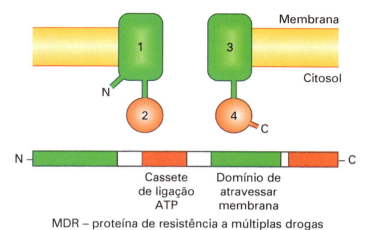

Figura 21.5. Estrutura da proteína MDR.

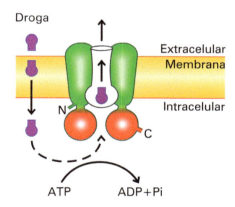

Figura 21.6. Mecanismo do efluxo de drogas das células tumorais.

Ela transporta para fora da célula (direcionada pela hidrólise do nucleotídio) compostos hidrofóbicos, incluindo antibióticos (em bactérias), antimaláricos (em microrganismos eucariotos), herbicidas (em plantas) e drogas quimioterápicas (em células humanas). Ao lançar essas drogas para fora da célula tumoral, ela previne seu acúmulo intracelular (**Fig. 21.6**) impedindo que as drogas alcancem concentrações suficientes para exercer seu efeito antitumoral (Gottesman, 2002).

É claro que esse transportador não apareceu na evolução simplesmente para atrapalhar nossas tentativas de curar algumas doenças. Ele deve ter um sentido mais geral e só a pesquisa básica visando esclarecer sua função natural poderá nos ajudar a contornar essa complicação. Uma descoberta recente, que células resistentes a certas drogas apresentam hipersensibilidade a outras, fenômeno conhecido como **sensibilidade colateral**, talvez deva ser estudada (Hall et al., 2009) para encontrar uma saída prática para esse desafio que persiste há mais de 30 anos.

Outra ideia (revista em Liu et al., 2010) surgiu da constatação de que a via do receptor da prostaglandina E (acionada por PGE_2 produzida pela ação da COX-2 no ácido araquidônico), aparentemente, controla a expressão de 3 transportadores ABC: **MDR1/P-gp**, m*ultidrug resistance*/P-*glycoprotein*; **MRP1**, m*ultidrug resistance protein* 1; e, **BCRP**, *proteína de resistência do câncer da mama* (*breast*). Além disso, inibidores da COX-2 (NSAIDs e inibidores específicos como NS398 e celecoxibe) inibem a expressão desses transportadores e aumentam a citotoxicidade das drogas antitumorais, o que pode potenciar os efeitos dos agentes quimioterápicos e reverter a resistência às múltiplas drogas.

Questões

1 O que você entende por metástase?

2 Quais os tratamentos disponíveis nos casos de câncer metastástico?

3 O 5'-fluoruracila (5-FU) é um análogo estrutural da uracila, que é utilizado no tratamento de câncer humano. Qual o mecanismo de ação deste agente quimioterápico?

4 O metotrexato é um análogo estrutural do ácido fólico, que é utilizado no tratamento de câncer humano. Qual o mecanismo de ação deste agente quimioterápico?

5 Discuta a especificidade dos agentes quimioterápicos em relação às células cancerosas e às células normais.

6 O tratamento da paciente com câncer mamário metastático demonstrou que se tratava de um caso de resistência múltipla aos agentes quimioterápicos. Qual a participação da proteína MDR neste fenômeno?

7 Quais as características estruturais da proteína MDR e sua localização celular?

8 A proteína MDR encontra-se somente nas células tumorais?

9 Quais as funções da proteína MDR nas células normais?

Bibliografia

Assaraf YG. The role of multidrug resistance efflux transporters in antifolate resistance and folate homeostasis. Drug Resistance Updates 2006;9:227-246.

Gottesman MM. Mechanism of cancer drug resistance. Annu Rev Med 2002;53:615-627.

Hall MD, Handley MD, Gottestman MM. Is resistance useless? Multidrug resistance and collateral sensitivity. Trends Pharmacol Sci 2009;30 (10):546-556.

Higgins CF. Multiple molecular mechanisms for multidrug resistance transporters. Nature 2007; 446:749-757.

Liu B, Qu L, Tao H. Cyclo-oxigenases 2 up-regulates the effect of multidrug resistance. Cell Biol Int 2010;34(1):21-25.

Liu FS. Mechanisms of chemotherapeutic drug resistance in cancer therapy. Taiwan J Obstet Gynecol 2009;48(3):239-244.

Nelson DL, Cox MM. Development of protein kinase inhibitors for cancer treatment. In Lehninger's Principles of biochemistry. 5th ed. New York: Freemen; 2008. p. 475-476.

Newsholme E, Leech T. Chapter 20: Growth and death of cells and humans: the cell cycle, apoptosis and necrosis and chapter 21: Cancer: genes, cachexia and death. In Functional Biochemistry. New York: Wiley-Blackwell; 2010.

Tymoczko JL, Berg JM, Streyer L. Chapter 12: Signal-transduction pathways. In Biochemistry: a short course. New York: Freeman; 2009.

CAPÍTULO 22

A ESTRUTURA DO DNA NO
XERODERMA PIGMENTOSO

Caso clínico

Menino de 12 anos de idade apresentou-se a uma clínica dermatológica com um tumor de pele no seu rosto. Ele sempre evitava a exposição à luz solar, porque isso deixava sua pele cheia de bolhas. Sua pele apresentava áreas de hiperpigmentação e outras que pareciam moderadamente atrofiadas. Apresentava também telangiectasias (áreas da pele onde aparecem dilatações dos vasos sanguíneos superficiais). Esta constelação de manifestações da pele, junto com a história do menino, fez com que a dermatologista logo pensasse em um caso de xeroderma pigmentoso.

Fundamentação bioquímica

Esse caso traz à baila as consequências de mudanças na estrutura da molécula do DNA induzidas pela radiação ultravioleta. Essas mudanças só puderam ser entendidas após o esclarecimento da estrutura da molécula do DNA, a qual foi conseguida por Watson e Crick (1953a, b), premiando seus autores com o Prêmio Nobel de Medicina de 1962. O esclarecimento dessa estrutura revolucionou a biologia moderna com a criação de uma área específica do conhecimento, a Biologia Molecular, que está influenciando imensamente a medicina moderna. Na época, a estrutura do DNA representava um dos grandes problemas não resolvidos da Ciência e o seu equacionamento só foi possível pela aplicação de um método de análise novo desenvolvido por aqueles autores e que não havia sido usado anteriormente para essa estrutura: a construção de um modelo atômico espacial da molécula contendo os componentes (desoxirribose, fosfato e bases nitrogenadas: timina, adenina, citosina e guanosina) de maneira que explicitasse a duplicação do material genético, tarefa já então atribuída ao DNA.

Elementos da estrutura do DNA

Três elementos estavam presentes na proposta de Watson-Crick: (**1**) a molécula seria formada de duas fitas; (**2**) elas seriam complementares, isto é, enquanto uma das fitas contivesse uma base pirimídica, a timina (T), ter-se-ia obrigatoriamente na outra fita uma base púrica, a adenosina (A). O mesmo deveria ocorrer para a citosina (C) e a guanosina (G). Dessa forma, sempre teríamos no DNA a quantidade de A é igual a T e a de C é igual a G (respeitando os dados obtidos por Chargaff et al., 1950), variava-se de espécie a espécie apenas os percentuais das bases A + T; (**3**) as fitas teriam polaridades opostas (enquanto uma se orientaria na direção 5' → 3', a outra fita do par estaria disposta na direção 3' → 5') (**Fig. 22.1A**).

A força determinante para explicar o surgimento dessa estrutura no espaço seria a formação das pontes de hidrogênio entre as bases das fitas. (Uma ideia inspirada em Pauling et al. 1951, Prêmio Nobel de Química em 1954 para a estrutura secundária das proteínas.) Duas dessas pontes de hidrogênio são formadas entre A e T, enquanto três outras são formadas entre C e G (**Fig. 22.1B**).

Deve-se salientar que Watson e Crick, originalmente, propuseram também duas pontes entre C e G (corrigidas para três, alguns meses depois da publicação do modelo). A disposição espacial do modelo, praticamente, mudava muito pouco com essa modificação. Por outro lado, as duas fitas da estrutura só se encaixavam adequadamente, como explicitado na **Fig. 22.1A**, quando se invertiam suas polaridades. Dessa forma, a metodologia utilizada foi a de construção de modelos espaciais esteticamente interessantes, até que ficasse explicitado um que pudesse desempenhar a principal função já então atribuída à molécula do DNA, sua duplicação. Toda vez que uma fita nova fosse sintetizada, usando a fita velha como molde, estaria automaticamente determinado qual seria a base a ser adicionada (princípio da complementaridade das bases). Esse mecanismo da replicação semiconservativa do DNA foi elegantemente demonstrado experimentalmente por Meselsohn e Stahl em 1958.

Usualmente, quando se conta essa história aos estudantes, ressalta-se desproporcionalmente a importância dos dados existentes na época sobre a difração de raios X do DNA, como se a estrutura da molécula tivesse sido deduzida a partir deles. Na realidade, os três principais elementos da proposta de Watson e Crick só puderam ser detectados pela técnica de difração de raios X, 27 anos após a proposta do modelo (Drew et al., 1981). Essa estrutura molecular tem resistido

BIOQUÍMICA FUNCIONAL E MOLECULAR

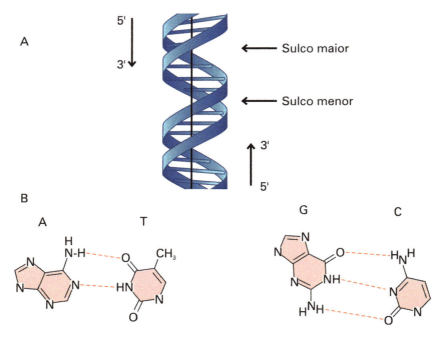

Figura 22.1. Estrutura do DNA. (A) Dupla-hélice. (B) Pontes de hidrogênio entre A ≡ T e C ≡ G.

aos avanços da Biologia Molecular nesses mais de 50 anos de intensa atividade de pesquisa, acomodando as novas ideias do que seriam os genes, as mutações, as doenças hereditárias e mesmo a evolução das espécies.

Incidência da irradiação da luz solar e defeito molecular do xeroderma pigmentoso

A luz solar, principalmente seu componente ultravioleta, induz à formação de tumores de pele, especialmente os do tipo basocelular, espinocelular etc. A biópsia do tumor, além de permitir a sua classificação do ponto de vista histológico, também pode ser usada para isolar e cultivar os seus fibroblastos e compará-los com os de outra pessoa normal. Ao se irradiar com a luz ultravioleta as duas amostras, o número de dímeros de timina (principal lesão causada pela irradiação solar sobre as timinas adjacentes), pode ser quantificado em alguns laboratórios de pesquisa clínica. Trinta e duas horas após a irradiação, as culturas normais possuíam ao redor de 24% dos dímeros originais, enquanto as do paciente ainda mantinham 95%. Esse experimento mostra claramente que o defeito molecular do paciente está localizado no sistema de reparo do DNA por excisão de nucleotídios do DNA que não consegue reparar os dímeros de timina com a mesma eficiência das culturas normais (**Fig. 22.2**).

A via de reparo dos dímeros de timina foi estudada em *E. coli* e em humanos (relatado em Marx, 1994). A irradiação ultravioleta induz à formação de ligações covalentes situadas nas posições 5 e 6 ou 4 e 6 do anel de timinas adjacentes, que acabam abaulando a superfície do DNA. Esse abaulamento é reconhecido pela proteína XPA que se liga e traz para a lesão as *helicases* XPB e XPD que produzem o desenrolamento da dupla-hélice durante uma extensão de cerca de 30 nucleotídios. XPF e ERRC1 cortam no lado 5' da lesão e a XPG corta no lado 3', retirando o oligonucleotídio contendo a lesão. O reparo é realizado pela *DNA polimerase* e, finalmente, a integridade da fita é selada pela *DNA ligase* (**Fig. 22.3**).

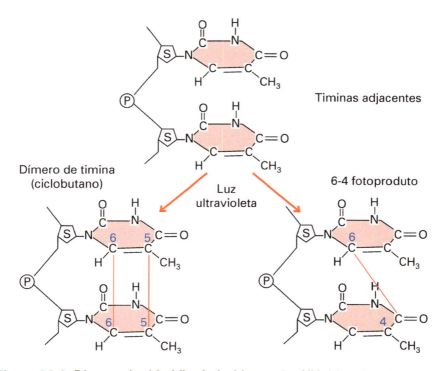

Figura 22.2. Dímeros de pirimidina induzidos por luz UV. A luz ultravioleta pode causar em dois resíduos de pirimidinas adjacentes (citosina ou timina) a formação de dímeros. (**A**) Dímeros de timina formados por ligações covalentes entre os carbonos 6 e 5 de duas timinas adjacentes. (**B**) Outro dímero de timina formado pela ligação covalente entre os carbonos 6 e 4 de timinas adjacentes (adaptada de King, 2009).

O xeroderma pigmentoso (XP) é definido como uma classe de doença hereditária autossômica recessiva, caracterizada clinicamente por alta sensibilidade à luz solar, resultando em degeneração progressiva de áreas da pele e dos olhos expostos ao sol.

Atualmente, existem 8 alelos cujas mutações resultam na manifestação do xeroderma pigmentoso. Sete destes genes estão envolvidos no processo de reparo do DNA por excisão de nucleotídios (ver **Fig. 22.3**) e são identificados no genoma humano como XPA, XPB, XPC, XPD, XPE, XPF e XPG. Uma variante do xeroderma pigmentoso (XPV) é resultado da deficiência de um gene envolvido na replicação semiconservativa de regiões do DNA previamente danificadas (King, 2009).

O xeroderma pigmentoso é uma doença rara, que afeta 1 pessoa em cada 250.000 da população geral. O portador desse defeito apresenta uma sensibilidade à luz solar mil vezes maior do que a encontrada em indivíduos normais. Além dos tumores da pele, outros tipos de lesões podem ser encontrados no tecido nervoso desses pacientes: deficiência mental progressiva, surdez, ataxia e crescimento retardado (agrupados em uma doença conhecida como síndrome de Cockayne, Cleaver e Kraemer, 1995).

A patogênese do tumor passa pelas seguintes etapas consecutivas: (a) formação dos dímeros de timina pela exposição à luz solar; (b) os dímeros não são retirados por causa do defeito envolvendo genes do sistema de reparo; (c) a lesão

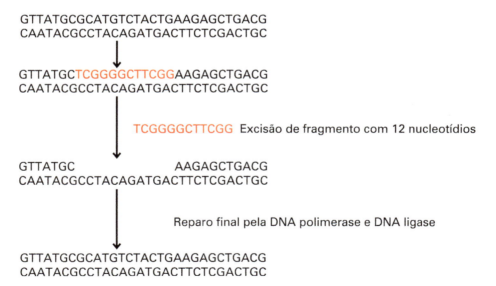

Figura 22.3. Mecanismo de reparo de lesões no DNA pelo sistema de reparo por excisão de nucleotídios.

XERODERMA PIGMENTOSO

do DNA persiste e sua replicação leva à síntese de DNA contendo mutações; (d) essas mutações desencadeiam a carcinogênese; (e) que leva ao aparecimento de tumores da pele.

O tumor do paciente desse caso clínico é provavelmente muito semelhante do ponto de vista histológico ao tumor de pele de pessoas idosas. A diferença é que o tumor do jovem aparece tão cedo por causa de um defeito congênito no sistema de reparo por excisão de nucleotídios. Isso amplifica a frequência e antecipa o surgimento desses tumores.

O tratamento dos dois casos é semelhante: (a) a retirada cirúrgica do tumor tão logo tenha sido diagnosticado (para evitar o aparecimento de metástases); (b) a recomendação de se evitar a exposição à luz solar (principalmente no caso do xeroderma pigmentoso), bem como o uso de protetores solares.

Questões

1 Qual é o defeito molecular no xeroderma pigmentoso?

2 Descreva os sistemas enzimáticos e seus mecanismos de ação envolvidos no reparo da lesão por excisão de nucleotídios.

3 Proponha uma explicação bioquímica para a heterogeneidade dos tipos de xeroderma pigmentoso.

4 Esquematize mostrando como a mutação de um gene envolvido no processo de reparo de lesão do DNA mantém a persistência do dímero de pirimidina nos descendentes de uma pessoa com xeroderma pigmentoso.

5 De que maneira o experimento de Meselsohn e Stahl em 1958 comprovou a existência da replicação semiconservativa da molécula do DNA?

Bibliografia

Bootsma D, Kramemer KH, Cleaver JE, Holijmakers JHH. Nucleotide excision repair syndromes xeroderma pigmentosum, Cockayne syndrome and Trichothio dystrophy. In Scriver CR et al. (eds). The metabolic and molecular bases of inherited disease. 8th ed. New York: McGraw-Hill, Inc; 2001; p. 677-703.

Chargaff E. Clinical specificity of the nucleic acids and the mechanism of their enzyme degradation. Experientia 1950;6:201.

Drew HR, Wing RM, Takano T, Broka C, Tanaka S, Itakura K, Dickerson RE. Structure of a B-DNA dodecamer: conformation and dynamics. Proc Nat Acad Sci USA 1981;78:2179-2183.

King MW. DNA Metabolism. King's Biochemistry; 2009.

Marx J. DNA repair comes in its own. Science 1994;266:814-816.

Meselsohn M, Stahl FW). The replication of DNA in Escherichia coli. Proc Natl Acad Sci USA 1958;44: 671-682.

Nelson DL, Cox MM. Box 25: DNA repair and cancer. In Lehninger principles of biochemistry. 5th ed. New York: Freeman; 2008. p. 1003.

Pauling L, Corey RB. The structure of synthetic polypeptides. Proc Nat Acad Sci USA 1951;37: 3235-3240.

Watson JD, Crick FHC. Molecular structure of nucleic acid. A structure for deoxyribose nucleic acid. Nature 1953a;171:737-738.

Watson JD, Crick FHC. Genetical implications of the structure of deoxyribonucleic acid. Nature 1953b;171:964-967.

CAPÍTULO 23

INIBIDORES DA TRANSCRIPTASE REVERSA, DA PROTEASE E DA INTEGRASE DO HIV NA **SÍNDROME DA IMUNODEFICIÊNCIA ADQUIRIDA (AIDS)**

Caso clínico

O paciente era usuário ocasional de drogas injetáveis há cinco anos. Há dois anos, nas vésperas de se casar, ao realizar uma série de exames clínicos, soube que possuía anticorpos circulantes contra o vírus HIV (*human immunodeficiency virus*). A contagem de linfócitos T circulantes CD4 ainda estava nos limites inferiores da normalidade, 620/mm³ de sangue (valores normais entre 600 e 3.000/mm³). O médico o encaminhou (juntamente com sua noiva, que ainda não possuía anticorpos circulantes) para uma clínica especializada onde pudessem obter todas as informações que necessitavam para planejar uma vida "normal" por décadas. Foi-lhe dito que, embora não tivesse ainda desenvolvido a síndrome da aids (*aquired imune deficiency syndrome*) era recomendado iniciar um tratamento com drogas anti-HIV.

Fundamentação bioquímica

A aids é uma doença pandêmica, a mais importante do último século, que segundo a Organização Mundial da Saúde (WHO) atingiu em 2005 entre 37 e 45 milhões de pessoas. Dessas, pelo menos 3,9-6,6 milhões foram infectadas naquele ano e 2,4 milhões morreram. O agente causador da doença é um vírus de RNA, isolado em 1983 pelos pesquisadores franceses Barre-Sinoussi e Montagnier, que receberam o Prêmio Nobel de Medicina em 2008.

Ciclo de vida do HIV

Ao infectar o homem, o vírus HIV liga-se e funde-se com a proteína de membrana CD4 do linfócito T ajudante, adentrando o interior da célula e liberando o RNA viral e algumas enzimas já sintetizadas, trazidas de uma célula infectada anteriormente pelo próprio vírus. No citoplasma da célula, essas enzimas transformam o RNA em um cDNA (pela *transcriptase reversa*) e depois o incorporam (usando a *integrase*) como um provírus ao DNA nuclear da célula hospedeira. Nessa situação, o provírus pode permanecer silencioso por décadas e/ou eventualmente ser ativado e se multiplicar no interior da célula infectada (**Fig. 23.1**).

Nesse processo de multiplicação e montagem dos vírus, participa uma *protease* viral que processa as proteínas precursoras do vírus. A biologia desse ciclo celular foi esclarecida por Temin, em 1976, que recebeu o Prêmio Nobel de Medicina.

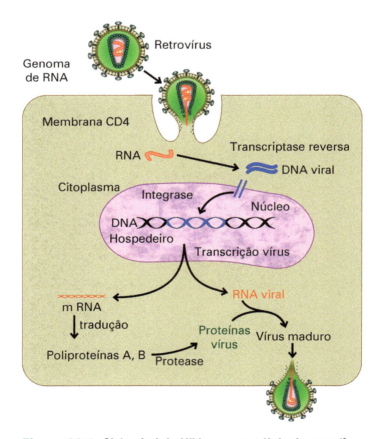

Figura 23.1. Ciclo vital do HIV em uma célula de mamífero.

Além do linfócito T, poderão ser também infectados o linfócito B, o macrófago, o monócito e as células da glia do sistema nervoso.

Estrutura e produtos gênicos do genoma do HIV

A estrutura do genoma do HIV contendo 9.700 nucleotídios é expressa em um transcrito primário gigante contendo todos os genes do vírus (**Fig. 23.2**). Esse transcrito é traduzido em duas grandes poliproteínas: A e B (que é praticamente todo o genoma). Elas são processadas pela protease formando a partir da poliproteína A as proteínas dos genes: ψ (importante para a montagem do vírus maduro); *gag* (que codifica as proteínas estruturais p7, p17 e p24); e *pol* (que codifica as enzimas: *protease, transcriptase reversa* e *integrase*).

Quando a protease age sobre a poliproteína B, além de todas as proteínas contidas na sua parte correspondente à poliproteína A, são originadas as proteínas do envelope do vírus (p41 e p120) codificadas no gene *env*.

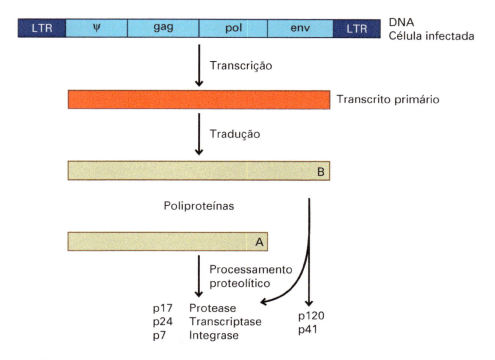

Figura 23.2. Estrutura e produtos gênicos do genoma do HIV integrado.

219

Sínteses de RNA e DNA dependentes de RNA

A **Fig. 23.3** esquematiza o dogma central da Biologia Molecular em sua versão expandida. Nele, além do dogma propriamente dito (o fluxo informacional: DNA → RNA → proteína), estão ressaltados dois processos de replicação comuns aos vírus de RNA. A **replicação do RNA** pelas *replicases* (como se processa a replicação de inúmeros vírus de RNA) e a cópia em um cDNA do RNA viral pela enzima ***transcriptase reversa*** (no caso dos retrovírus, como o HIV). O cDNA é formado em várias etapas: primeiro forma-se o híbrido RNA-DNA e logo depois a enzima *transcriptase reversa* desenvolve suas outras funções. Degradar a porção RNA do híbrido e sintetizar o molde complementar à sua fita de DNA. O cDNA pronto, então, é integrado ao DNA da célula infectada através de uma *integrase* do próprio vírus, formando o provírus (ver também **Fig. 25.4**).

A replicação do RNA, especialmente a do HIV, apresenta uma característica bioquímica essencial para se entender os problemas envolvidos na definição da estratégia de sua terapêutica. Os processos de replicação dos RNAs não possuem mecanismos de reparo como os envolvidos na síntese do DNA.

No DNA, três mecanismos atuam coordenadamente garantindo alta fidelidade ao processo de replicação que ocorre com uma taxa de erros extremamente baixa. Primeiro, a polimerase principal está fortemente associada ao DNA (fenômeno chamado de **processividade**), só se desgrudando dele após milhares de adições de nucleotídios. Graças a essa propriedade aparece um erro de polimerização apenas a cada 10^4-10^5 nucleotídios adicionados. Segundo, as polimerases do DNA possuem uma **subunidade revisora**, capaz de avaliar a síntese de cada ligação nucleotídica, logo após sua formação, e desfazê-la se estiver errada (com isso o erro de polimerização passa a ser de um em 10^6-10^8 nucleotídios). Em terceiro lugar, as moléculas de DNA sofrem outros mecanismos de correção, que constituem os **mecanismos de reparo** propriamente

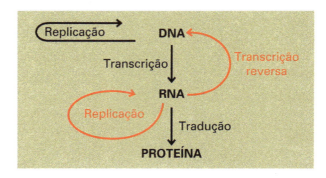

Figura 23.3. Dogma Central da Biologia Molecular.

ditos que elevam a fidelidade da cópia para a taxa de erro de um em 10^9-10^{10} nucleotídios.

Por outro lado, a fidelidade da cópia de uma molécula de RNA é **bem menor**. Quando envolve a *replicase* dos vírus de RNA, faz um erro a cada 10^4-10^5 nucleotídios adicionados. Entretanto, a replicação dos retrovírus utiliza também a *transcriptase reversa* que possui fidelidade infinitamente menor (um erro para cada 20.000 nucleotídios). A *transcriptase* do vírus HIV é ainda 10 vezes menos precisa que a dos outros retrovírus. O resultado é que a molécula de 9.700 nucleotídios do HIV, quando for copiada (já na sua primeira cópia), sofrerá, em média, pelo menos 4-5 erros. Com essa imensa variabilidade genômica, toda terapêutica centrada na obtenção de um anticorpo específico para neutralizar um alvo fixo qualquer (uma proteína do vírus, por exemplo) logo após alguns ciclos de replicação poderá perder toda a sua eficácia. Isso explica o insucesso atual (apesar das inúmeras tentativas) na obtenção da vacina contra a aids (Montaigner, 2010).

A estratégia terapêutica atual visa atingir as funções críticas para o desenvolvimento do ciclo de vida do HIV através de inibidores específicos para as enzimas: *transcriptase reversa*, *integrase* e *protease*. Enquanto essas enzimas não sofrerem uma mutação nos seus centros ativos, elas serão afetadas pelos inibidores e, caso essas sejam afetadas, provavelmente o ciclo de vida também será interrompido.

Diagnóstico da infecção pelo HIV

Duas técnicas são preferencialmente usadas para identificar os anticorpos contra o vírus HIV no sangue dos pacientes: a **ELISA** (*enzyme-linked immunosorbent assay*) e o ***Immunoblot*** (transferência e imunolocalização das proteínas do vírus após eletroforese, **Fig. 23.4**).

Na **primeira técnica** (**A**), lisados dos vírus HIV, contendo todas suas proteínas, são aderidos nas paredes dos poços de uma placa específica. Depois, esses poços são incubados com o sangue de pacientes que, se contiverem **anticorpos contra o HIV** (soropositivo, +), reagirão com suas proteínas aderidas na placa. Após lavagem do excesso de reagentes, o complexo antígeno-anticorpo será identificado com um segundo anticorpo (de cabra) obtido contra a imunoglobulina humana. Esse complexo final (antígeno do HIV-anticorpo do paciente-anticorpo secundário) pode ser facilmente visualizado porque o anticorpo de cabra está acoplado a uma enzima (*fosfatase* ou *peroxidase*) que, ao processar um substrato adequado, formará um produto colorido. Os poços que não possuírem os anticorpos não desenvolverão cor (soronegativo, –).

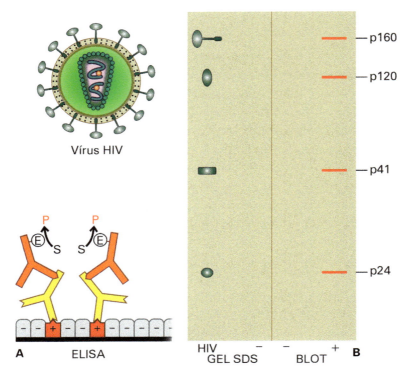

Figura 23.4. Identificação de anticorpos no sangue dos pacientes aidéticos pela técnica de ELISA (A) e do *Immunoblot* (B).

Na **segunda técnica**, o lisado do HIV é preparado e depois submetido a uma eletroforese em gel de SDS, tendo suas proteínas distribuídas no gel de acordo com o peso molecular. Após a eletroforese, as proteínas do lisado são transferidas para uma membrana de nitrocelulose que será incubada primeiramente com o sangue do paciente e depois com o anticorpo secundário acoplado a uma enzima, como descrito anteriormente. A visualização do complexo final, pela transformação do substrato em produto, é mais específica do que na primeira técnica porque também indicará o peso molecular das moléculas do HIV, o que afastará resultados de localização inespecíficos.

Fisiopatologia da infecção

Após a infecção e a integração do HIV ao DNA do linfócito T ajudante, o vírus pode ficar clinicamente silencioso por muitos anos. Durante esses anos ele continua multiplicando-se nos tecidos linfoides, mas não aparece nos linfócitos T

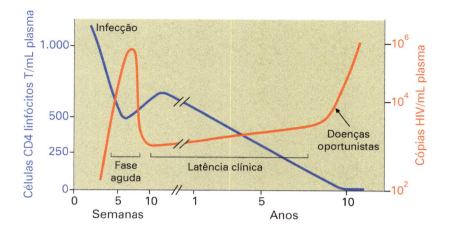

Figura 23.5. História da infecção do HIV e surgimento da síndrome da imunodeficiência adquirida (retirado da Wikipedia a partir de um original de Pantaleo et al., 1993).

circulantes. Após a instalação da doença, os níveis do linfócito T ajudante caem de 600 a 3.000 células/mm^3 para menos de 200. Paralelamente, começam a surgir infecções oportunistas por deficiências do sistema imune do organismo (**Fig. 23.5**).

Tratamento

Hoje existem mais de 20 drogas aprovadas para o tratamento da aids. A primeira droga a ser usada foi o AZT (3'-ázido-2',3'-didesoxitimidina). Inicialmente, ela foi desenvolvida para o tratamento do câncer, em que teve pouco uso e foi logo abandonada. Em 1987, entretanto, ela passou a ser usada com sucesso para o tratamento da aids. Essa droga é facilmente captada pelo linfócito T ajudante e rapidamente transformada em seu derivado trifosfato. Nessa condição, possui alta afinidade pela *transcriptase reversa* do HIV que a prefere ao dTTP, sendo então incorporada preferencialmente ao cDNA. Assim que incorporado, o AZT trifosfato, não tendo uma hidroxila no carbono 3, acaba impedindo o prolongamento da cadeia de DNA no híbrido RNA-DNA, impedindo, dessa forma, a síntese do cDNA do HIV.

É uma droga interessante que ainda continua sendo usada porque a DNA polimerase do linfócito ajudante prefere incorporar o dTTP em vez do AZTTP, e a replicação do DNA hospedeiro, dessa forma, não é prejudicada. Infelizmente, a DNA polimerase das células da medula óssea é diferente e possui maior afinidade pelo AZT do que a do linfócito T ajudante, causando um sério efeito cola-

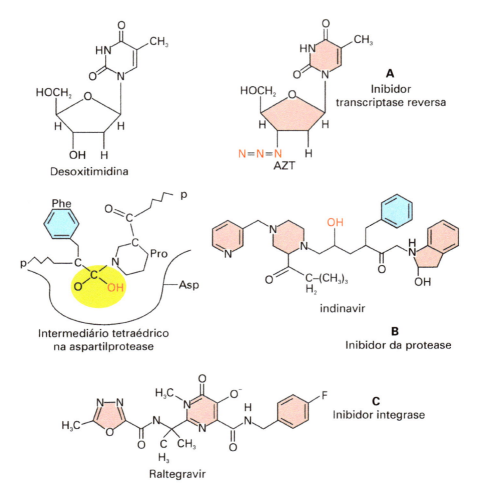

Figura 23.6. Inibidores de enzimas do HIV: (A) transcriptase reversa, (B) protease e (C) integrase.

teral, a **anemia**. Outras drogas dessa categoria, como o DDI (didesóxi-inosina), DDC (didesoxicitidina) e o D4T (dideidro-2'3'-didesoxitimidina) possuem mecanismos de ação semelhante e alguns deles têm a vantagem de ser pouco tóxicos para a DNA polimerase das células da medula óssea.

Uma segunda categoria de drogas, a dos **inibidores proteolíticos**, age sobre a *aspartilprotease* do HIV impedindo que ela processe as poliproteínas A e B, essenciais para a tradução final do genoma do HIV. Ela age rompendo as ligações proteolíticas entre os aminoácidos Phe e Pro das poliproteínas, graças à formação de um intermediário tetraédrico no centro ativo da enzima. Os inibidores desen-

SÍNDROME DA IMUNODEFICIÊNCIA ADQUIRIDA (AIDS)

volvidos pela indústria possuem uma hidroxila e um grupo aromático que são análogos do intermediário de transição e inibem a enzima (Nelson e Cox, 2008). Entre eles temos o indinavir, o nelfinavir, o lopinavir e a saquinavir, que começaram a ser usados entre 1995 e 2000 e ampliaram significativamente a vida média e a qualidade de milhões de pessoas com a aids.

Finalmente, uma terceira categoria de drogas começou a ser usada em 2007. São os inibidores da **integrase**, como o raltegravir.

Esse tratamento é feito para o resto da vida e de maneira geral utiliza-se da combinação de pelo menos duas drogas de categorias diferentes, administradas simultaneamente para diminuir a taxa (e velocidade) da resistência associada a essas drogas.

Questões

1 Quando o HIV infecta uma célula ele usa seu material genético e algumas enzimas que já traz prontas de uma infecção anterior para desempenhar algumas funções. Quais são elas?

2 Depois da infecção instalada ele usa as proteínas da célula infectada para quê?

3 Qual a lógica molecular existente na terapêutica atual que usa as drogas retrovirais?

4 Explique o mecanismo de ação do AZT e esquematize a parte do ciclo de vida do HIV que é afetada.

5 Qual o mecanismo de ação do indinavir e a importância dessa classe de inibidores no sucesso da atual terapêutica.

6 Explique as dificuldades atuais para se desenvolver uma vacina contra o HIV.

Bibliografia

Barré-Sinoussi F, Chermann JC, Rey F, Nugeyre MT, Chamaret S, Gruest J et al. Isolation of a T-lymphotropic retrovirus from a patient of risk for acquired immune deficiency syndrome (AIDS). Science 1983;220(4599):868-871.

Bennett JN, Gilroy AS (2011). HIV disease. Disponível em http://www.emedicine.medscape.com

Family doctor: Human immunodeficiency virus (HIV). Disponível em http://familydoctor.org/online/famdocen/home/common/sexinfections

FDA (US Food and Drug Administration): Antiretroviral drugs used in the treatment of HIV infection. Disponível em http://www.hhs.gov

Jenison S, Hjelle B. Human immunodeficiency viruses and the acquired immunodeficiency syndrome. In Glew RH, Ninomiya Y (eds). Clinical studies in Medical Biochemistry. 2nd ed. Oxford: Oxford University Press; 1997. p. 40-56.

Kirkpatrick P. Antiviral drugs: third strike against HIV enzymes. Nat Rev Drug Discov 2004;3:645.

Montagner L. A history of HIV discover. Science 2002;298(5599):1727-1728.

Montagner L. Nobel Lecture. 25 years after HIV discovery: prospects for cure and vaccine. Virology 2010;397:248-254.

Nelson DL, Cox MM. Enzymes and RNA metabolism. In Lehninger Principles of Biochemistry. 5th ed. New York: Freeman and Company; 2008. p. 216-219 and p. 1050-1053.

Pantaleo G, Graziosi C, Fauci AS. New concepts in the immunopathogenesis of human immunodeficiency virus infection. N Engl J Med 1993;328 (5):327-335.

Temin HM. The DNA provirus hypothesis: the establishment and implications of RNA-directed DNA synthesis. Science 1976;192:1075-1080.

CAPÍTULO

24

DEFEITOS DA CONFORMAÇÃO E AGREGAÇÃO DE PROTEÍNAS NA **DOENÇA DE ALZHEIMER**

Caso clínico

Mulher de 55 anos de idade esteve internada em um asilo de loucos durante 4 anos e meio. Os primeiros sintomas da doença começaram em sua casa com perda rápida da memória. Além disso, ela andava desorientada pela casa transportando (e escondendo) objetos de um lugar para outro. Demonstrava ciúmes do marido e outras vezes pensava que alguém estava tentando matá-la e começava a gritar. Ao ser internada, não entendia o que estava ocorrendo, sentia-se desemparada e reclamava quando tentavam examiná-la. Quando lia um texto saltava linhas inteiras ou soletrava as palavras individualmente e as pronunciava de forma sem sentido. Ao escrever repetia algumas sílabas inúmeras vezes, outras eram omitidas e frequentemente parava bruscamente, prostrada. À medida que a doença progredia, o grau de demência da paciente aumentava continuadamente, até a sua morte. Nos últimos meses, a paciente passava a maior parte do seu tempo deitada na cama em posição fetal, sem sequer notar a perda dos próprios excrementos.

A necropsia revelou cérebro uniformemente atrófico que ao exame microscópico mostrava de 1/3 a 1/4 dos neurônios apresentando neurofibrilas entrelaçadas que acabavam ocupando todo o espaço intracelular do que outrora fora uma célula. Por todo o córtex cerebral, havia ainda muitos pontos focais de depósitos extracelulares de uma substância especial. Essa substância era facilmente observável, mas era refratária aos corantes comumente usados. Finalmente, muitas células microgliais apresentavam-se alteradas. Considerando as observações acima resumidas, o neurologista Alois Alzheimer (1907) considerou que se tratava de um caso de uma nova doença, ainda não descrita nos livros de texto de Medicina.

Fundamentação bioquímica

A doença de Alzheimer é uma moléstia que afeta o sistema nervoso central dos idosos caracterizada pelas perdas progressivas da memória e da capacidade de aprender (MedlinePlus). Essas alterações geralmente são acompanhadas de distúrbios afetivos e de comportamento. Sua incidência aumenta terrivelmente a partir dos 65 anos de idade, dobrando a cada 5 anos, até atingir 50% da população da faixa etária acima de 85 anos de idade. É a principal causa da **demência,** que pode ser definida como um declínio progressivo das funções intelectuais, devido a uma causa orgânica, que interfere com as atividades individuais dos pacientes. Possui uma **base familiar** (genética) em 5 a 10% dos casos quando se manifesta precocemente, acima dos 40 anos de idade. Na grande maioria dos casos, entretanto, ela atinge fundamentalmente pacientes idosos e possui forte ligação com os mecanismos moleculares acionados durante o envelhecimento.

Fisiopatologia da doença

A doença é um processo neurodegenerativo crônico caracterizado pela morte de neurônios em certas áreas do cérebro (principalmente o córtex e o hipocampo). O quadro patológico é definido microscopicamente pela presença de **placas senis** (**neuríticas**), contendo agregados do **peptídio amiloide** β_{42} ($A\beta_{42}$, um peptídio de 42 aminoácidos, que forma folhas pregueadas do tipo beta) que se agregam e envolvem as células nervosas induzindo à formação de **neurofibrilas entrelaçadas** (filamentos helicoidais formados por uma forma hiperfosforilada da proteína associada aos microtúbulos, chamada de **tau**). Uma terceira característica microscópica da doença, a **gliose**, inflamação das células gliais do cérebro, começa a ser considerada parte integrante da doença (Town, 2010).

Embora a causa molecular da doença ainda esteja sobre intensa investigação, a principal suspeita atual deriva da chamada **hipótese da cascata amiloide** (Hardy e Selkoe, 2002; Murray et al., 2009). A produção e o depósito de $A\beta_{42}$ no núcleo, citoplasma e no entorno extracelular, de alguma forma, seriam os agentes desencadeantes de um efeito tóxico que causaria a morte neuronal. Deve-se salientar que **peptídios amiloides** também são encontrados em outras doenças neurodegenerativas. São chamados de amiloides porque coram em azul com o iodo (da mesma forma que o amido). Na doença de Alzheimer, o peptídio $A\beta_{42}$ é produzido a partir de um *precursor proteico amiloide* (**APP**) cujo gene está localizado no cromossomo 21.

Na **Fig. 24.1** estão esquematizadas as diversas etapas envolvidas na formação do $A\beta_{42}$ a partir do seu precursor. APP é uma proteína transmembrana do neu-

DOENÇA DE ALZHEIMER

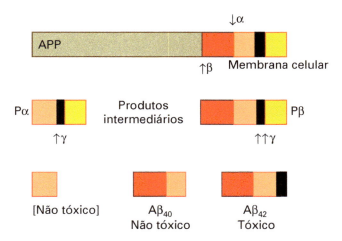

Figura 24.1. Esquema da formação do peptídio Aβ$_{42}$.

rônio que pode ser clivada por proteases conhecidas como **secretases**. Em uma primeira etapa, as *secretases* α e β formam os produtos intermediários indicados na figura.

Em um segundo momento, um dos produtos da *secretase* β é clivado pela *secretase* γ e se transforma nos fragmentos **Aβ$_{42}$**, tóxico para o neurônio, e Aβ$_{40}$, não tóxico. A clivagem do produto da *secretase* α pela atividade γ, por outro lado, leva à formação de um produto não tóxico.

As *secretases* são proteases assemelhadas à pepsina e as proteases do vírus da aids (De Strooper et al., 2010). As atividades α e β são enzimas monoméricas de membrana, enquanto a *secretase* γ é uma enzima constituída de quatro proteínas diferentes: duas *pressenilinas* (contendo o centro catalítico), e duas outras que ajudam na estabilidade e maturidade da enzima (**Fig. 24.2**).

Um segundo elemento da hipótese da cascata amiloide postula que o fragmento Aβ$_{42}$ seja **neurotóxico**. A exposição de neurônios com o fragmento induz ao aumento da concentração intracelular de Ca^{2+}, que ativa as *proteínas quinases* envolvidas na fosforilação de tau e na formação das neurofibrilas entrelaçadas.

Mutações nos genes das proteínas participantes da cascata amiloide, como APP, *secretase* β, *pressenilinas* 1 e 2 e APOE4, levam ao aparecimento de uma forma da doença de natureza familiar que usualmente se manifesta após os 40 anos de idade. Os quatro primeiros genes mencionados acima estariam envolvidos na produção do fragmento do peptídio amiloide β$_{42}$, enquanto o gene da APOE4 (apolipoproteína E4) parece estar normalmente envolvido na remoção

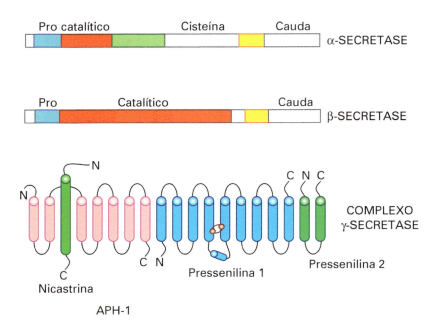

Figura 24.2. Estrutura das *secretases* (domínios).

do peptídio da placa senil. Se a gênese da forma familiar (e precoce) da doença parece próxima do esclarecimento, a forma de expressão tardia (e mais frequente) é mais complexa e não está perfeitamente equacionada.

Defeitos na conformação nativa e na agregação de proteínas na doença de Alzheimer

Após serem sintetizadas nos ribossomos, as proteínas adquirem sua conformação nativa e funcional. A maneira pela qual elas adquirem essa conformação ainda não é totalmente conhecida. Os primeiros experimentos realizados por Anfinsen (1973) em uma enzima, a *ribonuclease*, demonstrou que ela (após extensa desnaturação na presença de 8M de ureia, para desfazer as pontes de hidrogênio, e de mercaptoetanol, para reduzir as pontes de enxofre) pode readquirir sua conformação nativa espontaneamente, desde que esses agentes desnaturantes sejam removidos por diálise. Toda informação necessária para a renaturação da enzima estaria presente na estrutura primária íntegra da proteína. Algumas outras proteínas também se comportam como a *ribonuclease*, entretanto a maioria delas necessita de uma via metabólica complexa para ajudar a proteína a adquirir sua conformação nativa (**Fig. 24.3**).

DOENÇA DE ALZHEIMER

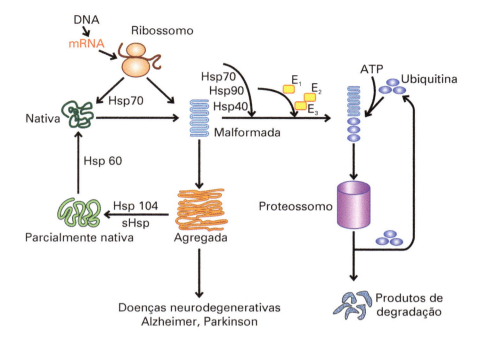

Figura 24.3. Destino das proteínas malformadas (modificado de Chaudhuri e Paul, 2006).

Essa via envolve uma série de enzimas, as **chaperonas**, que utilizam a energia da hidrólise do ATP para provocar mudanças de conformação nas proteínas. A primeira dessas enzimas a exercer sua ação, a *Hsp70* (*h*eat *s*hock *p*rotein 70, proteína de choque térmico 70), possui uma massa molecular de 70.000 e atua na formação das proteínas nativas a serem liberadas do ribossomo (**Fig. 24.3**). Caso a proteína possua uma mutação que leve à conformação inadequada, um sistema de outras chaperonas (*Hsp40, Hsp70, Hsp90*) encaminha essa proteína para a degradação intracelular nos **proteossomos**. Outra possibilidade é que a proteína malformada adquira a estrutura de **folha beta pregueada** e comece a se agregar intracelularmente (**Figs. 24.3 e 24.4**). No início dessa fase, ainda há a possibilidade de esse agregado se dissolver graças à ação das proteínas Hsp104 e sHsp (*s*mall *h*eat *s*hock *p*rotein) e readquirir uma conformação parcialmente nativa que, com a ajuda da Hsp60, volta à sua conformação nativa (Chaudhuri e Paul, 2006).

À medida que o agregado de proteínas malformadas se acumula intracelularmente (no núcleo e citoplasma) começa a formação de placas extracelulares que estão presentes em diversas doenças neurodegenerativas (Alzheimer, Parkinson, Huntington, príon...). O surgimento dessas placas de alguma forma está associa-

231

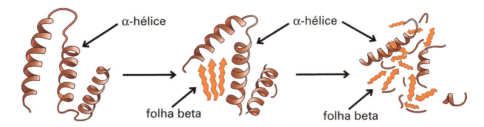

Figura 24.4. Durante a formação do agregado amiloide, a maior parte da estrutura α-hélice é transformada em folha beta pregueada.

do à morte dos neurônios. Não se sabe, entretanto, qual produto é realmente tóxico aos neurônios: o agregado insolúvel ou algum intermediário solúvel formado durante o processo de agregação.

Homeostase proteica e envelhecimento nas neurodegenerações

O processo da homeostase das proteínas (**proteostase**) – o estabelecimento e a manutenção de uma rede celular integrada que garanta a estrutura nativa das proteínas (e seu funcionamento normal) dentro das células diante dos inúmeros estresses ambientais – é extremamente complexo envolvendo a regulação global da transcrição, tradução, enovelamento, tráfico, processamento, montagem/desmontagem, localização e degradação das proteínas (Douglas e Dillin, 2010). Um defeito em qualquer um dos setores dessa rede pode dar origem a numerosas doenças, especialmente as neurodegenerativas. O início da doença só ocorre tardiamente porque os neurônios conseguem, por meio dessa maquinaria, especialmente das chaperonas e proteossomos, manter um controle de qualidade sobre as proteínas malformadas. Com o avançar da idade, esse mecanismo deteriora-se e as doenças de malformação das proteínas instalam-se facilmente. Por essa razão, a idade é o principal fator de risco das doenças neurodegenerativas.

O entendimento molecular das inter-relações entre as respostas do organismo ao envelhecimento e aos estresses celulares está sendo esclarecido principalmente em *C. elegans* (Voisin et al., 2010). Três fatores de transcrição (HSF-1, DAF-16 e SKN-1) são estimulados pelos diversos estresses e inibidos drasticamente pelo envelhecimento e o acionamento da via da insulina/fator de crescimento semelhante à insulina (ILS, i*nsulin like signaling*) (**Fig. 24.5**). A via começa com um gene *daf-2* que codifica o receptor da insulina. Esse, ao ser estimulado pelo hormônio, irá ativar uma cascata de fosforilação (incluindo a *fosfatidilinositolquinase*,

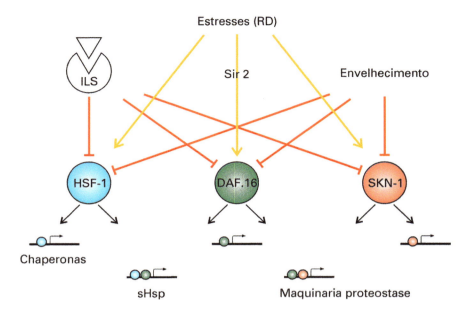

Figura 24.5. Integração das respostas aos estresses e ao envelhecimento.

AGE-1), terminando por inibir os fatores de transcrição HSF-1, DAF-16 e SKN-1, que (se ativados) iriam sintetizar as chaperonas e a maquinaria da proteostase nesse organismo. Mutações em *daf-2* e *age-1* (que deprimem a via ILS) dobram a vida média do organismo e aumentam a resistência aos vários estresses. Além disso, essa redução da via ILS atrasa o desenvolvimento dos sinais análogos à doença de Alzheimer (nesse organismo), demonstrando que as vias que determinam o aumento da longevidade e da resistência aos estresses estão geneticamente conectadas à supressão da toxicidade às proteínas agregadas.

Por outro lado, estudos com a superexpressão dos genes *hsf-1* e *daf-16* apontam para um aumento das proteínas Hsp70/Hsp90 e sHsp e da longevidade. Inversamente, o nocaute desses genes diminui drasticamente os níveis das Hsp, bem como a vida média dos organismos. Além disso, uma diminuição moderada na ingestão nutricional (restrição dietética) é a maneira mais conhecida de se aumentar a longevidade de um organismo. Ela também atrasa o surgimento das doenças associadas à idade. A superexpressão do gene *sir2* ou a ativação da histona/proteína deacetilase Sir2 pelo resveratrol (pigmento encontrado na casca das uvas e nos vinhos tintos) aumentam a longevidade. Inversamente, o envelhecimento afeta fortemente a expressão do gene *sir2*. Esses dados mostram que a ativação dos fatores de transcrição HIF-1, DAF-16 e SKN-1 levam ao aumento da síntese da rede de chaperonas e da maquinaria envolvida na proteostase, aumentando a resistência aos estresses, favorecendo a longevidade e diminuindo a toxicidade das proteínas agregadas.

Lesão inflamatória e doença de Alzheimer

A inflamação de células do tecido nervoso (glias), embora já descrita na necropsia da paciente de Alzheimer como uma gliose, sempre foi considerada apenas um epifenômeno sem importância maior para a gênese da doença. Recentemente, esse quadro começa a se modificar (Town, 2010). Embora ainda não haja uma proposta equivalente à atualmente usada para explicar o surgimento das doenças cardiovasculares (ver caso clínico: "A atividade física nas doenças cardiovasculares"), algum papel a inflamação das células gliais tem no surgimento do infiltrado de mononucleares fagocíticos ao redor das placas dos peptídios amiloides. A presença de miocinas musculares produzidas (especialmente o BDNF, *brain derivative neurotrophic factor*) pela prática da atividade física rotineira (Ericksonet al., 2011) reverte o decréscimo normal (com a idade) do número de neurônios no hipocampo, promovendo até um aumento discreto do seu número, acompanhado de melhoria da memória espacial.

Terapêutica

Não há tratamento específico para a doença. O fato de a concentração de acetilcolina se encontrar em nível baixo nas necropsias de pacientes com a doença de Alzheimer (em relação aos normais) levou alguns clínicos a proporem o uso de inibidores da acetilcolinesterase como o **donezepil** no tratamento da doença. Outros usaram o mesmo argumento para recomendar o uso de antagonistas do receptor N-metil-D-aspartato (**memantina**). Entretanto, os resultados obtidos com essas drogas têm sido pouco alentadores. Drogas usadas para inibir a cascata do peptídio amiloide estão em fase experimental (De Strooper et al., 2010), da mesma forma que agentes anti-inflamatórios.

DOENÇA DE ALZHEIMER

Questões

1 Descreva como a hipótese do peptídio amiloide β_{42} explicaria a gênese da doença de Alzheimer.

2 Por que a idade é um fator de risco para a moléstia?

3 Como a célula exerce o controle de qualidade na estrutura das proteínas?

4 Como agem as chaperonas? E os proteossomos?

5 Explique as inter-relações existentes entre os diversos tipos de estresse e o envelhecimento do organismo.

Bibliografia

Anfisen CB. Principles that govern the folding of protein chains. Science 1973;181:223-230.

Alzheimer A. Ubereineeigenartigeerkankung der hirnrinde.Traduzido do alemão para o inglês por Stelzmann RA, Schnitzlein HN, Murtagh FR (1995). On an unusual illness of the cerebral cortex.Clin Anat 1907;8:429-431.

Chaudhuri TK, Paul S. Protein-misfolding diseases and chaperone-base therapeutic approaches. FEBS J 2006;273:1331-1349.

De Strooper B, Vassar R, Golde T. The secretases: enzymes with therapeutic potential in Alzheimer disease. Nat Rev Neurol 2010;6(2):97-107.

Douglas PM, Dillin A. Protein homeostasis and aging in neurodegeneration. J Cell Biol 2010;190 (5):719-729.

Erickson KI, Voss MW, Prakash RS, Basak C, Szabo A, Chaddock L et al. Exercise training increases size of hippocampus and improves memory. Proc Nat Acad Sci USA 2011;108(7):3017-3022.

Hardy J, Selkoe DJ. The amyloid hypothesis of Alzheimer´s disease: progress and problems on the road to therapeutics. Science 2002;297:353-356.

Medlineplus: Alzheimer´s disease. Disponível em http://www.nlm.nih.gov/medlineplus/ency/article/000760.htm

Murray RK, Bender DA, Botham KM, Kennelly PJ, Rodwell VW, Weil PA. Case: Alzheimer disease. In Harper´s illustrated biochemistry. 28th ed. New York: McGraw-Hill-Lange; 2009. p. 617-619.

Town T. Inflammation, immunity and Alzheimer´s disease. CNS Neurol Disord Drug Targets 2010;9 (2):129-131.

Voisine C, Pedersen JS, Morimoto RI. Chaperone networks: tipping the balance in protein folding diseases. Neurobiol Dis 2010;40:12-20.

CAPÍTULO

25

A TERAPIA GÊNICA HUMANA NA **IMUNODEFICIÊNCIA COMBINADA GRAVE**

Caso clínico

Menina de 12 meses de idade foi levada ao hospital por seus pais com queixas de vários episódios de pneumonia e presença de lesões na mucosa bucal (usualmente devido à presença de *Candida albicans*) desde o nascimento. Os principais achados laboratoriais foram baixos níveis de linfócitos (linfopenia) e de imunoglobulinas no sangue circulante. O médico suspeitou que a criança poderia ser portadora de uma imunodeficiência combinada grave, a qual foi confirmada por análises específicas dos glóbulos vermelhos, revelando baixas concentrações da *adenosina desaminase* (ADA) acompanhada de níveis muito baixos de dATP.

    O tratamento foi iniciado com antibióticos adequados, injeções de polietilenoglicol (contendo ADA bovina), melhorando o quadro da criança.

Fundamentação bioquímica

A imunodeficiência combinada grave é uma doença de natureza genética autossômica recessiva oriunda de mutações no gene que expressa a enzima *adenosina desaminase*, localizada no cromossomo 20. Esta enzima catalisa a seguinte etapa da via da síntese das purinas:

$$\text{ADA}$$
$$\downarrow$$
$$\text{Adenosina} \rightarrow \text{Inosina} + \text{NH}_4^+$$

IMUNODEFICIÊNCIA COMBINADA GRAVE

Nestas condições, acumulam-se tanto a adenosina como a desoxiadenosina e o dATP. Este último chega a alcançar valores até 100 vezes maiores que os normais, inibindo a *ribonucleotídio redutase* especialmente dos linfócitos. Dessa forma, os pacientes com esta doença não conseguem multiplicar seus linfócitos T e B e, portanto, apresentam um sistema imune defeituoso que não sobrevive aos agentes infecciosos.

Outro tipo de imunodeficiência mais frequente é o de mutações que afetam uma das subunidades da proteína receptora de citocinas que, dessa forma, deixa de participar dos processos de proliferação das células-tronco que darão origem aos linfócitos T e B adultos.

Essas doenças que afetam a diferenciação dos linfócitos foram os principais alvos da terapia gênica nas décadas de 1980 e 1990. As principais razões para estas escolhas foram dirigidas pelos seguintes fatores: (**a**) possuíam causas simples e específicas, geralmente devido a mutações puntiformes; (**b**) tinham tanto seus genes normais quanto os mutados isolados, com sequências conhecidas e facilmente disponíveis à manipulação genética; (**c**) em todas elas, o gene normal substituía ou funcionava na presença do mutado e principalmente; (**d**) os riscos decorrentes da tecnologia envolvida na terapia gênica seriam menores que os encontrados no desenvolvimento natural da doença (Trent, 2005).

Os primeiros esquemas terapêuticos ativeram-se à imunodeficiência causada pela deficiência da *adenosina desaminase*. De início, a enzima bovina era conjugada ao polietilenoglicol (PEG) que mensalmente era injetada por via intramuscular nos pacientes. O conjugado era não imunogênico e o PEG estabilizava a enzima que metabolizava a adenosina evitando o acúmulo de dATP e, portanto, a morte dos leucócitos. Os pacientes apresentavam alguma melhora, ganhavam peso e reduziam ligeiramente as infecções.

Conceito de terapia gênica

O termo terapia gênica pode ser definido como um procedimento de transferência de material genético (DNA ou RNA) para células de um organismo. Essa transferência pode apresentar dois objetivos: (**a**) o efeito terapêutico, em que o objetivo é o tratamento de uma doença genética (terapia gênica propriamente dita) e (**b**) realizar estudos de marcação genética (sem efeito terapêutico).

Neste capítulo, iremos dar maior ênfase ao efeito terapêutico da transferência de genes para organismos vivos. As doenças em que a terapia gênica foi ou está sendo considerada uma ferramenta terapêutica incluem aquelas de natureza puramente genética, como deficiência da *adenina desaminase* (caso clínico apresentado), hipercolesterolemia familiar, hemofilia A e B etc. Apesar da existência de várias doenças candidatas à terapia gênica, vários parâmetros necessitam ser conhecidos e controlados. Alguns mais importantes são:

- **(a)** não existir outro tratamento disponível para a doença escolhida;
- **(b)** o agente etiológico está relacionado com um defeito num único gene e este pode ou não estar clonado;
- **(c)** a regulação da expressão do gene candidato é perfeitamente conhecida;
- **(d)** os problemas técnicos relacionados com a transferência e controle da expressão do gene na célula-alvo estão perfeitamente resolvidos.

Outra questão também importante relaciona-se com a segurança biológica devido aos riscos potenciais existentes na manipulação do genoma humano, como também o monitoramento e a regulação dos protocolos envolvidos na terapia gênica (Trent, 2005).

Após extensivas discussões nos comitês de biossegurança em diferentes países, somente em 1989 o *National Institute of Health* (NIH – USA) aprovou o primeiro estudo de transferência de marcador genético em portadores de melanoma e o primeiro estudo de transferência genética terapêutica em um paciente portador da deficiência da *adenosina desaminase* (Trent, 2005).

As células da medula óssea de uma criança de 4 anos de idade portadora da deficiência para a *adenosina desaminase* foram transformadas em culturas com um retrovírus portador de uma sequência para o gene normal da enzima e depois reinoculadas no paciente. Essa criança foi considerada o primeiro paciente curado pela terapia gênica, tendo visitado até o Congresso Americano para agradecer os recursos destinados a essa pesquisa. Entretanto, essa cura não poderia ser atribuída inteiramente à terapia gênica (que estava apenas se iniciando) porque a criança também já recebia o tratamento anterior (ADA + PEG) que não foi interrompido e certamente também trazia alguns benefícios ao paciente.

Estratégias para a transferência genética

Existem duas maneiras de transferência do material genético para uma determinada célula-alvo:

a) Transferência ex-vivo

Neste procedimento, a célula alvo é cultivada *in vitro* e a transferência do material genético é realizada *in vitro* e, a seguir, as células são transplantadas para o organismo vivo (**Fig. 25.1**).

Neste caso, apesar de ser biologicamente mais seguro, existe a prioridade de se definir precisamente qual será a célula-alvo e somente ela deverá ser geneticamente modificada *in vitro*.

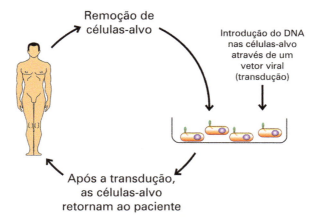

Figura 25.1. Transferência de DNA ex-vivo.

Devido às consequências acima, uma série de protocolos de transferência ex-vivo tem sido realizada com células hematopoiéticas (Trent, 2005).

b) Transferência *in vivo*

Este procedimento permanece uma prioridade no desenvolvimento de protocolos que asseguram a exata transferência do gene para a célula-alvo e esta possa expressar de maneira controlada o gene em questão (**Fig. 25.2**).

A metodologia preferida para este tipo de transferência genética é o uso dos retrovírus, os quais podem converter o seu RNA em DNA e ser integrados ao genoma humano (Trent, 2005).

As **Figs. 25.3A e B** ilustram a estrutura de um retrovírus, e a **Fig. 25.4**, seu ciclo biológico na célula hospedeira.

Para a utilização de um retrovírus como sistema de transferência de genes para uma célula-alvo humana, as seguintes estratégias da tecnologia do DNA recombinante foram utilizadas (Trent, 2005).

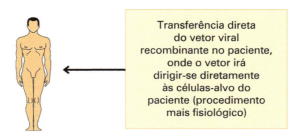

Figura 25.2. Transferência de DNA *in vivo*.

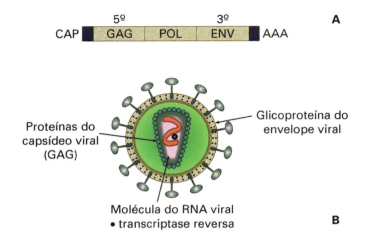

Figura 25.3. (A) Genoma do retrovírus; (B) organização estrutural de um retrovírus (adaptada de Trent, 2005).

Olhando o genoma viral, os seguintes segmentos que expressam as proteínas *gag, pol* e *env,* os quais representam aproximadamente 80% do genoma viral, podem ser deletados e substituídos por outro gene estranho ao vírus, sendo assim o retrovírus recombinante não consegue mais expressar suas próprias proteínas (proteínas estruturais), perdendo sua capacidade de infectar novas células. O vírus recombinante só vai expressar a proteína relacionada ao gene que foi inserido no retrovírus.

Entretanto, para que o vírus recombinante continue a expressar a proteína de interesse, ele precisa infectar novas células vizinhas no tecido-alvo de maneira perfeitamente controlada. Como ele não tem mais a capacidade de expressar as proteínas virais, a metodologia é completada utilizando um retrovírus auxiliar idêntico ao anterior, só que ele foi geneticamente modificado para produzir o vírus vazio, ou seja, não apresenta a capacidade de infecção, mas sim proteínas estruturais.

Nesse sentido, a transfecção concomitante utilizando o vírus recombinante (contém o gene de interesse) e o vírus auxiliar faz com que o vírus recombinante adquira as proteínas estruturais do auxiliar e, dessa forma, é capaz de infectar novas células, expressando somente a proteína de interesse.

As principais vantagens desse procedimento incluem:

(**a**) um único vírus infecta uma única célula-alvo;
(**b**) usualmente, o vírus não é imunogênico;
(**c**) a integração do genoma viral no genoma humano permite que a construção possa manter a expressão do produto de interesse durante longo período.

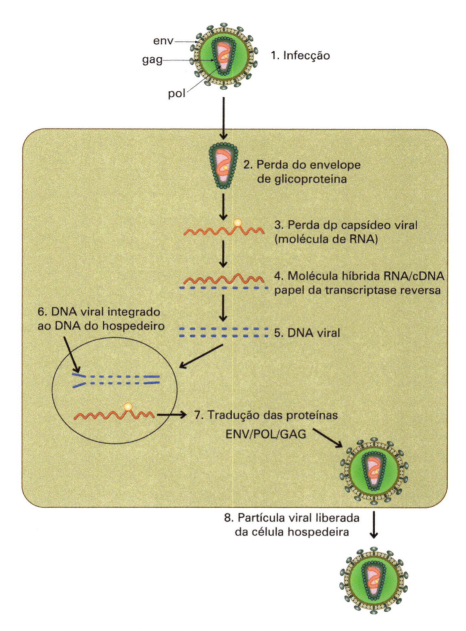

Figura 25.4. Ciclo biológico de um retrovírus (adaptada de Trent, 2005).

BIOQUÍMICA FUNCIONAL E MOLECULAR

Por outro lado, algumas desvantagens estão presentes neste procedimento, as principais são:

(**a**) as células-alvo devem estar dividindo-se antes de o genoma viral integrar--se ao genoma humano;

(**b**) a eficiência da transdução nem sempre é eficiente;

(**c**) problemas de contaminação com agentes provenientes das células onde originaram o vírus;

(**d**) riscos de integração do genoma viral acontece em outros tipos de células diferentes da célula-alvo;

(**e**) o retrovírus tem o potencial de induzir a formação de células cancerosas.

Nos procedimentos de terapia gênica, outro fator importante a ser considerado é a célula-alvo. Esta deve apresentar processo de divisão celular constante para que o genoma viral possa ser integrado ao genoma da célula-alvo e o produto de expressão do vírus recombinante possa acontecer por um longo período. Nesse sentido, um grande número de trabalhos tem focalizado as células hematopoiéticas como alvo ideal.

Devido a estes fatos, a busca para novos tipos de vetores virais que diminuam estes riscos está sendo exaustivamente estudada, como o lentivírus, o adenovírus etc. Em relação ao lentivírus, ele tem sido considerado um excelente vetor para a transferência gênica, tanto em ex-vivo como *in vivo*. Algumas dessas vantagens são sua capacidade de codificar grandes insertos (até 8kb), apresenta transdução eficiente em células dividindo-se ou não, capacidade de manter uma persistente expressão gênica e apresentar baixo potencial de mutagênese por inserção aleatória (Cavazzana-Calvo et al., 2010; Hu et al., 2011).

Questões

1 Quais são os intermediários da via de síntese das purinas que podem acumular no sangue circulante devido à ausência da *adenosina desaminase* (ADA)?

2 Como é definido o conceito de terapia gênica?

3 Quais são os principais parâmetros necessários para definir o uso da terapia gênica?

4 Quais são as vantagens do uso da terapia gênica *in vivo*?

5 Qual é o tipo de vetor viral usualmente utilizado na terapia gênica? Quais são as vantagens e desvantagens deste tipo de vetor?

6 Qual o motivo para que a célula-alvo utilizada na terapia gênica com o vetor retroviral deva estar em processo de divisão celular?

242

Bibliografia

Aguilar LK, Aguilar-Cordova E. Evaluation of a gene therapy clinical trial: from bench to bedside and back. J N-Oncology 2003;65:307-315.

Blaese RM, Culver KW, Miller AD, Carter CS, Fleisher T, Clerici M et al. T lymphocyte-directed genetherapy for ADASCID: initial results after 4 years. Science 1995;270:475.

Cavazzana-Calvo M, Payen E, Negre O, Wang G, Hebir K, Fusil F et al. Transfusion independence and HMGA2 activation after gene therapy of human β-thalasaemia. Nature 2010;467:318-323.

Champe PC, Harvey RA, Ferrirer DR. Bioquímica ilustrada. 3ª ed. 2006. p. 464-465.

Hu B, Tai A, Wang P. Immunization delivered by lentiviral vectors for cancer and infectious diseases. Immunol Rev 2011;239:45-61.

Nelson DL, Cox MM. Lehninger's principles of biochemistry. 5th ed. New York: Freeman; 2008. p. 335-336.

Sokolic R, Kesserwan C, Candotti F. Recent advances in gene therapy for severe congenital immunodeficiency diseases. Curr Opin Hematol 2008;15(4):375-380.

Trent RJ. Genetic and cellular therapies. Molecular medicine. 3rd ed. USA: Elsevier Academic Press; 2005. p. 143-173.

CAPÍTULO 26

O USO DE MOSQUITOS GENETICAMENTE MODIFICADOS NO BLOQUEIO DA TRANSMISSÃO DA **DENGUE**

Caso clínico

Mulher com 58 anos de idade procurou o serviço de urgência de um hospital, em que foi relatado que ela começou a ter febre alta (39°C a 40°C), de início abrupto, associada a cefaleia, mialgias, artralgias e dor retro-orbitária. Durante a anamnese, ela relatou que outras pessoas vivendo próximas à sua residência já haviam apresentado queixas semelhantes.

Ao exame clínico e no período de observação, não foi encontrada a presença de petéquias, epistaxe ou outra manifestação hemorrágica. Os exames laboratoriais solicitados, como hemograma completo, mostraram a presença de leucocitose com desvio à esquerda e plaquetopenia. Por outro lado, o hematócrito não apresentou alterações significativas. Com base na anamnese e nos resultados dos exames laboratoriais, a hipótese diagnóstica foi de uma doença viral, provavelmente dengue clássica. O exame sorológico por meio do ensaio imunoenzimático detectou a presença de anticorpos tipo IgM, confirmando infecção recente por um dos sorotipos do vírus da dengue.

Após algumas semanas de repouso, hidratação por via oral e tratamento medicamentoso do quadro sintomatológico, a paciente apresentou boa recuperação.

Fundamentação bioquímica

Moléstias transmitidas por mosquitos vetores são endêmicas em mais de 100 países, afetando aproximadamente 50% da população mundial. Elas surgem como resultado da incapacidade de estabelecer e manter programas que possibilitem a redução e mesmo eliminação dos insetos vetores transmissores de moléstias.

As medidas de controle dos vetores, tais como uso de estratégias químicas, não têm alcançado o sucesso esperado, especialmente devido à ocorrência de populações de mosquitos resistentes aos inseticidas, dentre outros fatores, como a existência de variedade de espécies bastante relacionadas, as quais formam complexos especializados no processo de adaptação ao ambiente modificado pelo homem (Wilke et al., 2009).

Nesse sentido, é crítica a investigação de novas estratégias, as quais, utilizando o avanço no conhecimento das técnicas de biotecnologia e de biologia molecular, possam desenvolver novas ferramentas para o controle da transmissão vetorial de doenças para a espécie humana (WHO, 2009).

Os principais mosquitos transmissores de patógenos para o homem estão incluídos nos gêneros *Anopheles*, *Culex* e *Aedes*, os quais são os responsáveis pela transmissão dos agentes etiológicos causadores da malária do gênero *Plasmodium*, filárias dos gêneros *Wuchereria* e *Brugia* e vários arbovírus, incluindo especialmente os agentes da dengue e da febre amarela (Fig. 26.1).

Especificamente, no caso das arboviroses, a moléstia denominada **dengue clássica** (a forma mais branda) e a **dengue hemorrágica** (a forma mais grave) são causadas por arbovirus do gênero *Flavivirus* que apresentam quatro sorotipos conhecidos como $DENV_1$, $DENV_2$, $DENV_3$ e $DENV_4$. Eles são transmitidos em maior grau, especialmente pelo *Aedes aegypti*, e menos frequentemente pelo *Aedes albopictus* (Dengue, 2010).

Até o momento, não existe tratamento específico e nenhuma vacina disponível para o tratamento das formas de dengue. Desse modo, estratégias de controle de vetores transmissores é a principal intervenção no momento atual (Bian et al., 2010).

A seguir serão discutidas algumas estratégias em uso restrito ou em fase de adequação a serem implantadas em substituição às estratégias em uso atual que, por vários motivos, não apresentam resultados satisfatórios (WHO, 2009).

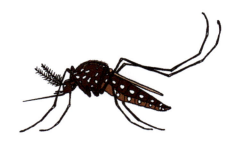

Figura 26.1. Mosquito do gênero *Aedes aegypti*.

Estratégias de supressão da população dos vetores

Relativamente, poucas estratégias de supressão da população de mosquitos baseadas em ferramentas da genética têm sido propostas, a maioria representa variantes da estratégia clássica de obter insetos estéreis. A **técnica do inseto estéril** (SIT, *steril insect technique*) é específica para a espécie e não causa poluição ambiental.

Basicamente, ela consiste na liberação de um grande número de insetos machos esterilizados em uma região-alvo, de tal modo que o cruzamento destes machos com fêmeas nativas induz um decréscimo no potencial reprodutivo das fêmeas. Se a liberação de machos esterilizados for realizada periodicamente, por um longo período, ocorre a supressão e mesmo a eliminação da população de insetos fêmeas na região-alvo.

O procedimento dessa técnica está baseado no uso da radiação gama oriunda das fontes radiativas ^{60}Co ou ^{137}Cs. A radiação induz danos cromossômicos nas células germinativas causando esterilidade (Helinski et al., 2009). Por outro lado, a radiação também induz efeitos deletérios nas células somáticas, culminando com a redução da competitividade dos machos esterilizados à procura das fêmeas selvagens.

A busca de uma dose de radiação adequada capaz de produzir esterilidade sem alteração da competência sexual no cruzamento dos machos estéreis com fêmeas selvagens ainda é um grande problema a ser resolvido. Por exemplo, do ponto de vista de logística, o estágio de **pupa**, que é imóvel (**Fig. 26.2**), é o mais adequado para ser irradiado. Entretanto, não é possível eliminar o efeito somá-

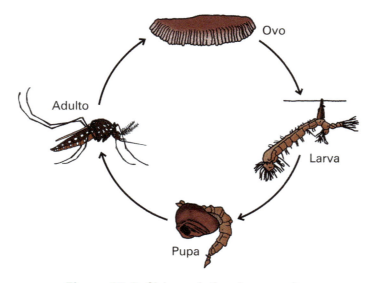

Figura 26.2. Ciclo evolutivo do mosquito.

tico da radiação que leva à redução na competitividade de o macho realizar o cruzamento com a respectiva fêmea selvagem. Para reduzir esse efeito colateral, o estágio de adulto do mosquito seria o melhor para receber a radiação, mas encontra sérios problemas logísticos.

Alguns problemas necessitam ser contornados para que a técnica de esterilização pela radiação seja produtiva. A primeira é o procedimento de separação dos mosquitos machos para que não ocorra a liberação de uma mistura de machos e fêmeas na região-alvo. Essa separação é feita baseada no tamanho da pupa, que é o estágio evolutivo do inseto sujeito à radiação. Esse procedimento manual de identificação do sexo pode alcançar uma precisão em torno de 99% em mosquitos do gênero *Culex* (Focks, 1980). Outro problema está relacionado com a introdução de uma população de mosquitos modificados em laboratório para a área-alvo onde será realizada a supressão de uma população de mosquitos transmissores de moléstias (WHO, 2009).

Recentes avanços surgiram na técnica de esterilização de insetos. Uma delas é conhecida como incompatibilidade citoplasmática (CI, *cytoplasmic incompatibility*), a qual foi usada com sucesso em experimentos de campo com o mosquito *Culex pipiens fatigans*, transmissor da malária (Laven, 1967).

A incompatibilidade citoplasmática é causada por uma bactéria intracelular do gênero *Wolbachia*, a qual é transmitida maternalmente e produz considerável redução na taxa de acasalamentos entre machos infectados e fêmeas não infectadas (ou infectadas com um agente diferente). Por outro lado, se machos e fêmeas estão infectados com a bactéria, ambos são estéreis (Focks, 1980).

Dentro do conceito de substituição de uma população de mosquitos utilizando a bactéria *Wolbachia* como agente mediador, dois processos de controle têm sido propostos. No primeiro, a *Wolbachia* seria responsável pela intermediação de um gene cuja expressão no interior do mosquito seria capaz de reduzir sua potencial capacidade de transmissão dos vírus causadores de moléstias. No segundo modelo, seria a utilização da própria capacidade da *Wolbachia* de induzir alteração no processo de reprodução sexual do mosquito adulto que, após alimentar de um sangue contaminado, necessita de um período de 7 a 14 dias aproximadamente para ser capaz de transmitir o vírus da dengue para um novo hospedeiro. Foi demonstrado que, se o vetor transmissor estiver infectado com uma linhagem especial de *Wolbachia*, sua longevidade é reduzida, resultando na sua morte antes de poder transmitir o vírus para um novo hospedeiro (MacMeniman et al., 2009).

Apesar de a distribuição entre a bactéria e o vírus da dengue ser compartilhada nos mesmos tecidos e com a mesma localização intracelular, pouco se conhece como ocorre a interação entre a *Wolbachia* e o vírus da dengue no interior do mosquito (Bian et al., 2010).

Uso da bactéria endossimbionte *Wolbachia* como uma ferramenta de controle biológico na eliminação da transmissão do vírus da dengue

Os mosquitos *Aedes* artificialmente infectados com a *Wolbachia*, a qual é transmitida hereditariamente para a prole, podem, seletivamente, eliminar mosquitos adultos e, com isso, a habilidade de uma população de mosquitos transmitir a doença para a espécie humana seria sensivelmente reduzida ou mesmo eliminada.

As principais alterações biológicas encontradas em uma população de mosquitos infectados com a endossimbionte *Wolbachia* seriam: (**a**) apresentar redução no seu tempo de vida médio; (**b**) mosquitos fêmeas infectados com a *Wolbachia* antes de morrerem apresentam o comportamento de alimentação alterado devido à incapacidade de picar o hospedeiro com sucesso; (**c**) a infecção do mosquito pela *Wolbachia* induziria a incapacidade de ele suportar uma infecção pelo vírus da dengue; (**d**) a bactéria não estar presente na saliva do mosquito e, portanto, não ser transmitida para a espécie humana durante a picada do mosquito para sugar sangue.

Métodos recentes, utilizando a tecnologia do DNA recombinante, estão sendo desenvolvidos para o processo de esterilização. Um dos procedimentos de esterilização genética desenvolvidos é o chamado RIDL (*release of insects carrying a dominant lethal* gene). Nesse caso, o mosquito macho carregando um gene letal pode acasalar com fêmeas selvagens e o gene letal ser transmitido para a progênie originada e esta acabar morrendo em determinado momento do seu desenvolvimento pela indução da expressão do gene letal, levando ao declínio da população (Thomas et al., 2000). A organização genômica de uma construção de expressão de um gene letal é mostrada na **Fig. 26.3**.

O sistema de expressão de um gene letal D (ver **Fig. 26.3**) está relacionado com a presença de um promotor específico A do mosquito fêmea, como, por exemplo, o promotor da **vitelogenina** (Wilke et al., 2009). Esse promotor A controla a expressão da sequência B, a qual expressa a proteína X. Esta, por sua vez, liga-se à sequência C, responsável pela expressão do gene letal D.

O desligamento do sistema é fornecido pelo elemento Y, o qual, ao se ligar à sequência B, reprime a expressão da proteína X. O sistema quando ativado é específico para induzir a morte do mosquito fêmea, enquanto o presente no mosquito macho não apresenta efeito deletério, devido ao promotor A ser específico para a fêmea.

Por outro lado, fêmeas adultas são mantidas em laboratório tendo constantemente a presença do elemento Y, mantendo assim o sistema desligado. Quanto ao mosquito macho, não há necessidade do elemento Y, pois o sistema está constantemente desligado.

248

DENGUE

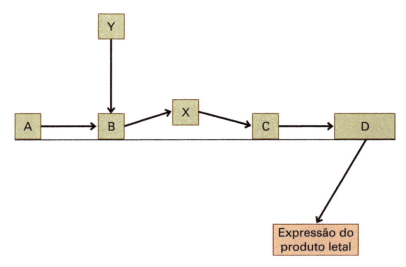

Figura 26.3. Representação esquemática da construção genômica de um sistema responsável pela expressão de um gene letal. (**A**) Promotor para uma proteína específica da fêmea. (**B**) Sequência que expressa uma proteína X, capaz de se ligar à sequência C. (**C**) Sequência que induz a expressão do gene letal. (**D**) Sequência que expressa um gene letal; Y, controlador da construção.

Quando os mosquitos transgênicos são liberados em uma região-alvo, o repressor está ausente, determinando, com isso, a morte de todas as fêmeas. Os machos transgênicos homozigotos, ao cruzarem com as fêmeas selvagens, produzem progênie heterozigota e, nessa condição, quando atingem a fase adulta as fêmeas cruzando com machos no momento adequado de sua oogênese e na indução do promotor específico A por exemplo, a vitelogenina, acabam por induzir a expressão de gene letal, ocasionando sua morte e sobrevivendo apenas os machos (Wilke et al., 2009).

Esse sistema construído inicialmente em *Drosophila melanogaster* foi bastante eficaz na criação de um sistema genético de separação sexual hereditário (Thomas et al., 2000). Ele passou a ser adaptado para o mosquito *Aedes aegypti*, através de duas construções, uma não específica de fêmeas, onde os mosquitos de ambos os sexos morrem na fase de larva (Phuc et al., 2007), e uma outra construção específica, na qual a indução da expressão do gene letal é feita na fase de fêmea jovem (Muñoz et al., 2004).

Esse sistema RIDL possui teoricamente várias vantagens sobre outras técnicas de controle de vetores e apresenta potencial importante para programas de controle de insetos transmissores de patógenos de interesse médico e de pragas agrícolas (Wilke et al., 2009).

Finalmente, apesar de a estratégia de obtenção de mosquitos geneticamente modificados como ferramenta de redução ou supressão da dengue ser viável em testes de laboratório, sua aplicação em ambiente-alvo ainda se encontra em fase de discussão dos possíveis efeitos adversos que essa estratégia poderia ocasionar ao meio ambiente.

Nesse sentido, um dos grandes avanços da aplicação da metodologia de obtenção de seres vivos geneticamente modificados foi sua aplicação na agricultura. Após inúmeras relutâncias quanto a sua segurança para a população humana, hoje sua aplicação se encontra bastante difundida em diversos países. Seguramente, estão sendo obtidas plantas transgênicas, as quais apresentam resistência ao estresse ambiental, como temperatura adversa, salinidade, escassez de água e outros fatores físicos. Por outro lado, também são descritas plantas transgênicas que apresentam resistência a diversas doenças como pestes transmitidas por insetos.

Com essa estratégia, houve grande impulso na agricultura em termos de aumento da produtividade, melhoria no perfil nutricional, além de diversas outras vantagens obtidas na agricultura com plantas geneticamente modificadas.

Questões

1 O relato da inexistência de qualquer manifestação hemorrágica na paciente durante o período da doença poderia orientar a conduta diagnóstica e o tratamento proposto? Explique.

2 Baseando-se na biologia do *Aedes aegypti* e no relato da paciente da existência de outras pessoas próximas a sua residência que apresentaram sintomas semelhantes anteriormente, poderia ajudar a estabelecer condutas epidemiológicas? Quais seriam?

3 De que maneira a incompatibilidade citoplasmática causada pela bactéria intracelular do gênero *Wolbachia* é capaz de reduzir o nível de transmissão do vírus causador da dengue.

4 Utilizando a construção genômica representada na **Fig 26.3**, qual procedimento poderia ser adotado para que o gene letal fosse expresso em ambos os sexos?

5 Ainda em relação à construção da Fig. 26.3, esta poderia ser utilizada para a seleção de mosquitos machos? Explique.

Bibliografia

Bian G, Xu Y, Lu P, Xie V, Xi Z. The endosymbiotic bacterium Wolbachia induces resistance to dengue in *Aedes aegypti*. Plos Pathogens 2010;6(4):1-10.

Dengue. In Doenças infecciosas e parasitárias. 8ª ed. Brasília: Ministério da Saúde; 2010. p. 129-136.

Focks D. An improved separator for separating the developmental stages, sexes and species of mosquitoes. Mosquito News 1980;19:144-147.

Helinski ME, Parker AG, Knols BG. Radiation biology of mosquitoes. Malaria Journal 2009;8(Suppl 2):S6.

Laven H. Eradication of *Culex pipiens fatigans* through cytoplasmic incompatibility. Nature 1967;216:383-384.

MacMeniman CJ, Lane RV, Cass BN, Fong AW, Sidhu M. Stable introduction of a life-shortening Wolbachia infection into the mosquito *Aedes aegypti*. Science 2009;323:141-144.

Muñoz D, Jimenez A, Marinotti O, James AA. The AeAct-4 gene is expressed in the developing flight muscles of female *Aedes aegypti*. Insect Mol Biol 2004;13(5):563-568.

Phuc HK, Andreasen MH, Burton RS, Vass C, Epton MJ, Pape G et al. Late acting dominant lethal genetic systems and mosquito control. BMC Biol 2007;5:11.

Thomas DD, Donnelly CA, Wood RJ, Alphey L. Insect population control using a dominant repressible, lethal genetic system. Science 2000;287(5462):2474-2476.

Wilke ABB, Gomes AC, Delsio L, Marelli MT. Controle de vetores utilizando mosquitos geneticamente modificados. Rev Saúde Pública 2009;43(5):869-874.

World Health Organization (2009). Progress and prospects for the use of genetically modified mosquitoes to inhibit disease transmission. Geneva; 2009. p. 17-55.

ÍNDICE REMISSIVO

A

Aids (síndrome da imunodeficiência adquirida) 217
- caso clínico 217
- fundamentação bioquímica 217
-- ciclo de vida do HIV 218
-- genoma do HIV integrado 219
-- sínteses de RNA e DNA dependentes de RNA 220
- diagnóstico 221
- fisiopatologia da infecção 222
- tratamento 223

Alopurinol 136, 139

Alosterismo da Hb 3

Alzheimer 227
- caso clínico 227
- fundamentação bioquímica 228
-- defeitos na conformação e agregação de proteínas 230
-- hipótese da cascata amiloide 228
-- homeostase das proteínas e o envelhecimento 232
-- secretases 229
- lesão inflamatória e a doença de Alzheimer 234
- terapêutica 234

Anemia falciforme 3
- aspectos clínicos e epidemiológicos 11
- caso clínico 3
- fundamentação da bioquímica 4
-- formação das fibras de HbS 9
-- transporte de O_2 na anemia falciforme 9
-- transporte de O_2 no sangue 5
- tratamento 12

Anquirina 49, 50

Antibióticos
- perspectiva de novos antibióticos 44
- que agem na expressão gênica 44

Atividade física nas doenças cardiovasculares 182
- caso clínico 182
- disfunção microvascular coronariana 188
- fundamentação bioquímica 182
-- citocinas nas doenças crônicas 183
- patologia da inflamação vascular 185
-- esquema do processo aterosclerótico 186
-- formação do trombo no endotélio lesado 187
-- via da formação das citocinas anti-inflamatórias no músculo 187
-- vias de ativação do fator NFκB 188

B

Bilirrubina 164
Biliverdina 165

C

Cascata proteolítica 19
Cetoacidose diabética 155
- caso clínico 155
- diagnóstico 160
- fundamentação bioquímica 156
-- acidose metabólica 159
-- homeostase da glicose 156
--- consequências metabólicas da hiperglicemia 158

ÍNDICE REMISSIVO

--- insulina 155
--- transporte de glicose dependente de insulina 158
- patogenia 160
- tratamento 161

Citocinas anti-inflamatórias 184

Citocinas pró-inflamatórias 184

Cólera 174
- caso clínico 174
- fisiopatologia da toxina da cólera 175
- fundamentação bioquímica 174
- mecanismo de ativação da proteína G 177
- sintomatologia da doença 179
- tratamento 179

Colágeno 28

Corpos cetônicos 68, 110, 158, 159

D

Deficiência da insulina 155

Deficiência da vitamina C 25

Deficiência sistêmica da carnitina 105
- caso clínico 105
- diagnóstico 112
- fundamentação bioquímica 106
-- biossíntese da carnitina 108
-- formação de corpos cetônicos 110
-- lesões moleculares da doença 110
-- oxidação dos ácidos graxos 108, 109
-- transporte dos ácidos graxos e da carnitina nos tecidos 106
- tratamento 112

Dengue 244
- caso clínico 244
- fundamentação bioquímica 244
-- estratégias da supressão de vetores 246
-- uso da bactéria *Wolbachia* 248

Digestão
- das proteínas 16
- dos ácidos nucleicos 19
- dos alimentos 16
- dos carboidratos 17, 57
- dos lipídios 19

Doença de Darwin 64

Doença de von Gierke 68
- caso clínico 68
- fundamentação bioquímica 69
-- diagnóstico 75
-- estrutura do glicogênio 69
-- fisiopatologia da doença 73
-- síntese e degradação do glicogênio 71
-- sistema da glicose-6-fosfatase 72
- tratamento 75

E

Eletroforese das hemoglobinas 4

Envenenamento por agrotóxico 95
- caso clínico 95
- fundamentação bioquímica 95
-- cadeia respiratória 97
-- inibidores da cadeia respiratória 99
- implicações fisiológicas do desacoplamento 101
- tratamento 100

Escorbuto 25
- caso clínico 25
- fundamentação bioquímica 26
- patogênese 32
- tratamento 33

Esferocitose hereditária 46
- caso clínico 46
- destruição das hemácias no baço 51
- fundamentação bioquímica 47
-- citoesqueleto 48
-- estrutura da membrana plasmática da hemácia 47
-- lesões moleculares da membrana 50
- tratamento 54

Espectrina 49
- β 49

Estatinas 122-124

Estercobilina 168

Estercobilinogênio 168

Ezitimibe 123, 124

F

Fator de transcrição NFκB 186

Fosforilação oxidativa 97, 101

ÍNDICE REMISSIVO

G

Glicoforina 47-49

Gota 134
- caso clínico 134
- diagnóstico 139
- fundamentação bioquímica 134
  -- biossíntese das purinas e sua regulação 136
  -- catabolismo das bases púricas 135
  -- produção e excreção do ácido úrico 135
- patogênese 139
- tratamento 139

H

Heme 5, 6, 11, 165

Hemoglobina 5, 165
- alosterismo da 3
- eletroforese da 4
- estrutura da 5
- transporte de CO_2 8
- transporte de O_2 9

Hepatite viral 164
- caso clínico 164
- diagnóstico diferencial das icterícias 167
- fundamentação bioquímica 164
  -- metabolismo da bilirrubina 165
  -- método de dosagem da bilirrubina 166
- provas de função hepática 169
- tipos e tratamento das hepatites virais 171

Hidroxiureia 12

Hipoglicemia neonatal 77
- caso clínico 77
- fundamentação bioquímica 78
  -- alterações metabólicas no feto 78
  -- alterações metabólicas nos RN de mães diabéticas 82
  -- flutuação dos níveis de insulina e glucagon 81
  -- transdução do sinal do glucagon 82
  -- transportadores de glicose (GLUT) 79
- tratamento 83

Hiperamonemia hereditária 126
- caso clínico 126
- diagnóstico clínico e laboratorial 130
- fundamentação bioquímica 127
  -- ciclo da ureia 127
- tratamento 131

Hipercolesterolemia familiar 114
- caso clínico 114
- fundamentação bioquímica 115
  -- biossíntese do colesterol 119
  -- estrutura das lipoproteínas 115
  -- metabolismo das lipoproteínas 117
  -- receptor da LDL 117
- tratamento 122

I

Imunodeficiência combinada grave 236
- caso clínico 236
- fundamentação bioquímica 236
  -- ciclo biológico de um retrovírus 241
  -- conceito de terapia gênica 237
  -- estratégias para a transferência genética 238

Inflamossomo 138

Infecções 35
- caso clínico 35
- fundamentação bioquímica 35
  -- parede celular das bactérias 36
    --- inibição das transpeptidases 40
    --- resistência à penicilina 42
  -- perspectiva de novos antibióticos 44

Intolerância à lactose 57
- caso clínico 57
- diagnóstico 62
- fisiopatologia 60
- fundamentação bioquímica 57
  -- digestão dos carboidratos 57
  -- estrutura da lactase 59
- intolerância à lactose e outras doenças 64
- tratamento 65

Intoxicação aguda pelo álcool 86
- caso clínico 86
- fundamentação bioquímica 87
  -- metabolismo do etanol 87

ÍNDICE REMISSIVO

-- alterações metabólicas causadas pelo etanol 90
- tratamento 92
Intoxicação aguda pelo metanol 92

L

Leptina 145

M

Mioglobina 5, 7

O

Obesidade 141
- caso clínico 141
- fundamentação bioquímica 141
-- metabolismo do indivíduo obeso 143
-- mobilização do tecido adiposo em dieta hipocalórica 144
-- pirâmide da alimentação saudável 149
-- regulação hormonal e nervosa do apetite e da saciedade 144
- perspectivas terapêuticas futuras 150
- tratamento 146

P

Pancreatite aguda 15
- caso clínico 15
- fundamentação bioquímica 16
-- cascata dos zimogênios pancreáticos 17
- patogênese 21
- tratamento 23
Parede celular das bactérias 36
Penicilina 42
- mecanismo de ação 40
- resistência 42
Pirâmide da alimentação saudável 149
Proteína
- da banda 3 50
- da banda 4.2 50
- G 174

Q

Quimioterapia no câncer de mama 200

- caso clínico 200
- fundamentação bioquímica 200
-- via de sinalização para a divisão celular normal 201
--- divisão em células cancerosas 203
- tratamento dos tumores 204
- resistência a múltiplas drogas 206

T

Termogenina 101, 151
Toxina da cólera 175
Transportador de múltiplas drogas 200
Traumatismo grave 191
- caso clínico 191
- fundamentação bioquímica 191
-- fases da resposta metabólica 191
-- moléculas do tecido imune induzidas pelo traumatismo 194
- tratamento 195
-- infecções 197
-- grandes cirurgias 196
-- queimaduras 196

U

Ureia 126
Urobilina 166
Urobilinogênio 166

V

Vitamina C 25
- biossíntese 27
- estrutura 30
- requerimento diário 28

X

Xeroderma pigmentoso 210
- caso clínico 210
- fundamentação bioquímica 210
-- estrutura do DNA 211
-- incidência da luz solar 212
-- reparo de lesões do DNA 214

Z

Zimogênios pancreáticos 15